足底反射区及常用穴位

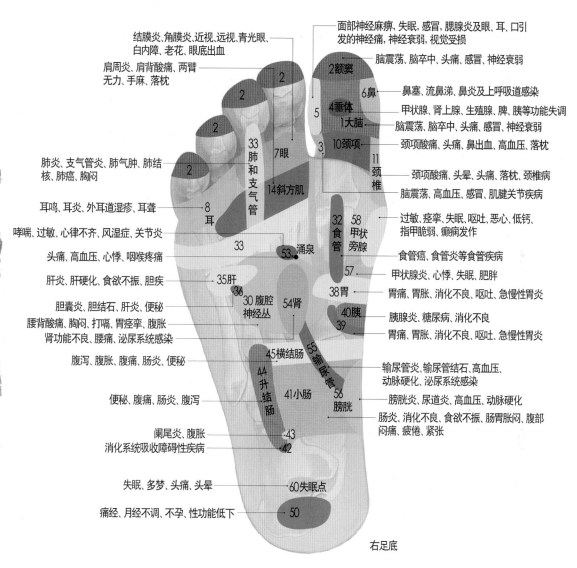

结膜炎、角膜炎、近视、远视、青光眼、白内障、老花、眼底出血

肩周炎、肩背酸痛、两臂无力、手麻、落枕

面部神经麻痹、失眠、感冒、腮腺炎及眼、耳、口引发的神经痛、神经衰弱、视觉受损

脑震荡、脑卒中、头痛、感冒、神经衰弱

2额窦

6鼻 —— 鼻塞、流鼻涕、鼻炎及上呼吸道感染

4垂体 —— 甲状腺、肾上腺、生殖腺、脾、胰等功能失调

1大脑 —— 脑震荡、脑卒中、头痛、感冒、神经衰弱

10颈项 —— 颈项酸痛、头痛、鼻出血、高血压、落枕

11颈椎 —— 颈项酸痛、头晕、头痛、落枕、颈椎病

脑震荡、高血压、感冒、肌腱关节疾病

33 肺和支气管

7眼

14斜方肌

肺炎、支气管炎、肺气肿、肺结核、肺癌、胸闷

耳鸣、耳炎、外耳道湿疹、耳聋

8耳

哮喘、过敏、心律不齐、风湿症、关节炎

头痛、高血压、心悸、咽喉疼痛

33

53 涌泉

肝炎、肝硬化、食欲不振、胆疾

35肝

36

胆囊炎、胆结石、肝炎、便秘

30腹腔神经丛

54肾

腰背酸痛、胸闷、打嗝、胃痉挛、腹胀

肾功能不良、腰痛、泌尿系统感染

32食管

58甲状旁腺

过敏、痉挛、失眠、呕吐、恶心、低钙、指甲脆弱、癫痫发作

食管癌、食管炎等食管疾病

57 —— 甲状腺、心悸、失眠、肥胖

38胃 —— 胃痛、胃胀、消化不良、呕吐、急慢性胃炎

40胰 —— 胰腺炎、糖尿病、消化不良

39

胃痛、胃胀、消化不良、呕吐、急慢性胃炎

腹泻、腹胀、腹痛、肠炎、便秘

45横结肠

55输尿管

44升结肠

41小肠

便秘、腹痛、肠炎、腹泻

56膀胱

输尿管炎、输尿管结石、高血压、动脉硬化、泌尿系统感染

膀胱炎、尿道炎、高血压、动脉硬化

肠炎、消化不良、食欲不振、肠胃胀闷、腹部闷痛、疲倦、紧张

阑尾炎、腹胀

43

消化系统吸收障碍性疾病

42

失眠、多梦、头痛、头晕

60失眠点

痛经、月经不调、不孕、性功能低下

50

右足底

3小脑、脑干
5三叉神经
36胆囊
39十二指肠
42盲肠（阑尾）
43回盲瓣
47直肠及乙状结肠
48肛门
50生殖腺（睾丸或卵巢）
53肾上腺
57甲状腺

心律不齐、心绞痛、心悸、胸闷、高血压、低血压

食欲不振、消化不良、发热、炎症、贫血

腹泻、腹痛、腹胀、肠炎、便秘

腹痛、腹胀、腹泻、肠炎、便秘

便秘、脱肛、痔疾

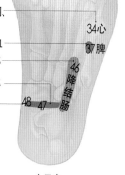

34心

37脾

46降结肠

48 47

左足底

足背反射区及常用穴位

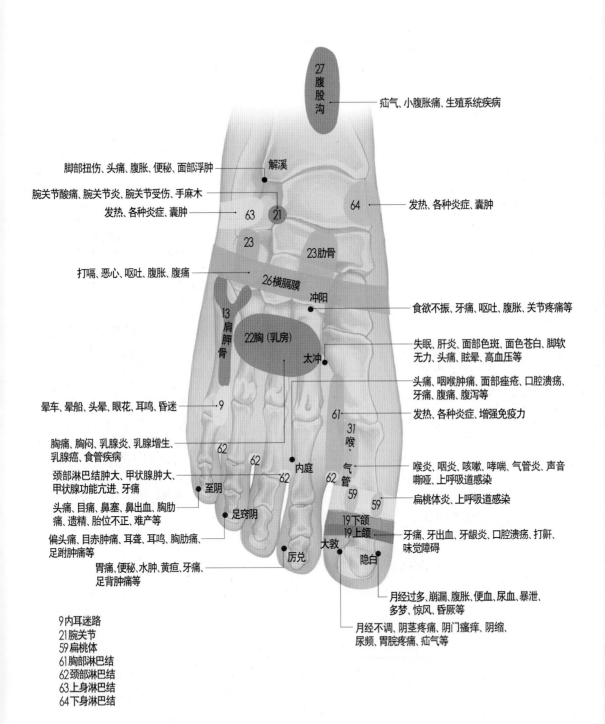

27 腹股沟 — 疝气、小腹胀痛、生殖系统疾病

脚部扭伤、头痛、腹胀、便秘、面部浮肿 — 解溪

腕关节酸痛、腕关节炎、腕关节受伤、手麻木

发热、各种炎症、囊肿 — 63　21

23

64 — 发热、各种炎症、囊肿

23肋骨

打嗝、恶心、呕吐、腹胀、腹痛 — 26横膈膜

冲阳

13 肩胛骨

22胸（乳房）

太冲

食欲不振、牙痛、呕吐、腹胀、关节疼痛等

失眠、肝炎、面部色斑、面色苍白、脚软无力、头痛、眩晕、高血压等

头痛、咽喉肿痛、面部痤疮、口腔溃疡、牙痛、腹痛、腹泻等

晕车、晕船、头晕、眼花、耳鸣、昏迷 — 9

61

31 喉

气管

59

发热、各种炎症、增强免疫力

胸痛、胸闷、乳腺炎、乳腺增生、乳腺癌、食管疾病

62

62

内庭

62

62

59

喉炎、咽炎、咳嗽、哮喘、气管炎、声音嘶哑、上呼吸道感染

颈部淋巴结肿大、甲状腺肿大、甲状腺功能亢进、牙痛

至阴

扁桃体炎、上呼吸道感染

头痛、目痛、鼻塞、鼻出血、胸肋痛、遗精、胎位不正、难产等

足窍阴

19下颌
19上颌

牙痛、牙出血、牙龈炎、口腔溃疡、打鼾、味觉障碍

偏头痛、目赤肿痛、耳聋、耳鸣、胸肋痛、足跗肿痛等

厉兑

大敦

隐白

胃痛、便秘、水肿、黄疸、牙痛、足背肿痛等

月经过多、崩漏、腹胀、便血、尿血、暴泄、多梦、惊风、昏厥等

月经不调、阴茎疼痛、阴门瘙痒、阴缩、尿频、胃脘疼痛、疝气等

9内耳迷路
21腕关节
59扁桃体
61胸部淋巴结
62颈部淋巴结
63上身淋巴结
64下身淋巴结

足内侧反射区及常用穴位

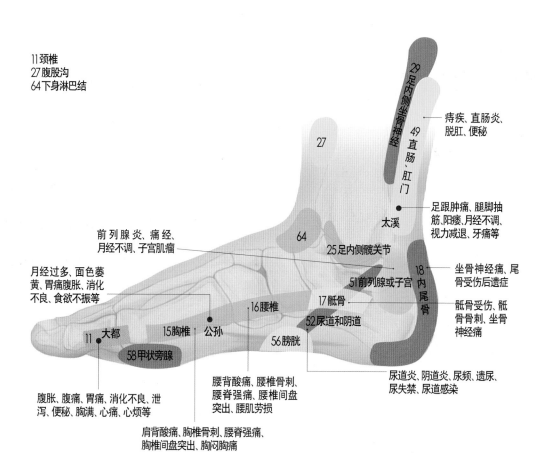

11颈椎
27腹股沟
64下身淋巴结

27

29足内侧坐骨神经

49直肠、肛门

痔疾、直肠炎、脱肛、便秘

太溪

足跟肿痛、腿脚抽筋、阳痿、月经不调、视力减退、牙痛等

64

25足内侧髋关节

前列腺炎、痛经、月经不调、子宫肌瘤

18内尾骨

坐骨神经痛、尾骨受伤后遗症

月经过多、面色萎黄、胃痛腹胀、消化不良、食欲不振等

51前列腺或子宫

17骶骨

骶骨受伤、骶骨骨刺、坐骨神经痛

16腰椎

11 大都

15胸椎

公孙

52尿道和阴道

56膀胱

58甲状旁腺

腹胀、腹痛、胃痛、消化不良、泄泻、便秘、胸满、心痛、心烦等

腰背酸痛、腰椎骨刺、腰脊强痛、腰椎间盘突出、腰肌劳损

尿道炎、阴道炎、尿频、遗尿、尿失禁、尿道感染

肩背酸痛、胸椎骨刺、腰脊强痛、胸椎间盘突出、胸闷胸痛

足外侧反射区及常用穴位

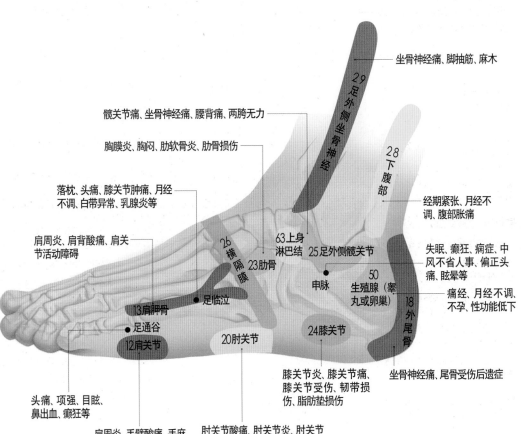

坐骨神经痛、脚抽筋、麻木

髋关节痛、坐骨神经痛、腰背痛、两胯无力

胸膜炎、胸闷、肋软骨炎、肋骨损伤

落枕、头痛、膝关节肿痛、月经不调、白带异常、乳腺炎等

肩周炎、肩背酸痛、肩关节活动障碍

29 足外侧坐骨神经

28 下腹部

经期紧张、月经不调、腹部胀痛

26 横隔膜

23 肋骨

63 上身淋巴结

25 足外侧髋关节

申脉

50 生殖腺（睾丸或卵巢）

失眠、癫狂、痫症、中风不省人事、偏正头痛、眩晕等

痛经、月经不调、不孕、性功能低下

18 外尾骨

13 肩胛骨

足临泣

足通谷

12 肩关节

20 肘关节

24 膝关节

头痛、项强、目眩、鼻出血、癫狂等

肩周炎、手臂酸痛、手麻

肘关节酸痛、肘关节炎、肘关节受伤、臂膊疼痛、手臂麻木

膝关节炎、膝关节痛、膝关节受伤、韧带损伤、脂肪垫损伤

坐骨神经痛、尾骨受伤后遗症

手掌反射区

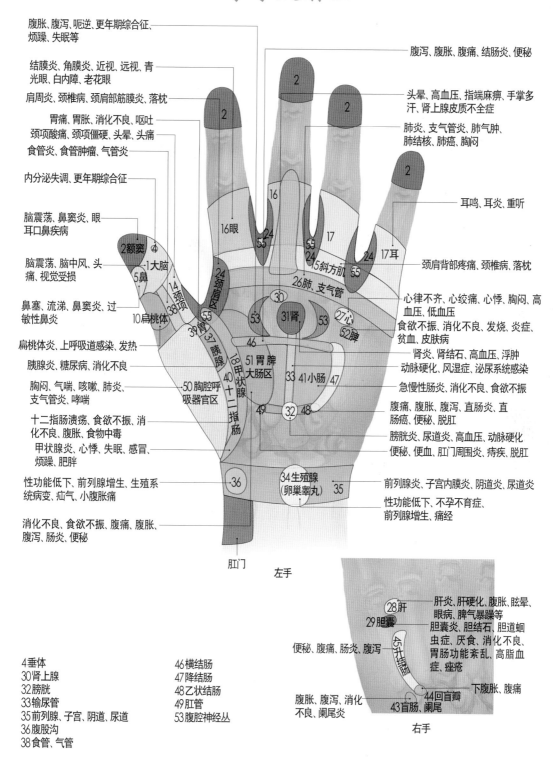

腹胀、腹泻、呃逆、更年期综合征、烦躁、失眠等

结膜炎、角膜炎、近视、远视、青光眼、白内障、老花眼

肩周炎、颈椎病、颈肩部筋膜炎、落枕

胃痛、胃胀、消化不良、呕吐
颈项酸痛、颈项僵硬、头晕、头痛
食管炎、食管肿瘤、气管炎

内分泌失调、更年期综合征

脑震荡、鼻窦炎、眼耳口鼻疾病

脑震荡、脑中风、头痛、视觉受损

鼻塞、流涕、鼻窦炎、过敏性鼻炎

扁桃体炎、上呼吸道感染、发热

胰腺炎、糖尿病、消化不良

胸闷、气喘、咳嗽、肺炎、支气管炎、哮喘

十二指肠溃疡、食欲不振、消化不良、腹胀、食物中毒

甲状腺炎、心悸、失眠、感冒、烦躁、肥胖

性功能低下、前列腺增生、生殖系统病变、疝气、小腹胀痛

消化不良、食欲不振、腹痛、腹胀、腹泻、肠炎、便秘

腹泻、腹胀、腹痛、结肠炎、便秘

头晕、高血压、指端麻痹、手掌多汗、肾上腺皮质不全症

肺炎、支气管炎、肺气肿、肺结核、肺癌、胸闷

耳鸣、耳炎、重听

颈肩背部疼痛、颈椎病、落枕

心律不齐、心绞痛、心悸、胸闷、高血压、低血压

食欲不振、消化不良、发烧、炎症、贫血、皮肤病

肾炎、肾结石、高血压、浮肿、动脉硬化、风湿症、泌尿系统感染

急慢性肠炎、消化不良、食欲不振

腹痛、腹胀、腹泻、直肠炎、直肠癌、便秘、脱肛

膀胱炎、尿道炎、高血压、动脉硬化

便秘、便血、肛门周围炎、痔疾、脱肛

前列腺炎、子宫内膜炎、阴道炎、尿道炎

性功能低下、不孕不育症、前列腺增生、痛经

2额窦 ④
-1大脑
5鼻
14颈项
24颈肩区
10扁桃体
39胃37胰腺
8甲状腺
40十二指肠
-50胸腔呼吸器官区
-36

16
16眼
55 24
55
24
25斜方肌
26肺、支气管
30
53 31肾 53
46
51胃脾大肠区
33 41小肠 47
49 32 48
34生殖腺（卵巢睾丸）

2
17
17耳
55
27心
52脾
35

肛门

左手

肝炎、肝硬化、腹胀、眩晕、眼病、脾气暴躁等

胆囊炎、胆结石、胆道蛔虫症、厌食、消化不良、胃肠功能紊乱、高脂血症、痤疮

下腹胀、腹痛

28肝
29胆囊
45升结肠

便秘、腹痛、肠炎、腹泻

腹胀、腹泻、消化不良、阑尾炎

44回盲瓣
43盲肠、阑尾

右手

4垂体
30肾上腺
32膀胱
33输尿管
35前列腺、子宫、阴道、尿道
36腹股沟
38食管、气管

46横结肠
47降结肠
48乙状结肠
49肛管
53腹腔神经丛

手背反射区

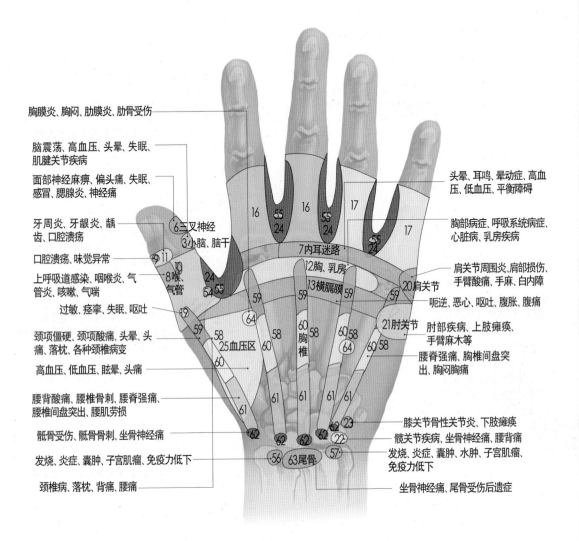

胸膜炎、胸闷、肋膜炎、肋骨受伤

脑震荡、高血压、头晕、失眠、肌腱关节疾病

面部神经麻痹、偏头痛、失眠、感冒、腮腺炎、神经痛

牙周炎、牙龈炎、龋齿、口腔溃疡

口腔溃疡、味觉异常

上呼吸道感染、咽喉炎、气管炎、咳嗽、气喘

过敏、痉挛、失眠、呕吐

颈项僵硬、颈项酸痛、头晕、头痛、落枕、各种颈椎病变

高血压、低血压、眩晕、头痛

腰背酸痛、腰椎骨刺、腰脊强痛、腰椎间盘突出、腰肌劳损

骶骨受伤、骶骨骨刺、坐骨神经痛

发烧、炎症、囊肿、子宫肌瘤、免疫力低下

颈椎病、落枕、背痛、腰痛

头晕、耳鸣、晕动症、高血压、低血压、平衡障碍

胸部病症、呼吸系统病症、心脏病、乳房疾病

肩关节周围炎、肩部损伤、手臂酸痛、手麻、白内障

呃逆、恶心、呕吐、腹胀、腹痛

肘部疾病、上肢瘫痪、手臂麻木等

腰脊强痛、胸椎间盘突出、胸闷胸痛

膝关节骨性关节炎、下肢瘫痪

髋关节疾病、坐骨神经痛、腰背痛

发烧、炎症、囊肿、水肿、子宫肌瘤、免疫力低下

坐骨神经痛、尾骨受伤后遗症

6三叉神经
3小脑、脑干
9 11
10
8喉、气管
24
54 55
49
59
58
25血压区
60
60
61
62
16 55 24
16 55 24
17
17
55 24
7内耳迷路
12胸、乳房
13横膈膜
59 59 59 59
64
60 58
60
胸椎
61 61 61
61
62 62 62
56 63尾骨
20肩关节
21肘关节
60 58
64
60 58
23
22
57

9舌
10扁桃体
11上、下颌
19甲状旁腺
22髋关节
23膝关节

54胸腺淋巴结
55头颈淋巴结
56下身淋巴结
57上身淋巴结
58脊柱
59颈椎

61腰椎
62骶骨
64肋骨

耳正面反射区

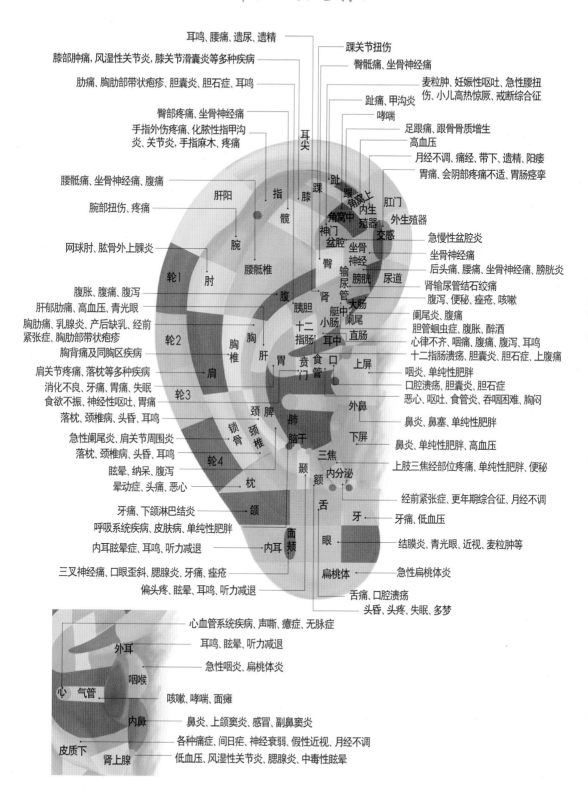

耳鸣、腰痛、遗尿、遗精

膝部肿痛、风湿性关节炎、膝关节滑囊炎等多种疾病

肋痛、胸肋部带状疱疹、胆囊炎、胆石症、耳鸣

臀部疼痛、坐骨神经痛

手指外伤疼痛、化脓性指甲沟炎、关节炎、手指麻木、疼痛

腰骶痛、坐骨神经痛、腹痛

腕部扭伤、疼痛

网球肘、肱骨外上髁炎

腹胀、腹痛、腹泻

肝郁肋痛、高血压、青光眼

胸肋痛、乳腺炎、产后缺乳、经前紧张症、胸肋部带状疱疹

胸背痛及同胸区疾病

肩关节疼痛、落枕等多种疾病

消化不良、牙痛、胃痛、失眠

食欲不振、神经性呕吐、胃痛

落枕、颈椎病、头昏、耳鸣

急性阑尾炎、肩关节周围炎

落枕、颈椎病、头昏、耳鸣

眩晕、纳呆、腹泻

晕动症、头痛、恶心

牙痛、下颌淋巴结炎

呼吸系统疾病、皮肤病、单纯性肥胖

内耳眩晕症、耳鸣、听力减退

三叉神经痛、口眼歪斜、腮腺炎、牙痛、痤疮

偏头疼、眩晕、耳鸣、听力减退

踝关节扭伤

臀骶痛、坐骨神经痛

麦粒肿、妊娠性呕吐、急性腰扭伤、小儿高热惊厥、戒断综合征

趾痛、甲沟炎

哮喘

足跟痛、跟骨骨质增生

高血压

月经不调、痛经、带下、遗精、阳痿

胃痛、会阴部疼痛不适、胃肠痉挛

急慢性盆腔炎

坐骨神经痛

后头痛、腰痛、坐骨神经痛、膀胱炎

肾输尿管结石绞痛

腹泻、便秘、痤疮、咳嗽

阑尾炎、腹痛

胆管蛔虫症、腹胀、醉酒

心律不齐、咽痛、腹痛、腹泻、耳鸣

十二指肠溃疡、胆囊炎、胆石症、上腹痛

咽炎、单纯性肥胖

口腔溃疡、胆囊炎、胆石症

恶心、呕吐、食管炎、吞咽困难、胸闷

鼻涕、鼻塞、单纯性肥胖

鼻炎、单纯性肥胖、高血压

上肢三焦经部位疼痛、单纯性肥胖、便秘

经前紧张症、更年期综合征、月经不调

牙痛、低血压

结膜炎、青光眼、近视、麦粒肿等

急性扁桃体炎

舌痛、口腔溃疡

头昏、头疼、失眠、多梦

耳尖

肝阳　指　膝　趾　跟　跟窝上
　　　　　　　髋　　　内生殖器
腕　　　角窝中　　外生殖器
　　神门　　　交感
轮1　肘　腰骶椎　盆腔　坐骨神经
　　　　腹　臀　输尿管　膀胱　尿道
　　　　　　肾
　　　　胰胆　艇中　大肠
轮2　胸椎　十二指肠　小肠　阑尾
　　　胸　肝　耳中　直肠
　　　　胃
　　肩　贲门　食管　口　上屏
轮3
　　　颈椎　脾　肺　外鼻
　锁骨　颈　脑干　下屏
轮4
　枕
　　颌　三焦　内分泌
　　舌　额　　牙
　　面颊　眼
　内耳
　　　扁桃体

心血管系统疾病、声嘶、癔症、无脉症

耳鸣、眩晕、听力减退

急性咽炎、扁桃体炎

咳嗽、哮喘、面瘫

鼻炎、上颌窦炎、感冒、副鼻窦炎

各种痛症、间日疟、神经衰弱、假性近视、月经不调

低血压、风湿性关节炎、腮腺炎、中毒性眩晕

外耳

咽喉

心　气管

内鼻

皮质下

肾上腺

耳背面反射区

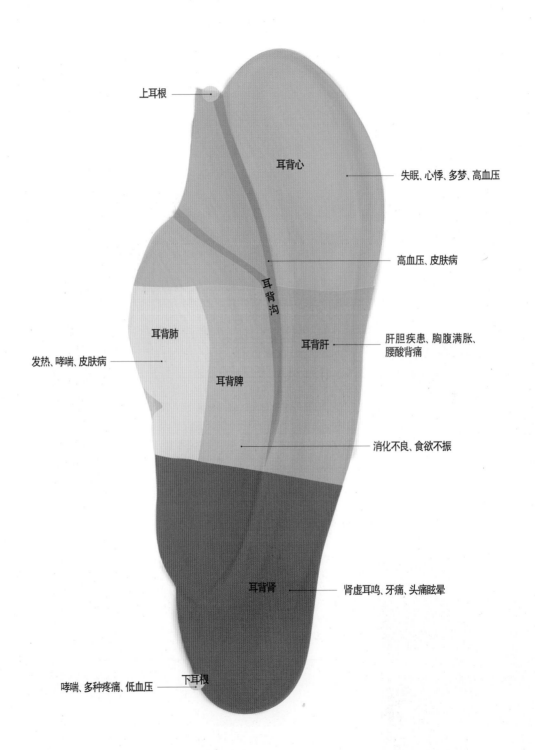

上耳根

耳背心 —— 失眠、心悸、多梦、高血压

—— 高血压、皮肤病

耳背沟

耳背肺

耳背肝 —— 肝胆疾患、胸腹满胀、腰酸背痛

发热、哮喘、皮肤病 —— 耳背脾

—— 消化不良、食欲不振

耳背肾 —— 肾虚耳鸣、牙痛、头痛眩晕

哮喘、多种疼痛、低血压 —— 下耳根

汉竹编著●健康爱家系列

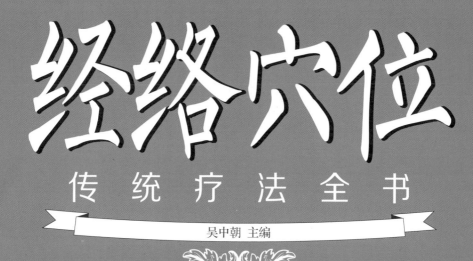

经络穴位

传统疗法全书

吴中朝 主编

江苏凤凰科学技术出版社
全国百佳图书出版单位
·南京·

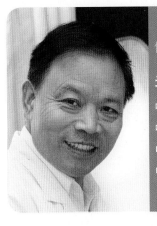

作者简介

吴中朝

中国中央保健会诊专家

中国中医科学院教授、博士生导师

中国中医科学院针灸医院主任医师

中国中医科学院养生保健专家指导委员会委员

❖❖❖❖❖❖❖❖❖❖❖❖❖❖❖❖❖❖❖❖❖❖❖❖❖

　　从事临床、教学、科研工作 30 余年，其中参与的"腧穴定位国际标准"分别获中国中医科学院科技研进步一等奖、针灸学会科研进步二等奖等。并主持或参加过十余项部省级中医养生保健课题研究。在长期临床诊治经验基础上，在家庭中医保健领域有所建树，被患者赞为"医术精湛、医德高尚"。近十年来，在中医药抗衰老的应用及临床研究、老年病、男科病、脑病、美容保健等方面，取得了较多的研究成果。

　　近 30 年来，先后出版专著多部，其中《腧穴定位速查》畅销三年之久，广受读者欢迎。曾十多次应邀或由国家外派赴国外进行医疗和讲学，并长期担任国内外本科生、研究生、进修生等不同层次的临床与理论课程的教学，主持多项国家级继续教育项目。

前言

14条经脉、409个穴位、220个反射区，每一"味"都是人体的自愈大药，如何能让这些"大药"起到最大的效果呢？还要靠老方法，也就是中医传统技法，比如按摩、艾灸、拔罐、刮痧、刺血等。

按一按迎香穴，能缓解感冒引起的鼻塞；用艾条灸一灸下腹部的气海穴，最适合痛经的女性缓解疼痛；大椎穴上拔个罐，让脸上的痘痘消失得无影无踪；受凉引起感冒后，在背上刮刮痧，第二天就能见好……更多的实用传统疗法，都在本书里面。

本书集合了吴中朝老师二十余年保健养生课题研究的经验和成果。不仅详细介绍了全身所有穴位和各个部位的反射区，并对每个穴位都提供了按摩、拔罐、艾灸、刮痧、刺血等多种手法指导，全面而实用。

全彩骨骼图配真人图，让老年人不必因为老花眼看不清而苦恼；明确的标示以及通俗易懂的取穴方法，让没有任何专业知识的人也能轻而易举找准穴位。

无论是有些头疼脑热，还是闲暇时的身体保养，亦或是防患于未然，都可以翻开本书，花几分钟时间学习按摩或是刮痧，就能享受健康。

目录 ✑

在家常用的按摩手法及注意事项 / 22

12 种常用按摩手法 / 22

11 种按摩注意事项 / 23

在家常用的刮痧手法及注意事项 / 24

6 种常用刮痧手法 / 24

8 种刮痧注意事项 / 25

在家常用的拔罐手法及注意事项 / 26

3 种常见拔罐手法 / 26

8 种拔罐注意事项 / 27

在家常用的艾灸手法及注意事项 / 28

4 种常用艾灸手法 / 28

4 种艾灸注意事项 / 29

第一章
409 个人体穴位的传统疗法

1. 手太阴肺经经穴 / 32

中府 LU1 / 33

云门 LU2 / 34

天府 LU3 / 35

侠白 LU4 / 36

尺泽 LU5 / 37

孔最 LU6 / 38

列缺 LU7 / 39

经渠 LU8 / 39

太渊 LU9 / 40

鱼际 LU10 / 40

少商 LU11 / 41

2. 手阳明大肠经经穴 / 42

商阳 LI1 / 43

二间 LI2 / 44

三间 LI3 / 44

合谷 LI4 / 45

阳溪 LI5 / 45

偏历 LI6 / 46

温溜 LI7 / 47

下廉 LI8 / 48

上廉 LI9 / 49

手三里 LI10 / 50

曲池 LI11 / 51

肘髎 LI12 / 52

手五里 LI13 / 52

臂臑 LI14 / 53

肩髃 LI15 / 54

巨骨 LI16 / 55

天鼎 LI17 / 56

扶突 LI18 / 56

口禾髎 LI19 / 57

迎香 LI20 / 57

3. 足阳明胃经经穴 / 58

承泣 ST1 / 59

四白 ST2 / 59

巨髎 ST3 / 60

地仓 ST4 / 60

大迎 ST5 / 61

颊车 ST6 / 61

下关 ST7 / 62

头维 ST8 / 62

人迎 ST9 / 63

水突 ST10 / 63

气舍 ST11 / 64

缺盆 ST12 / 64

气户 ST13 / 65

库房 ST14 / 65

屋翳 ST15 / 66

膺窗 ST16 / 66

乳中 ST17 / 67

乳根 ST18 / 67

不容 ST19 / 68

承满 ST20 / 68

梁门 ST21 / 69

关门 ST22 / 69

太乙 ST23 / 70

滑肉门 ST24 / 70

天枢 ST25 / 71

外陵 ST26 / 72

大巨 ST27 / 72

水道 ST28 / 73

归来 ST29 / 74

气冲 ST30 / 75

髀关 ST31 / 75

伏兔 ST32 / 76

阴市 ST33 / 76

梁丘 ST34 / 77

犊鼻 ST35 / 77

足三里 ST36 / 78

上巨虚 ST37 / 79

条口 ST38 / 79

下巨虚 ST39 / 80

丰隆 ST40 / 81

解溪 ST41 / 82

冲阳 ST42 / 82

陷谷 ST43 / 83

内庭 ST44 / 84

厉兑 ST45 / 85

4. 足太阴脾经经穴 / 86

隐白 SP1 / 87

大都 SP2 / 88

太白 SP3 / 89

公孙 SP4 / 89

商丘 SP5 / 90

三阴交 SP6 / 91

漏谷 SP7 / 92

地机 SP8 / 93

阴陵泉 SP9 / 94

血海 SP10 / 95

箕门 SP11 / 96

冲门 SP12 / 96

府舍 SP13 / 97

腹结 SP14 / 97

大横 SP15 / 98

腹哀 SP16 / 99

食窦 SP17 / 100

天溪 SP18 / 100

胸乡 SP19 / 101

周荣 SP20 / 101

大包 SP21 / 102

5. 手少阴心经经穴 / 103

极泉 HT1 / 104

青灵 HT2 / 104

少海 HT3 / 105

灵道 HT4 / 105

通里 HT5 / 106

阴郄 HT6 / 106

神门 HT7 / 107

少府 HT8 / 107

少冲 HT9 / 108

6. 手太阳小肠经经穴 / 109

少泽 SI1 / 110

前谷 SI2 / 111

后溪 SI3 / 112

腕骨 SI4 / 113

阳谷 SI5 / 114

养老 SI6 / 115

支正 SI7 / 115

小海 SI8 / 116

肩贞 SI9 / 117

臑俞 SI10 / 118

天宗 SI11 / 118

秉风 SI12 / 119

曲垣 SI13 / 119

肩外俞 SI14 / 120

肩中俞 SI15 / 121

天窗 SI16 / 122

天容 SI17 / 122

颧髎 SI18 / 123

听宫 SI19 / 123

7. 足太阳膀胱经经穴 / 124

睛明 BL1 / 125

攒竹 BL2 / 125

眉冲 BL3 / 126

曲差 BL4 / 126

五处 BL5 / 127

承光 BL6 / 127

通天 BL7 / 128

络却 BL8 / 128

玉枕 BL9 / 129

天柱 BL10 / 129

大杼 BL11 / 130

风门 BL12 / 131

肺俞 BL13 / 132

厥阴俞 BL14 / 133

心俞 BL15 / 134

督俞 BL16 / 135

膈俞 BL17 / 136

肝俞 BL18 / 137

胆俞 BL19 / 138

脾俞 BL20 / 139

胃俞 BL21 / 140

三焦俞 BL22 / 141

肾俞 BL23 / 142

气海俞 BL24 / 143

大肠俞 BL25 / 144

关元俞 BL26 / 145

小肠俞 BL27 / 146

膀胱俞 BL28 / 147

中膂俞 BL29 / 147

白环俞 BL30 / 148

上髎 BL31、次髎 BL32 / 149

中髎 BL33、下髎 BL34 / 150

会阳 BL35 / 151

承扶 BL36 / 151

殷门 BL37 / 152

浮郄 BL38 / 152

委阳 BL39 / 153

委中 BL40 / 153

附分 BL41 / 154

魄户 BL42 / 154

膏肓 BL43 / 155

神堂 BL44 / 155

譩譆 BL45 / 156

膈关 BL46 / 156

魂门 BL47 / 157

阳纲 BL48 / 157

意舍 BL49 / 158

胃仓 BL50 / 158

肓门 BL51 / 159

志室 BL52 / 159

胞肓 BL53 / 160

秩边 BL54 / 160

合阳 BL55 / 161

承筋 BL56 / 162

承山 BL57 / 163

飞扬 BL58 / 164

跗阳 BL59 / 165

昆仑 BL60 / 165

仆参 BL61 / 166

申脉 BL62 / 166

金门 BL63 / 167

京骨 BL64 / 167

束骨 BL65 / 168

足通谷 BL66 / 168

至阴 BL67 / 169

8. 足少阴肾经经穴 / 170

涌泉 KI1 / 171

然谷 KI2 / 172

太溪 KI3 / 172

大钟 KI4 / 173

水泉 KI5 / 173

照海 KI6 / 174

复溜 KI7 / 174

交信 KI8 / 175

筑宾 KI9 / 175

阴谷 KI10 / 176

横骨 KI11 / 176

大赫 KI12 / 177

气穴 KI13 / 177

四满 KI14 / 178

中注 KI15 / 178

肓俞 KI16 / 179

商曲 KI17 / 179

石关 KI18 / 180

阴都 KI19 / 180

腹通谷 KI20 / 181

幽门 KI21 / 181

步廊 KI22 / 182

神封 KI23 / 182

灵墟 KI24 / 183

神藏 KI25 / 183

彧中 KI26 / 184

俞府 KI27 / 184

9. 手厥阴心包经经穴 / 185

天池 PC1 / 186

天泉 PC2 / 186

曲泽 PC3 / 187

郄门 PC4 / 187

间使 PC5 / 188

内关 PC6 / 189

大陵 PC7 / 190

劳宫 PC8 / 191

中冲 PC9 / 192

10. 手少阳三焦经经穴 / 193

关冲 TE1 / 194

液门 TE2 / 194

中渚 TE3 / 195

阳池 TE4 / 195

外关 TE5 / 196

支沟 TE6 / 197

会宗 TE7 / 198

三阳络 TE8 / 199

四渎 TE9 / 199

天井 TE10 / 200

清冷渊 TE11 / 200

消泺 TE12 / 201

臑会 TE13 / 201

肩髎 TE14 / 202

天髎 TE15 / 203

天牖 TE16 / 204

翳风 TE17 / 204

瘈脉 TE18 / 205

颅息 TE19 / 205

角孙 TE20 / 206

耳门 TE21 / 206

耳和髎 TE22 / 207

丝竹空 TE23 / 207

11. 足少阳胆经经穴 / 208

瞳子髎 GB1 / 209

听会 GB2 / 209

上关 GB3 / 210

颔厌 GB4 / 210

悬颅 GB5 / 211

悬厘 GB6 / 211

曲鬓 GB7 / 212

率谷 GB8 / 212

天冲 GB9 / 213

浮白 GB10 / 213

头窍阴 GB11 / 214

完骨 GB12 / 214

本神 GB13 / 215

阳白 GB14 / 215

头临泣 GB15 / 216

目窗 GB16 / 216

正营 GB17 / 217

承灵 GB18 / 217

脑空 GB19 / 218

风池 GB20 / 218

肩井 GB21 / 219

渊腋 GB22 / 220

辄筋 GB23 / 220

日月 GB24 / 221

京门 GB25 / 222

带脉 GB26 / 222

五枢 GB27 / 223

维道 GB28 / 223

居髎 GB29 / 224

环跳 GB30 / 225

风市 GB31 / 226

中渎 GB32 / 227

膝阳关 GB33 / 227

阳陵泉 GB34 / 228

阳交 GB35 / 229

外丘 GB36 / 229

光明 GB37 / 230

阳辅 GB38 / 231

悬钟 GB39 / 232

丘墟 GB40 / 232

足临泣 GB41 / 233

地五会 GB42 / 233

侠溪 GB43 / 234

足窍阴 GB44 / 234

12. 足厥阴肝经经穴 / 235

大敦 LR1 / 236

行间 LR2 / 237

太冲 LR3 / 237

中封 LR4 / 238

蠡沟 LR5 / 238

中都 LR6 / 239

膝关 LR7 / 239

曲泉 LR8 / 240

阴包 LR9 / 240

足五里 LR10 / 241

阴廉 LR11 / 242

急脉 LR12 / 242

章门 LR13 / 243

期门 LR14 / 243

13. 任脉穴 / 244

会阴 CV1 / 245

曲骨 CV2 / 245

中极 CV3 / 246

关元 CV4 / 247

石门 CV5 / 248

气海 CV6 / 249

阴交 CV7 / 250

神阙 CV8 / 251

水分 CV9 / 251

下脘 CV10 / 252

建里 CV11 / 252

中脘 CV12 / 253

上脘 CV13 / 254

巨阙 CV14 / 254

鸠尾 CV15 / 255

中庭 CV16 / 255

膻中 CV17 / 256

玉堂 CV18 / 257

紫宫 CV19 / 257

华盖 CV20 / 258

璇玑 CV21 / 258

天突 CV22 / 259

廉泉 CV23 / 259

承浆 CV24 / 260

14. 督脉穴 / 261

长强 GV1 / 262

腰俞 GV2 / 262

腰阳关 GV3 / 263

命门 GV4 / 264

悬枢 GV5 / 265

脊中 GV6 / 265

中枢 GV7 / 266

筋缩 GV8 / 267

至阳 GV9 / 267

灵台 GV10 / 268

神道 GV11 / 268

身柱 GV12 / 269

陶道 GV13 / 269

大椎 GV14 / 270

哑门 GV15 / 271

风府 GV16 / 271

脑户 GV17 / 272

强间 GV18 / 272

后顶 GV19 / 273

百会 GV20 / 273

前顶 GV21 / 274

囟会 GV22 / 274

上星 GV23 / 275

神庭 GV24 / 275

素髎 GV25 / 276

水沟 GV26 / 276

兑端 GV27 / 277

龈交 GV28 / 277

印堂 GV29 / 278

15. 经外奇穴 / 279

四神聪 EX-HN1 / 279

当阳 EX-HN2 / 279

鱼腰 EX-HN4 / 280

太阳 EX-HN5 / 280

耳尖 EX-HN6 / 281

球后 EX-HN7 / 281

上迎香 EX-HN8 / 282

内迎香 EX-HN9 / 282

聚泉 EX-HN10 / 283

海泉 EX-HN11 / 283

金津 EX-HN12 / 284

玉液 EX-HN13 / 284

翳明 EX-HN14 / 285

颈百劳 EX-HN15 / 285

子宫 EX-CA1 / 286

定喘 EX-B1 / 286

夹脊 EX-B2 / 287

胃脘下俞 EX-B3 / 287

痞根 EX-B4 / 288

下极俞 EX-B5 / 288

腰宜 EX-B6 / 289

腰眼 EX-B7 / 289

十七椎 EX-B8 / 290

腰奇 EX-B9 / 290

肘尖 EX-UE1 / 291

二白 EX-UE2 / 291

中泉 EX-UE3 / 292

中魁 EX-UE4 / 292

大骨空 EX-UE5 / 293

小骨空 EX-UE6 / 293

腰痛点 EX-UE7 / 294

外劳宫 EX-UE8 / 294

八邪 EX-UE9 / 295

四缝 EX-UE10 / 295

十宣 EX-UE11 / 296

髋骨 EX-LE1 / 296

鹤顶 EX-LE2 / 297

百虫窝 EX-LE3 / 297

内膝眼 EX-LE4 / 298

外膝眼 EX-LE5 / 298

胆囊 EX-LE6 / 298

阑尾 EX-LE7 / 299

内踝尖 EX-LE8 / 299

外踝尖 EX-LE9 / 300

八风 EX-LE10 / 300

独阴 EX-LE11 / 301

气端 EX-LE12 / 301

第二章
足部反射区传统疗法

看双足诊疾病 / 304

足趾部分反射区 / 306

1. 大脑反射区 / 306

2. 垂体反射区 / 306

3. 小脑、脑干反射区 / 306

4. 额窦反射区 / 306

5. 三叉神经反射区 / 308

6. 眼反射区 / 308

7. 耳反射区 / 308

8. 鼻反射区 / 308

9. 颈项反射区 / 308

足底部位反射区 / 310

10. 肾上腺反射区 / 310

11. 肾反射区 / 310

12. 腹腔神经丛反射区 / 310

13. 输尿管反射区 / 310

14. 膀胱反射区 / 310

15. 斜方肌反射区 / 310

16. 食管反射区 / 312

17. 肺和支气管反射区 / 312

18. 心反射区 / 312

19. 肝反射区 / 312

20. 胆囊反射区 / 312

21. 甲状腺反射区 / 312

22. 甲状旁腺反射区 / 313

23. 胃反射区 / 313

24. 胰反射区 / 314

25. 十二指肠反射区 / 314

26. 脾反射区 / 314

27. 升结肠反射区 / 314

28. 回盲瓣反射区 / 314

29. 盲肠(阑尾)反射区 / 314

30. 横结肠反射区 / 316

31. 小肠反射区 / 316

32. 直肠及乙状结肠反射区 / 316

33. 肛门反射区 / 316

34. 降结肠反射区 / 316

35. 失眠点反射区 / 316

36. 生殖腺(睾丸或卵巢)反射区 / 316

足内侧反射区 / 318

37. 颈椎反射区 / 318

38. 胸椎反射区 / 318

39. 腰椎反射区 / 318

40. 骶骨反射区 / 318

41. 足内侧坐骨神经反射区 / 318

42. 腹股沟反射区 / 320

43. 足内侧髋关节反射区 / 320

44. 内尾骨反射区 / 320

45. 直肠、肛门反射区 / 320

46. 前列腺或子宫反射区 / 320

47. 尿道和阴道反射区 / 320

足外侧反射区 / 322

48. 足外侧髋关节反射区 / 322

49. 肩关节反射区 / 322

50. 生殖腺(睾丸或卵巢)反射区 / 322

51. 外尾骨反射区 / 322

52. 下腹部反射区 / 324

53. 足外侧坐骨神经反射区 / 324

54. 肩胛骨反射区 / 324

55. 肘关节反射区 / 324

56. 膝关节反射区 / 324

足背部反射区 / 326

57. 肋骨反射区 / 326

58. 胸(乳房)反射区 / 326

59. 内耳迷路反射区 / 326

60. 上颌和下颌反射区 / 326

61. 腕关节反射区 / 326

62. 横膈膜反射区 / 326

63. 喉、气管反射区 / 328

64. 扁桃体反射区 / 328

65. 上身淋巴结反射区 / 328

66. 下身淋巴结反射区 / 328

67. 胸部淋巴结反射区 / 328

68. 颈部淋巴结反射区 / 328

第三章
手部反射区传统疗法

看双手诊疾病 / 332

手指反射区 / 334

1. 垂体反射区 / 334

2. 额窦反射区 / 334

3. 大脑反射区 / 334

4. 小脑、脑干反射区 / 334

5. 鼻反射区 / 336

6. 三叉神经反射区 / 336

7. 舌反射区 / 336

8. 喉、气管反射区 / 336

9. 眼反射区 / 336

10. 颈项反射区 / 336

11. 扁桃体反射区 / 338

12. 上、下颌反射区 / 338

13. 耳反射区 / 338

14. 颈肩区反射区 / 338

15. 食管、气管反射区 / 338

16. 甲状旁腺反射区 / 338

手掌反射区 / 340

17. 斜方肌反射区 / 340

18. 肺、支气管反射区 / 340

19. 心反射区 / 340

20. 甲状腺反射区 / 340

21. 肝反射区 / 340

22. 胆囊反射区 / 342

23. 肾反射区 / 342

24. 肾上腺反射区 / 342

25. 输尿管反射区 / 342

26. 膀胱反射区 / 342

27. 生殖腺(卵巢、睾丸)反射区 / 342

28. 前列腺、子宫、阴道、尿道反射区 / 344

29. 胃反射区 / 344

30. 胰腺反射区 / 344

31. 腹股沟反射区 / 344

32. 小肠反射区 / 344

33. 升结肠反射区 / 344

34. 盲肠、阑尾反射区 / 346

35. 十二指肠反射区 / 346

36. 回盲瓣反射区 / 346

37. 横结肠反射区 / 346

38. 降结肠反射区 / 346

39. 乙状结肠反射区 / 346

40. 肛管反射区 / 348

41. 肛门反射区 / 348

42. 腹腔神经丛反射区 / 348

43. 脾反射区 / 348

44. 胃脾大肠区反射区 / 348

45. 胸腔呼吸器官区反射区 / 348

手背部反射区 / 350

46. 内耳迷路反射区 / 350

47. 横膈膜反射区 / 350

48. 肩关节反射区 / 350

49. 肘关节反射区 / 350

50. 胸、乳房反射区 / 350

51. 胸腺淋巴结反射区 / 350

52. 头颈淋巴结反射区 / 352

53. 血压区反射区 / 352

54. 膝关节反射区 / 352

55. 髋关节反射区 / 352

56. 颈椎反射区 / 352

57. 胸椎反射区 / 352

58. 上身淋巴结反射区 / 354

59. 下身淋巴结反射区 / 354

60. 肋骨反射区 / 354

61. 腰椎反射区 / 354

62. 骶骨反射区 / 354

63. 尾骨反射区 / 354

第四章
耳部反射区传统疗法

耳轮部反射区 / 358

1. 肛门反射区 / 358

2. 外生殖器反射区 / 358

3. 尿道反射区 / 358

4. 直肠反射区 / 358

5. 耳中反射区 / 358

6. 耳尖反射区 / 360

7. 肝阳反射区 / 360

8. 轮 1 反射区 / 360

9. 轮 2 反射区 / 360

10. 轮 3 反射区 / 360

11. 轮 4 反射区 / 360

对耳轮部反射区 / 362

12. 趾反射区 / 362

13. 跟反射区 / 362

14. 踝反射区 / 362

15. 膝反射区 / 362

16. 髋反射区 / 362

17. 坐骨神经反射区 / 363

18. 交感反射区 / 363

19. 臀反射区 / 364

20. 腹反射区 / 364

21. 腰骶椎反射区 / 364

22. 胸椎反射区 / 364

23. 胸反射区 / 364

24. 颈椎反射区 / 365

25. 颈反射区 / 365

耳垂部反射区 / 366

26. 颌反射区 / 366

27. 舌反射区 / 366

28. 牙反射区 / 366

29. 垂前反射区 / 366

30. 内耳反射区 / 368

31. 面颊反射区 / 368

32. 眼反射区 / 368

33. 扁桃体反射区 / 368

三角窝反射区 / 370

34. 角窝中反射区 / 370

35. 角窝上反射区 / 370

36. 内生殖器反射区 / 370

37. 神门反射区 / 370

38. 盆腔反射区 / 370

耳屏部反射区 / 372

39. 外耳反射区 / 372

40. 上屏反射区 / 372

41. 屏尖反射区 / 372

42. 外鼻反射区 / 372

43. 下屏反射区 / 372

44. 肾上腺反射区 / 372

45. 屏间前反射区 / 374

46. 咽喉反射区 / 374

47. 内鼻反射区 / 374

对耳屏部反射区 / 376

48. 枕反射区 / 376

49. 颞反射区 / 376

50. 额反射区 / 376

51. 屏间后反射区 / 376

52. 脑干反射区 / 376

53. 缘中反射区 / 376

54. 对屏尖反射区 / 377

55. 皮质下反射区 / 377

耳甲部反射区 / 378

56. 口反射区 / 378

57. 食道反射区 / 378

58. 贲门反射区 / 378

59. 胃反射区 / 378

60. 艇角反射区 / 378

61. 大肠反射区 / 380

62. 阑尾反射区 / 380

63. 小肠反射区 / 380

64. 十二指肠反射区 / 380

65. 膀胱反射区 / 380

66. 输尿管反射区 / 382

67. 肾反射区 / 382

68. 胰胆反射区 / 382

69. 艇中反射区 / 382

70. 肝反射区 / 382

71. 脾反射区 / 384

72. 肺反射区 / 384

73. 心反射区 / 384

74. 气管反射区 / 384

75. 三焦反射区 / 384

76. 内分泌反射区 / 385

耳舟部反射区 / 386

77. 指反射区 / 386

78. 风溪反射区 / 386

79. 腕反射区 / 386

80. 肘反射区 / 386

81. 肩反射区 / 386

82. 锁骨反射区 / 386

耳背部反射区 / 388

83. 耳背脾反射区 / 388

84. 耳背肺反射区 / 388

85. 耳背心反射区 / 388

86. 耳背肝反射区 / 388

87. 耳背肾反射区 / 388

88. 上耳根反射区 / 390

89. 耳背沟反射区 / 390

90. 耳迷根反射区 / 390

91. 下耳根反射区 / 390

附录
全身经络穴位、反射区拼音索引

十二经络、任督二脉及经外奇穴拼音索引 / 392

足部反射区拼音索引 / 396

手部反射区拼音索引 / 397

耳部反射区拼音索引 / 398

12 种常用按摩手法

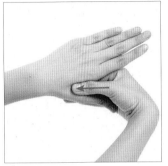

1. 指按法
以拇指指腹在穴位或局部做定点穴位按压，适用于全身各部位。

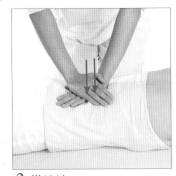

2. 掌按法
手掌根部、手指合并或双手交叉重叠，对定点穴位自上向下按摩，适用于腰背及腹部。

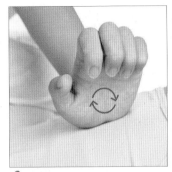

3. 掌揉法
分单掌和双掌按揉。单掌以根部按压并揉动；双掌与单掌相似，适用于腰背和胸腹部。

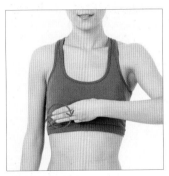

4. 指摩法
用食指、中指和无名指等指腹进行轻揉按摩，适用于胸部和腹部。

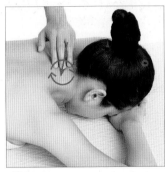

5. 指按揉法
单手或双手手指指腹置于施术部位，手指或前臂用力，进行节律性按压揉动。

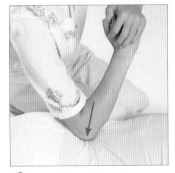

6. 肘压法
手肘弯曲，用肘端对定点穴位施力按摩，适用于体型较胖者及人体肌肉丰厚部位。

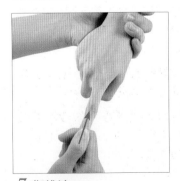

7. 指推法
用拇指指腹及侧面在穴位处作直线推进，其余四指辅助，每次按摩可进行 4~6 次。

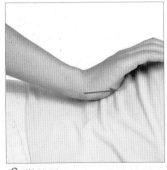

8. 掌推法
用手掌或手掌根部按摩。如面积较大或要加强效果，可用双手交叉重叠的方式推压。

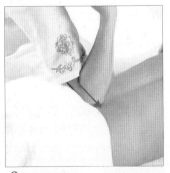

9. 肘推法
屈肘，利用肘端施力推进，适用于体型较胖及肌肉丰厚之处，如臀部和腿部。

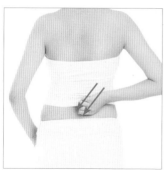

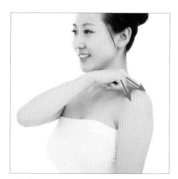

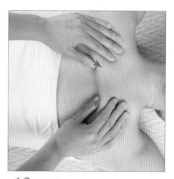

10. 拍击法

空心掌，腕关节适度放松，拍打体表。可单手或者双手，忌用实掌拍。适用于面积较大的部位，如肩背部、胸腹部、腰部。

11. 捏拿法

用拇指、食指(和中指)的力量，以捏掐或提拿的方式施力。力道要柔和，由轻而重，再由重而轻，常用在颈肩部和四肢部位的按摩。

12. 拨法

一般以拇指指腹慢慢用力，待深按于疼痛部位、肌肉、肌腱等部位，不放松，进行单向迅速地拨动，常用于四肢部位。

11 种按摩注意事项

1. 按摩时，腰臀部的按摩力度可大些，前胸、腹部小些。

2. 按摩时间每次以 20~30 分钟为宜。

3. 严重心脏病、精神病、高血压，以及脑、肺、肝、肾等病患者均不宜按摩。

4. 按摩后不可立即洗澡。

5. 饱食后不要马上就开始按摩，一般在饭后2 小时左右为宜。

6. 给小儿按摩时，要先准备婴儿油或婴儿乳液，以减少按摩时的摩擦力。

7. 对患有颈、肩、腰痛等疾病的老人按摩时力道要轻，以免给老人身体造成伤害。

8. 给孕妇按摩时，力道要先轻后重，恰到好处；按摩范围由小到大，按摩速度先慢后快，让孕妇感到全身轻松，直至不适症状好转。按摩穴位也需在医生指导下进行。

9. 按摩时如果孕妇感觉下腹不适，应立即停止，避免造成早产或流产。孕妇按摩合谷穴容易导致流产。

10. 孕妇根据孕期、胎孕情况来选择体位，勿挤压胎腹、阻碍气机，以免引起胎腹不适感。

11. 给体弱者按摩时力度要得当，频率要缓慢，手法轻柔，以补法为主；按摩时间根据患者身体情况而定，不宜过长。

6 种常用刮痧手法

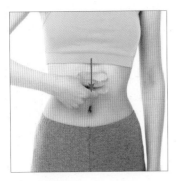

1. 面刮法

将刮痧板长边的 1/2 或整个长边接触皮肤，刮痧板向刮拭的方向倾斜，自上而下或从内到外均匀地向同一方向直线刮拭，每次有一定的刮拭长度。刮痧板倾斜的角度一般是 30~60°，45° 夹角最常用。此方法适用于身体平坦部位的刮拭。

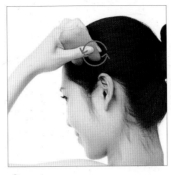

2. 按揉法

平面按揉法：刮痧板角部平面以小于 20° 按压在穴位上，做柔和、缓慢旋转，按压力应渗透至皮下组织或肌肉。

垂直按揉法：将刮痧板的边缘以 90° 垂直按压在穴位上，做柔和、缓慢旋转，刮痧板始终不离开所接触的皮肤。

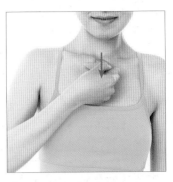

3. 角刮法

单角刮法：用刮痧板的一个角在穴位处自上而下刮拭，刮痧板向刮拭方向倾斜 45°。

双角刮法：用刮痧板凹槽处的两角部同时刮拭，如将刮痧板凹槽骑跨在突起的部位上（如脊椎、鼻梁、下颌边缘等处），双角同时刮拭脊椎棘突两侧或鼻两侧的部位。

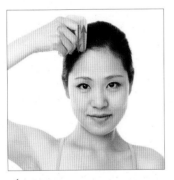

4. 厉刮法

将刮痧板角部与穴区垂直，刮痧板始终不离皮肤，并施以一定的压力做短距离（约 1 寸长）前后或左右摩擦刮拭。这种方法适用于头部穴位的刮拭。

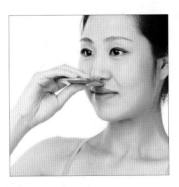

5. 点按法

将刮痧板角部与穴位呈 90° 垂直，向下按压，由轻到重，逐渐加力，片刻后迅速抬起，使肌肉复原；多次重复，手法连贯。适用于水沟、膝眼等穴位。

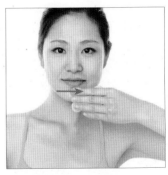

6. 平刮法

操作方法与面刮法相似，只是刮痧板向刮拭的方向倾斜的角度小于 15°，并且向下的渗透力比较大。可以减轻疼痛，适合刮拭身体较敏感部位，如面部等。

8 种刮痧注意事项

1. 一般刮痧板与刮拭方向皮肤间的夹角应小于 45°，在疼痛敏感的部位，最好小于 15°。

2. 刮拭过程中要始终保持一定的按压力，这样才能将刮拭的作用力传导至深层组织。并根据具体体质、病情和局部解剖结构（骨骼凸起部位、皮下脂肪少的部位、大血管所在处，按压力应适当减轻）区分按压力的大小。

3. 刮拭时要匀速、用力均匀。刮拭速度过快，用力不均匀，均会使疼痛感加重。

4. 一般以穴位为中心，总长度 8~15 厘米（3~5 寸），以大于穴区范围为原则。如果需要刮拭的经脉较长，可分段刮拭。

5. 一般以自然顺序为序：先刮拭头面部，身体部位先上后下，先背腰后胸腹，先躯干后四肢，先阳经后阴经。也可以根据需要单独选择某个部位刮拭。

背腹部、四肢刮拭方向：自上而下刮拭（如肢体浮肿、静脉曲张、内脏下垂则从下向上刮）。面部、肩部、胸部刮拭方向：从内向外按肌肉走向刮拭。

6. 一般一次刮痧治疗应为 20~30 分钟，体弱者还应适当缩短时间。刮拭时间长短应视具体情况而定：刮拭速度慢时，刮拭时间可适当延长；反之，体弱者或刮拭速度快时则应短些。

7. 刮痧治疗间隔也要根据被刮拭者的体质、刮痧后的恢复情况而定，同一部位以局部皮肤痧象完全消退，疲劳和触痛感消失为准。痧的消退一般需要 5~7 天，快者 2~3 天，慢者则需要 2 周左右。

8. 严重心脑血管病急性期、肝肾功能不全者禁刮；原因不明的肿块和恶性肿瘤部位禁刮；有出血倾向的疾病，如血小板减少症、严重贫血等病症禁刮；妇女月经期、怀孕期间下腹部和腰骶部禁刮；韧带、肌腱急性损伤部位，新发生骨折处，及外科手术疤痕处，均应在 3 个月之后方可进行刮痧治疗；感染性皮肤病，皮肤破溃、渗液处，严重下肢静脉曲张局部禁刮。

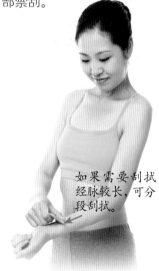

如果需要刮拭经脉较长，可分段刮拭。

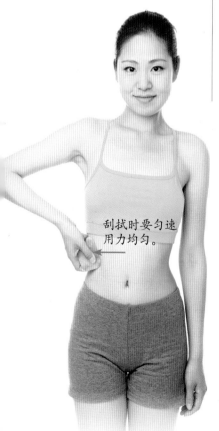

刮拭时要匀速用力均匀。

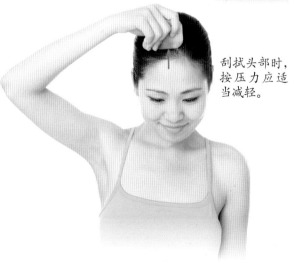

刮拭头部时，按压力应适当减轻。

在家常用的拔罐手法及注意事项

3 种常见拔罐手法

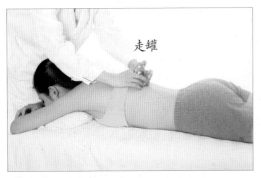

走罐

1. 走罐法

走罐是指在罐具吸拔住后，再反复推移罐具，扩大拔罐面积的一种拔罐方法。走罐法兼有按摩作用，在临床中较为常用。拔罐前，先在罐口及走罐部位涂抹一些润滑剂，如液状石蜡、凡士林等，也可根据病情选用红花油、风油精、消炎止痛膏等，以增强疗效，便于滑动。罐具吸拔后，用手扶住罐底，用力在应拔部位上下或左右缓慢地来回推拉。推拉时，将罐具前进方向的半边略提起，以另半边着力。一般腰背部宜沿身体长轴方向来回推拉，胸肋部宜沿肋骨走向推拉，肩部、腹部宜用罐具在应拔部位旋转移动，四肢部宜沿长轴方向来回推拉。推拉、旋转的速度宜缓慢，每次推拉移动的距离不宜过长，推拉至皮肤呈潮红、深红、起丹痧点，或者当患者有痛感时应及时停止。此法宜于面积较大、肌肉丰厚部位，如脊背、腰臀、大腿等部位的酸痛、麻木、风湿痹痛等症。拔罐时所用罐具罐口必须十分光滑，防止擦伤皮肤。

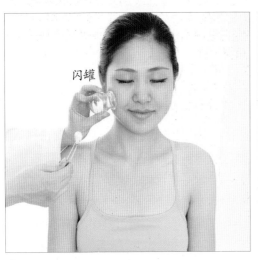

闪罐

2. 闪罐法

闪罐是指将罐具吸拔在应拔部位后随即取下，一拔一取，如此反复的一种拔罐方法。操作时，用镊子或止血钳夹住蘸有适量酒精的棉球，点燃后迅速送入罐底，立即抽出，将罐吸附于施术部位，然后立即将罐取下，如此反复多次至皮肤潮红为度。操作者应随时掌握罐体温度，如感觉罐体过热，可另换罐继续操作。闪罐法主要适用于以风邪为主的疾患，凡以风邪为主的疾患，如肌肤麻木、疼痛，皮肤瘙痒，肌肉萎缩，脏腑功能减退及各种过敏性皮炎等，中风后遗症也可采用此法。

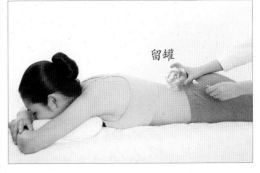

留罐

3. 留罐法

留罐法又称坐罐法，是拔罐疗法中最常用的方法，即将罐拔住后，在治疗部位上留置一定时间，直至皮肤潮红、充血或瘀血为度。根据所拔罐具多少不同，又分为单罐法和多罐法2种。凡病变部位较小或压痛点为一点，可用单罐；病变范围广泛，病情复杂者，用多罐。一般留罐时间为10~15分钟，吸力强的可以留罐时间短些，吸力弱的可以留罐时间长些。儿童及老年体弱者拔罐时，应适当减少留罐时间。

留罐法可用于各种疾病，且以寒证、脏腑病、久病，病位局限、固定、较深者，多选用此方法。其他如经络受邪(外邪)、气滞血瘀、外感表证、皮痹、麻木、消化不良、神经衰弱、高血压等病证，均有疗效。

8 种拔罐注意事项

1. 拔罐前要准备好所需用品，如酒精、棉球、止血钳、打火机、罐子等。另外，某些特殊拔罐法还需准备相应物品，如水罐法要准备好水壶、毛巾，药罐法则需准备好中药、药锅等。

2. 拔罐时，选择体位的一般原则是既要使患者感到舒适，又要充分暴露拔罐部位，便于操作。罐具数目和口径大小要根据病患病情轻重、体质强弱、面积大小、年龄及皮肤弹性等情况而定，如在背、腰、腹、胸、肩、臀、大腿部拔罐，可用大号罐；在小腿、上肢，可用中号或小号罐；在手、足或小的关节，则用小号罐。一些特殊部位，如四白、合谷、太冲，可选用小号橡皮罐或抽气罐。

3. 罐子宜拔于皮肤平滑部位，应避免有皱襞，突起，尤其是有骨骼突起的部位，最适于拔火罐的部位是肌肉脂肪层厚、血管较少之处。男子之前胸部、女子锁骨下部及乳房下部、男女之背及腰部皆适于拔火罐。肥胖者、脂肪过多者拔于肩胛骨、侧胸部皆可，需要时可拔于臀部、大腿及其他部位。

4. 拔火罐时，要注意不要将酒精沾在罐口，防止烫伤皮肤；拔水罐时，注意避免开水和蒸汽烫伤皮肤；刺血拔罐时要对罐具严格消毒，防止感染。

5. 起罐时，应用一只手使罐子倾斜，用另一只手压迫罐子对侧的皮肤，使之形成一个空隙，空气由此得以入于罐中，此时罐子的吸引力立即消失，即可起罐。

6. 拔罐时间一般为 10~15 分钟，可根据病人具体情况调整，一般说来冬天干燥，时间宜长；夏天潮湿，时间宜短；年轻力壮者，时间宜长；小儿及体虚者，时间宜短。使用拔罐疗法时应灵活掌握。

7. 拔罐后谨防感染。拔罐的正常皮肤反应一般不需特殊处理，如出现水疱等情况应及时处理，防止感染。出现感染，可服用抗菌药物。拔罐后，罐具应及时清洗消毒，妥善保管。尤其对于竹罐，应放置在阴凉干燥处，防止暴晒。

8. 全身剧烈抽搐或癫痫正在发作的人，不宜拔罐；平时容易出血、患有出血性疾病者，不宜拔罐；皮肤病范围较大，有溃烂部位、或皮肤有严重过敏者，不宜拔罐；患有恶性肿瘤，不能拔罐；孕妇的腰骶部和下腹部不能拔罐；患有心脏病出现严重心力衰竭者，患有肾脏疾病出现肾功能衰竭者，患有肝脏疾病出现肝硬化腹水、全身浮肿者，不宜拔罐；拔罐部位以肌肉丰满、皮下脂肪丰富及毛发较少部位为宜，体表大血管处、心尖搏动处、皮肤细嫩处、瘢痕处和鼻、眼、乳头、口唇、骨突出处，以及皮肤松弛或有较大皱纹处，均不宜拔罐。

起罐时用力要轻柔，不可强行拔起。

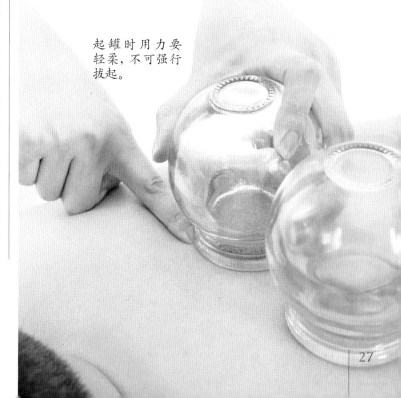

在家常用的艾灸手法及注意事项

4种常用艾灸手法

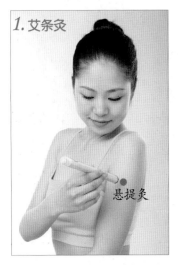

1. 艾条灸

悬提灸

悬提灸：将艾条的一端点燃，对准对症的穴位或患病处，在离皮肤2~3厘米处熏烧，每穴灸5~10分钟，至皮肤稍有红晕就可。

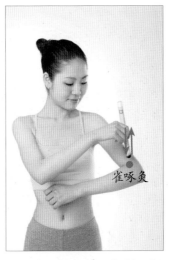

雀啄灸

雀啄灸：操作时，艾条点燃的一端与施灸部位之间的距离并不固定，而是像鸟雀啄食一样，一远一近地移动。

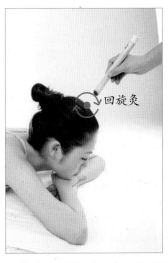

回旋灸

回旋灸：操作时，艾条点燃的一端与施灸部位保持一定的距离，将艾条匀速地向左右方向反复移动或旋转。每穴灸20分钟左右，直至皮肤出现潮红。

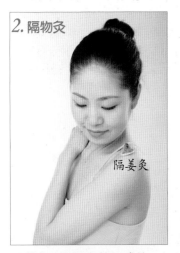

2. 隔物灸

隔姜灸

隔姜灸：新鲜生姜切成约0.3厘米的厚片，中心处用针扎孔，上置艾炷，放穴位上燃灸。被灸者感到灼痛时，可将姜片稍上提，随即放下，反复进行至局部皮肤潮红为止。

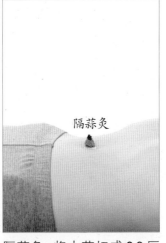

隔蒜灸

隔蒜灸：将大蒜切成0.3厘米左右的薄片，中间用针多扎些孔，放在穴位或肿块（如未破溃化脓的脓头处）上，用艾炷灸之。

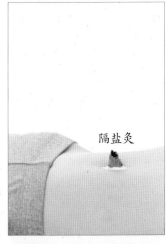

隔盐灸

隔盐灸：使用时让被灸者仰卧屈膝，以纯白干燥的食盐填平脐孔，再放上姜片和艾炷施灸。如被灸者脐部凸出，可用湿面条将脐穴围成井口，再填盐于其中施灸。此法只适用于脐部。

3. 艾盒灸

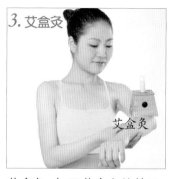

艾盒灸

艾盒灸：打开艾盒上的盖子，燃起艾条，将点燃的一端插进艾灸孔中，用卡子固定好艾条后盖上盒子。将艾盒放在施灸部位，用橡皮条和挂钩固定。

4. 艾炷灸

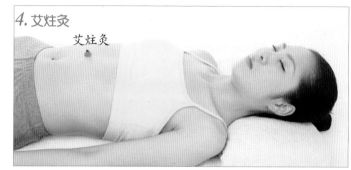

艾炷灸

瘢痕灸：灸前先在施灸部位涂抹少量蒜汁或蔬菜汁，然后用枣核大小的艾炷，直接放在穴位上施灸。因它灸后局部会产生炎症，愈合后随着灸疮的结痂脱落，局部会留下瘢痕，故得名。

无瘢痕灸：灸时先在施灸部位涂少量油膏，然后将艾炷点燃放在穴位之上。当患者感到皮肤灼痛时，即夹去艾炷，更换艾炷再灸，连续灸3~7壮，以局部皮肤出现轻度红晕为度。

---

4 种艾灸注意事项

1. 给老人艾灸

老年人的身体一般较弱，且体内的各个器官都处在功能衰退期，易患中风等疾病。因此可多灸足三里和曲池预防中风，还可灸气海、肾俞、关元、三阴交等穴益脾补肾，防衰老。艾灸防衰老的效果较好，但短期内效果并不明显，必须长期坚持，同时，还要配合适当的体育锻炼和饮食疗法。

2. 给孩子艾灸

给小儿艾灸时，可边灸边将手置于施灸部位两侧，以感知施灸部位的温度，避免温度过高烫伤皮肤或过低没有效果。小儿艾灸只需要针对小儿身体的特点，灸几个穴位，以达到提高免疫力，增强体质的目的即可。小儿艾灸常用的几个穴位有肺俞、身柱、脾俞、胃俞、神阙。

小儿出现食积胃满等现象，可适当灸足三里。如果小儿无明显的身体不适，则不必灸治。小儿艾灸的时间不宜过长，一般每个穴位每次灸3~5分钟即可。在给小孩艾灸时，最好选用无烟艾条，不要用有烟艾条。

3. 给女性艾灸

准备怀孕的女性最好不要艾灸，尤其不要灸关元，以免误灸石门，导致不孕；孕妇不要灸腰腹部，以免造成流产或影响胎儿发育；女性经期最好不要艾灸。

4. 艾灸的禁忌证

患有严重的器质性心脏病伴有心功能不全者、精神分裂症患者、不能配合艾灸治疗者，不能艾灸；患有高热、高血压危象、肺结核大咳血、急性传染性疾病者，患病期间不可艾灸。

处在过饥、过饱、过于疲劳、精神情绪过于激动时，或者大量饮酒后、大汗淋漓时，均不宜进行艾灸。

皮肤痈疽、疮疖发作期间，局部红肿热痛者，不宜进行瘢痕灸，以防感染。

不要在封闭的空间、过热或过冷的环境艾灸，否则不仅收不到好的效果，还可能造成身体的不适。

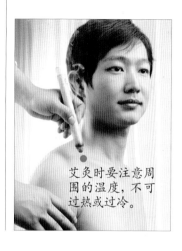

艾灸时要注意周围的温度，不可过热或过冷。

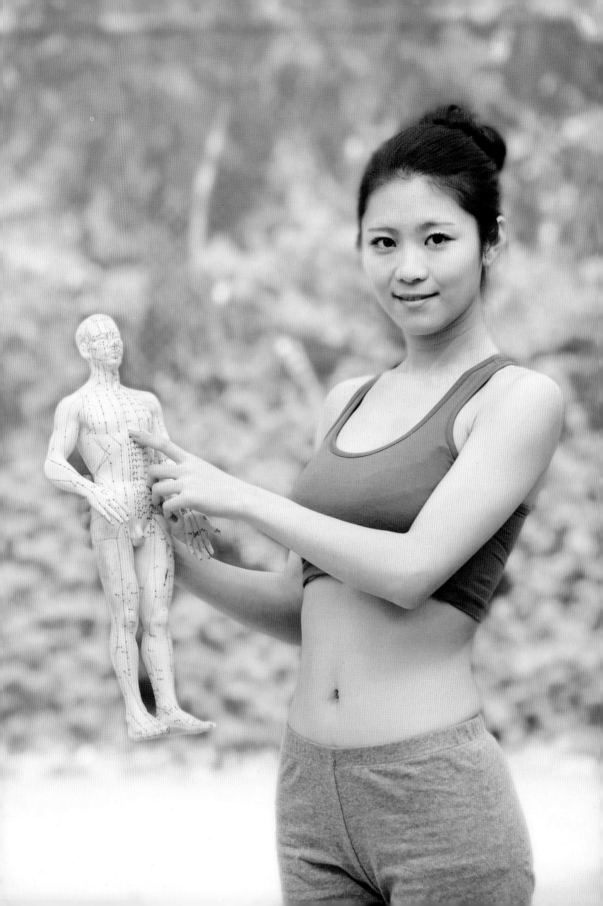

第一章

409个人体穴位的传统疗法

在运用中医传统疗法的时候，即使是针对同一个穴位，效果也都不一样。比如，按摩中府适合任何人防治肺炎、哮喘，艾灸适合体虚中气不足的人，拔罐适合肺热引起的鼻炎，刮痧适合体质偏热的人。本章将详细介绍每个穴位不同传统疗法的不同效果。

1. 手太阴肺经经穴

保养肺经最适合的传统疗法是按摩，尤其是在上午9：00~11：00的时段。中医上讲，上午3：00~5：00，也就是俗话说的寅时，这时候经脉气血循行流注至肺经，肺部有疾病的人经常会在此时醒来，这是气血不足的表现。但此时正是早上睡眠的时间。因此，可从同名经上找，也就是上午9：00~11：00足太阴脾经当令的时段，对肺经和脾经进行按摩。

经穴歌诀

手太阴肺十一穴，
中府云门天府诀，
侠白尺泽孔最存，
列缺经渠太渊涉，
鱼际拇指白肉际，
抵指少商如韭叶。

云门
中府
天府
侠白
尺泽
孔最
列缺
经渠
太渊
鱼际
少商

手太阴肺经

手太阴肺经一侧11个穴位，左右共22个穴位，其中9个分布于上肢，2个在前胸上部。首穴中府，末穴少商。联系的脏腑有胃、肺、咽、大肠，所以能够治疗这些脏器和器官所在部位的疾病。

中府 LU1

中，中间，指中焦；府，处所。肺经起于中焦，是中焦脾胃之气聚汇肺经之处。

【主　治】肺炎、哮喘、胸痛、肺结核、支气管扩张、咳嗽、气喘。

【针　刺】向外斜刺 0.5~0.8 寸，局部酸胀，针感可向前胸放射。

【配　伍】咳嗽，气喘：中府配肺俞、孔最。

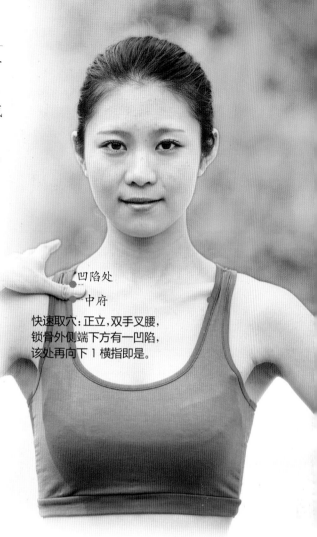

凹陷处
中府

快速取穴：正立，双手叉腰，锁骨外侧端下方有一凹陷，该处再向下 1 横指即是。

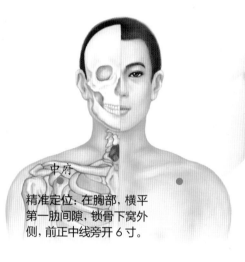

中府

精准定位：在胸部，横平第一肋间隙，锁骨下窝外侧，前正中线旁开 6 寸。

一穴多用

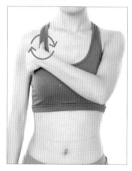

按摩：用拇指按揉中府 200 次，每天坚持，能够防治上述主治疾病。

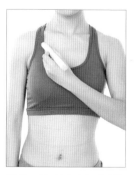

艾灸：体虚中气不足的患者，用艾条温和灸 5~20 分钟，长期坚持。

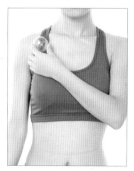

拔罐：肺热引起的鼻炎患者，用火罐留罐 5~10 分钟，隔天 1 次。

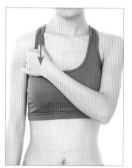

刮痧：体质偏热的患者，从上向下刮拭 3~5 分钟，隔天 1 次，能泄热。

备注：艾灸、拔罐应直接操作在皮肤上，此图仅为示意。

云门 LU2

云，云雾，指肺气；门，门户。穴在胸上部，如肺气出入的门户。

【主　治】理气止痛。主治咳嗽、气喘、胸痛、肩痛、肩关节内侧痛等。

【针　刺】向外斜刺 0.5~1.0 寸，局部酸胀，针感可向前胸及腋下放射。

【配　伍】哮喘：云门配内关、膻中、定喘。咳嗽：云门配肺俞、孔最。

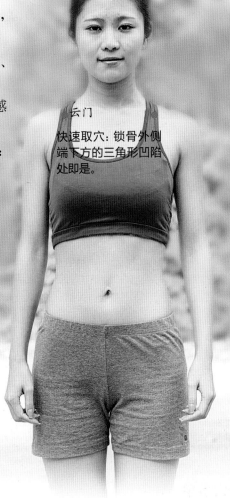

云门

快速取穴：锁骨外侧端下方的三角形凹陷处即是。

精准定位：在胸部，锁骨下窝凹陷中，肩胛骨喙突内缘，前正中线旁开6寸。

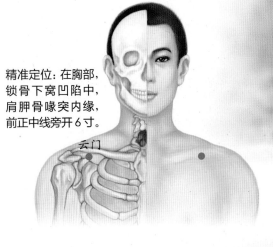

云门

一穴多用

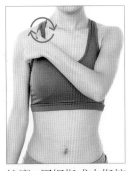

按摩：用拇指或中指按揉云门200次，能防治肺部疾患。

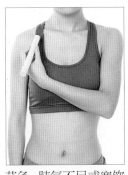

艾灸：肺气不足或寒饮伏肺的患者，用艾条温和灸5~20分钟，长期坚持。

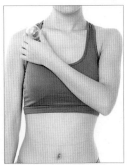

拔罐：胸痛、胸中烦闷患者，用火罐留罐5~10分钟，隔天1次。

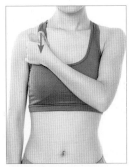

刮痧：有热证表现者，或呃逆患者，从上向下刮拭3~5分钟，以出痧为度。

备注：艾灸、拔罐应直接操作在皮肤上，此图仅为示意。

天府 LU3

天，天空，指上而言；府，处所。本穴是肺气聚集之处。

【主　治】止咳化痰。主治咳嗽、气喘、鼻塞、上臂内侧疼痛等。

【针　刺】直刺 0.5~1.0 寸，局部酸胀，针感可向臂部或肘部放射。

【配　伍】肩背部疼痛：天府配天宗、肩髃。

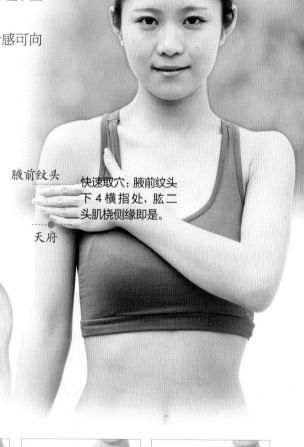

腋前纹头

快速取穴：腋前纹头下 4 横指处，肱二头肌桡侧缘即是。

天府

精准定位：在臂前部，腋前纹头下 3 寸，肱二头肌桡侧缘处。

天府

天府

一穴多用

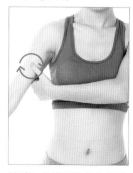
按摩：用拇指或中指按揉天府 200 次，能防治肺部疾患。

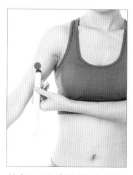
艾灸：因受风着凉引起上臂疼痛的患者，用艾条温和灸 5~20 分钟，每天 1 次。

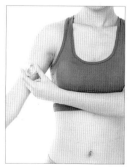
拔罐：上臂疼痛，或肩周炎患者，用火罐留罐 5~10 分钟，隔天 1 次。

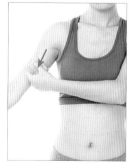
刮痧：经常鼻出血患者，从上向下刮拭 3~5 分钟，以出痧为度。

侠白 LU4

侠，通夹；白，白色属肺。两臂下垂，本穴夹于肺之两旁。

【主　治】宽胸和胃，宣肺理气。主治咳嗽、气喘、干呕、肋间神经痛。

【针　刺】直刺 0.5~1.0 寸，局部酸胀，针感可向前臂部放射。

精准定位：在臂前部，腋前纹头下4寸，肱二头肌桡侧缘处。

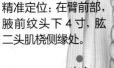

侠白

天府
1横指
侠白

快速取穴：先找到天府，向下1横指处即是。

一穴多用

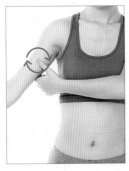

按摩：用拇指或中指按揉侠白200次，能预防上述疾病。

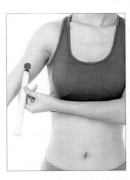

艾灸：肺气不足咳喘的患者，用艾条温和灸5~20分钟，每天1次。

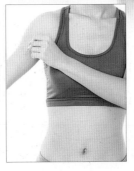

刺血：用三棱针在侠白点刺放血1~2毫升，隔日1次，能治疗花斑癣。

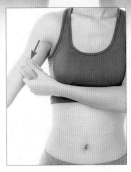

刮痧：肺部有热的患者，从上向下刮拭3~5分钟，隔天1次，能清泻肺热。

尺泽 LU5

尺，指尺部（腕至肘之前臂）；泽，沼泽。穴在尺部肘窝陷中，脉气流注入此，如水注沼泽。

【主 治】清泻肺热，通络止痛。主治气管炎、咳嗽、咳血、咽喉肿痛、过敏、湿疹、肘臂痉挛疼痛、膝关节疼痛。

【针 刺】直刺0.5~1.0寸，局部酸胀，针感向前臂或手部放射。

【配 伍】肘痛不举：尺泽配曲池、合谷。

快速取穴：屈肘时，触及肌腱，其外侧即是。

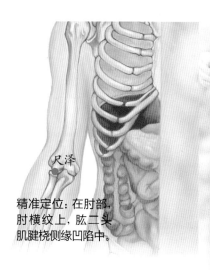

精准定位：在肘部，肘横纹上，肱二头肌腱桡侧缘凹陷中。

一穴多用

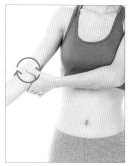

按摩：用拇指按揉或弹拨尺泽，能防治上述主治疾病。

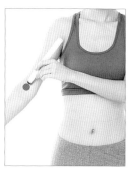

艾灸：肘痛、上肢痹痛，可用艾条温和灸5~20分钟，每天1次。

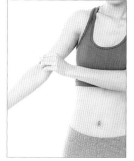

刺血：咽喉肿痛、咳喘，可在尺泽用三棱针点刺放血1~2毫升。

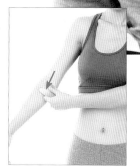

刮痧：从上向下刮拭3~5分钟，隔天1次，可用于治疗咳喘、胸满、心烦、呕吐及小儿惊风。

孔最 LU6

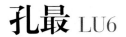

孔，孔隙；最，副词。意指本穴孔隙最深。

【主　治】咳血、鼻出血、咽痛、肘臂痛。

【针　刺】直刺0.5~0.8寸，局部酸胀，
　　　　　针感可向前臂部放射。

【配　伍】咽喉肿痛：孔最配少商。

快速取穴：手臂向前，仰掌向上，另一手握住前臂中段处，拇指指甲垂直下压处即是。

孔最

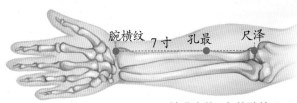

腕横纹　7寸　孔最　尺泽

（手臂内侧）

精准定位：在前臂前区，腕掌侧远端横纹上7寸，尺泽与太渊连线上。

一穴多用

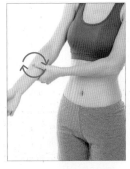

按摩：用拇指按揉或弹拨孔最，能防止肺部疾病。

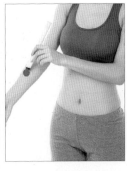

艾灸：前臂冷痛，用艾条温和灸5~20分钟，每天1次。

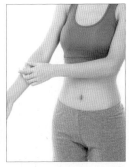

拔罐：前臂酸痛、头痛，用火罐留罐5~10分钟，隔天1次。

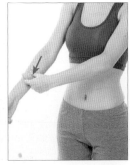

刮痧：发热无汗、咽痛、头痛的患者，从上向下刮拭3~5分钟，隔天1次。

列缺 LU7

列，指陈列、裂开；缺，指缺口、空隙。古称闪电为列缺。穴在腕上之裂隙与衣袖之边缘处，所经之气常如闪电也。

【主　治】咳嗽、气喘、少气不足以息、偏正头痛、颈项僵硬、咽喉痛。

【针　刺】向上斜刺 0.2~0.3 寸，局部酸胀、沉重，针感可向肘、肩部放射。

【配　伍】咽喉疼痛：列缺配照海。

精准定位：在前臂，腕掌侧远端横纹上 1.5 寸，拇短伸肌腱与拇长展肌腱之间，拇长展肌腱沟的凹陷中。

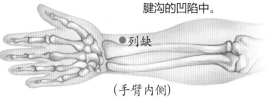

（手臂内侧）

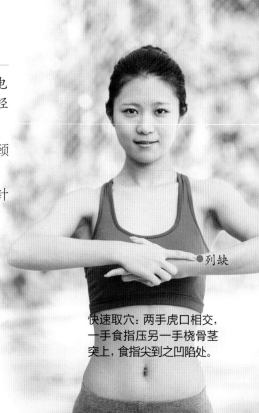

●列缺

快速取穴：两手虎口相交，一手食指压另一手桡骨茎突上，食指尖到之凹陷处。

经渠 LU8

经，经过；渠，沟渠。经脉通过的渠道。

【主　治】咳嗽、气喘、咽喉肿痛、胸部胀满、胸背痛、掌中热、无脉症。

【针　刺】直刺 0.1~0.3 寸，局部酸胀。

【配　伍】咳嗽：经渠配丘墟。

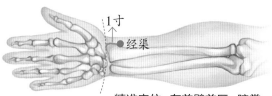

1寸

●经渠

（手臂内侧）

精准定位：在前臂前区，腕掌侧远端横纹上 1 寸，桡骨茎突与桡动脉之间。

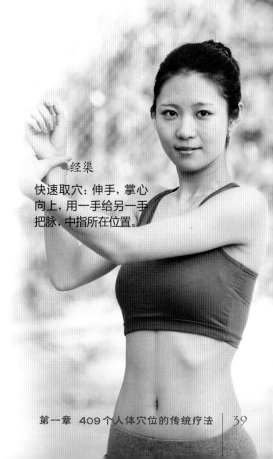

●经渠

快速取穴：伸手，掌心向上，用一手给另一手把脉，中指所在位置。

太渊 LU9

太，高大与尊贵之意；渊，深水、深潭。太渊，
口中津液名。意思是经气深如潭水。

【主　治】无脉症、脉管炎、咳嗽、肺炎、心动过速、
　　　　　腕关节及周围软组织疾患、膈肌痉挛。

【针　刺】直刺 0.2~0.3 寸，局部酸胀。针刺时应
　　　　　避开桡动脉进针。

【配　伍】咳嗽：太渊配尺泽、太溪。

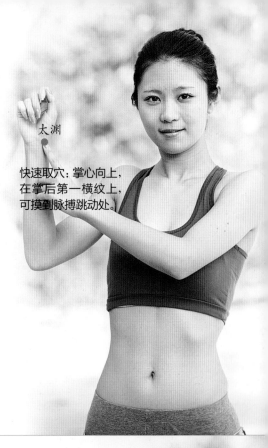

快速取穴：掌心向上，
在掌后第一横纹上，
可摸到脉搏跳动处。

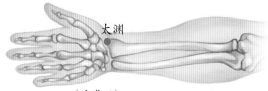

（手掌面）　精准定位：在腕前区，桡
骨茎突与舟状骨之间，拇
长展肌腱尺侧凹陷中。

鱼际 LU10

快速取穴：手外侧，第
一掌骨桡侧中点赤白
肉际处即是。

鱼，拇指掌肌肉的形状；际，边际。手掌拇指
侧肌肉肥厚，其形似鱼，穴位位于它的边际。

【主　治】咽喉肿痛。

【针　刺】直刺 0.3~0.5 寸，局部麻胀。

【配　伍】咽喉肿痛：鱼际配少商。

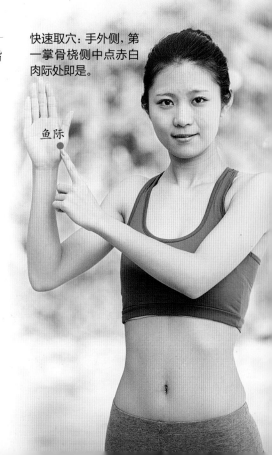

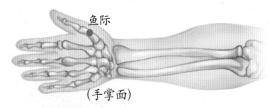

（手掌面）

精准定位：在手外侧，第一掌
骨桡侧中点赤白肉际处。

少商 LU11

少，幼小、微小之意；商，古代五音之一，属金，属肺。少商，是商的高音，言为金气所止或为金气初生之处也。

【主　治】咽喉肿痛、中风昏迷、小儿惊风、热病、中暑呕吐。

【针　刺】浅刺0.1~0.2寸，或用三棱针点刺出血。

【配　伍】昏迷、发热：少商配中冲。

快速取穴：用一手食指、拇指轻握另一手拇指指腹，被握住的拇指伸直，另一手拇指弯曲掐按伸直的拇指甲角边缘处。

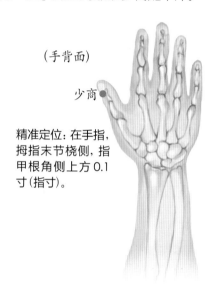

（手背面）

少商

精准定位：在手指，拇指末节桡侧，指甲根角侧上方0.1寸（指寸）。

一穴多用

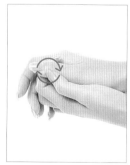

按摩：用拇指指尖用力掐揉少商，可治疗中风昏迷、中暑、小儿惊风。

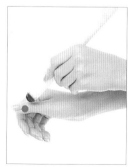

艾灸：神志恍惚、言语错乱者，宜用艾条直接灸少商。

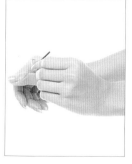

刺血：咽喉肿痛、咳嗽气喘、中风昏迷、中暑惊风或热病明显者，可在少商用三棱针点刺放血1~2毫升。

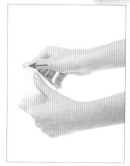

刮痧：从手指近端向远端刮拭3~5分钟，每天3~5次，可用于治疗咳嗽、咳血、咽痛、身热等疾病。

2. 手阳明大肠经经穴

5：00~7：00（卯时）大肠蠕动，排出毒物渣滓。肺与大肠相表里。肺将充足的新鲜血液布满全身，紧接着促使大肠进入兴奋状态，完成吸收食物中的水分和营养、排出渣滓的过程。清晨起床后最好养成排便的习惯。起床后宜先喝杯温开水，然后去卫生间把一天积攒下来的废物排出体外。晨起一杯温水，可稀释血液，有防止血栓形成的作用。

经穴歌诀

二十大肠起商阳，

二间三间合谷藏，

阳溪偏历温溜济，

下廉上廉三里长，

曲池肘髎五里近，

臂臑肩髃巨骨当，

天鼎扶突禾髎接，

鼻旁五分迎香列。

臂臑
手五里
曲池　肘髎
手三里
上廉
下廉
温溜
偏历
阳溪
合谷
三间
二间
商阳

手阳明大肠经

迎香
口禾髎
天鼎　扶突
巨骨
肩髃

手阳明大肠经一侧20个穴位，左右共40个穴位。首穴商阳，末穴迎香。联系的脏腑和器官有肺、大肠、口、上齿、鼻，该经清热、消肿、止痛的效果极佳。

商阳 LI1

商，古代五音之一，属金；阳，阴阳之阳。大肠属金，在音为商；阳，指阳经，商阳为手阳明大肠经首穴。

【主　治】咽喉肿痛、昏厥、中风昏迷、热病汗不出。

【针　刺】直刺 0.1~0.2 寸，局部胀痛，或用三棱针或粗毫针点刺挤压出血。

【配　伍】中风、中暑：商阳配少商、中冲。

快速取穴：食指末节指甲根角，靠拇指侧的位置。

精准定位：在手指，食指末节桡侧，指甲根角侧上方 0.1 寸（指寸）。

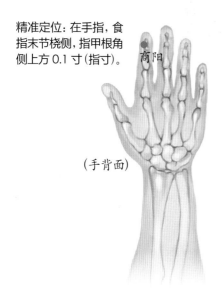

商阳

（手背面）

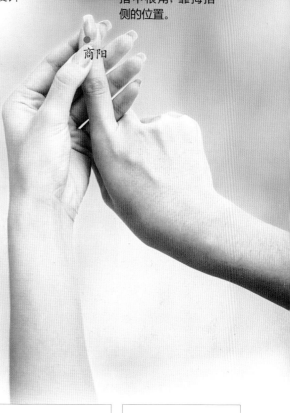

商阳

一穴多用

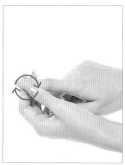

按摩：用拇指指尖用力掐揉商阳，可治疗咽喉肿痛、中暑、中风昏迷。

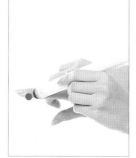

艾灸：用艾条温和灸 5~20 分钟，每天 1 次，可用于治疗下牙痛、耳鸣、耳聋。

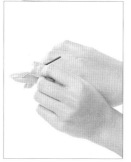

刺血：咽喉肿痛、中风昏迷、耳鸣、热病明显者，可在商阳用三棱针点刺放血 1~2 毫升。

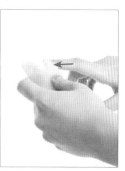

刮痧：从手指近端向远端刮拭 3~5 分钟，每天 3~5 次，可用于治疗咽痛、颈肩痛、身热等疾病。

二间 LI2

二，第二；间，间隙，指穴。此为大肠经第二穴。

【主　治】咽喉肿痛。

【针　刺】直刺 0.2~0.4 寸，局部胀痛。

【配　伍】湿疹：二间配内庭。

精准定位：在手指，
第二掌指关节桡侧
远端赤白肉际处。

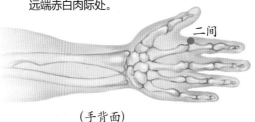

（手背面）

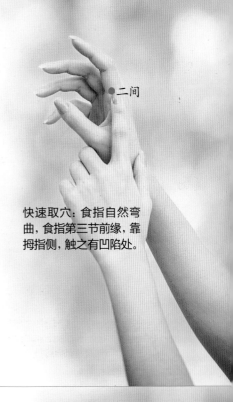

快速取穴：食指自然弯
曲，食指第三节前缘，靠
拇指侧，触之有凹陷处。

三间 LI3

快速取穴：自然弯曲
食指，食指第三节后
缘，靠拇指侧，触之
有凹陷。

三，第三；间，间隙，指穴。此为大肠经第三穴。

【主　治】咽喉肿痛、身热胸闷。

【针　刺】直刺 0.3~0.5 寸，局部麻胀，或针感向
　　　　　手背放射。

【配　伍】目视不清：三间配攒竹。

精准定位：在手背，
第二掌指关节桡侧
近端凹陷中。

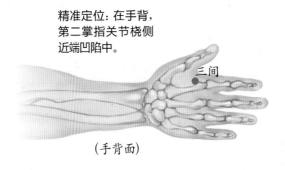

（手背面）

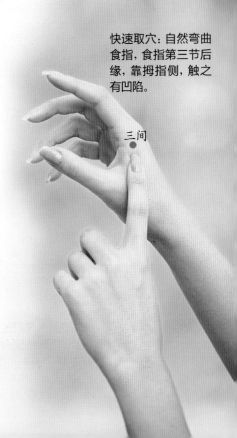

合谷 LI4

合，结合；谷，山谷。穴在第一、第二掌骨之间，局部呈山谷样凹陷。

【主 治】热病无汗、头痛目眩、鼻塞、鼻渊、耳聋、耳鸣、目赤肿痛、牙痛、龋肿、咽喉肿痛、口疮、口眼歪斜、腹痛、便秘。

【针 刺】直刺0.5~1.0寸。不宜过强刺激。孕妇禁用。

【配 伍】头痛：合谷配太阳。

快速取穴：食指、拇指并拢，肌肉最高点。

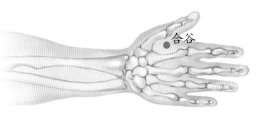

（手背面）　精准定位：在手背，第二掌骨桡侧的中点处。

阳溪 LI5

阳，指阳经；溪，山洼流水之沟。指本穴在手背之阳的两筋凹陷明显处。

【主 治】目赤肿痛、热病心烦。

【针 刺】直刺0.5~0.8寸，局部有酸胀感。

【配 伍】头痛：阳溪配合谷。

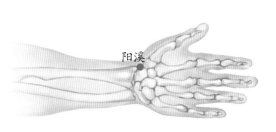

（手背面）　精准定位：在腕区，腕背侧远端横纹桡侧，桡骨茎突远端，解剖学"鼻烟窝"凹陷中。

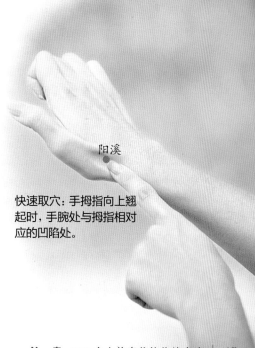

快速取穴：手拇指向上翘起时，手腕处与拇指相对应的凹陷处。

偏历 LI6

偏，偏离；历，行经。大肠经从这里分出
络脉，偏行肺经。

【主　治】耳聋、耳鸣、鼻出血、肠鸣腹痛。

【针　刺】直刺0.3~0.5寸，局部酸胀。

【配　伍】神经衰弱：偏历配太渊、侠白。

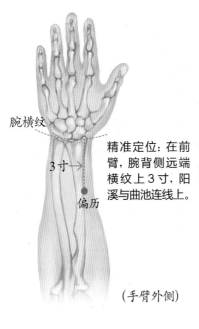

腕横纹

3寸→

偏历

精准定位：在前
臂，腕背侧远端
横纹上3寸，阳
溪与曲池连线上。

（手臂外侧）

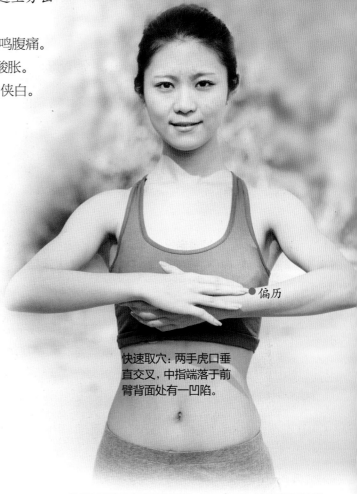

偏历

快速取穴：两手虎口垂
直交叉，中指端落于前
臂背面处有一凹陷。

一穴多用

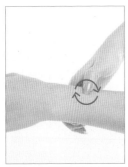

按摩：用拇指按揉偏历
200次，每天坚持，能
防治耳鸣耳聋、牙痛、
腹痛、前臂痛等疾病。

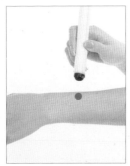

艾灸：用艾条温和灸
5~20分钟，每天1次，
可用于治疗前臂冷痛。

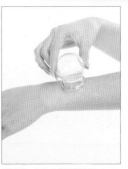

拔罐：用火罐留罐5~10
分钟，隔天1次，可用
于治疗鼻出血、前臂
冷痛。

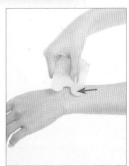

刮痧：从上向下刮拭
3~5分钟，隔天1次，
可用于治疗牙痛、目赤、
耳鸣耳聋、口眼歪斜等。

温溜 LI7

温，温暖；溜，流通。本穴有温通经脉之功，善治肘臂寒痛。

【主　治】寒热头痛、面赤面肿、口舌痛。

【针　刺】直刺 0.5~1.0 寸，局部酸胀，针感可向手部放射。

【配　伍】鼻血：温溜配合谷。

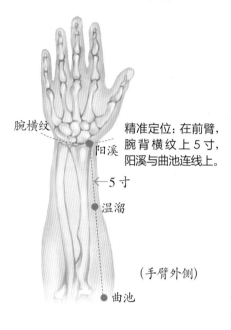

腕横纹

阳溪

精准定位：在前臂，腕背横纹上 5 寸，阳溪与曲池连线上。

←5寸

温溜

（手臂外侧）

曲池

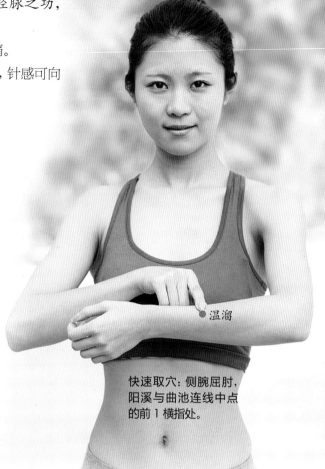

温溜

快速取穴：侧腕屈肘，阳溪与曲池连线中点的前 1 横指处。

一穴多用

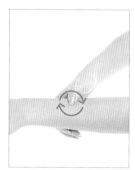

按摩：用拇指按揉温溜 200 次，每天坚持，能防治鼻出血、牙痛、腹痛、前臂痛等疾病。

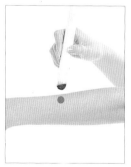

艾灸：用艾条温和灸 5~20 分钟，每天 1 次，可用于治疗前臂冷痛、腹痛。

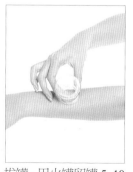

拔罐：用火罐留罐 5~10 分钟，隔天 1 次，可用于治疗鼻出血、咽喉痛、肩臂酸痛。

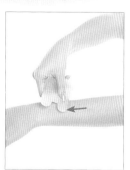

刮痧：从上向下刮拭 3~5 分钟，隔天 1 次，可用于治疗咽喉肿痛、发热等。

下廉 LI8

下，下方；廉，边缘。穴在前臂背面近桡侧缘，上廉之下。

【主　治】腹痛、腹胀、上肢不遂、手肘肩无力。

【针　刺】直刺 1.0~1.5 寸，局部酸胀，针感可向手臂及手指放射。

【配　伍】腹痛：下廉配上廉、足三里。

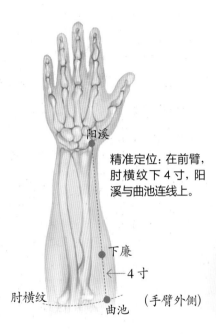

阳溪

精准定位：在前臂，肘横纹下 4 寸，阳溪与曲池连线上。

下廉

←—4 寸

肘横纹

曲池　　（手臂外侧）

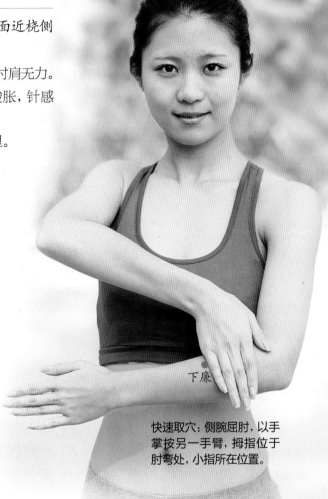

下廉

快速取穴：侧腕屈肘，以手掌按另一手臂，拇指位于肘弯处，小指所在位置。

一穴多用

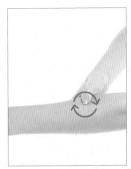

按摩：用拇指按揉下廉200 次，每天坚持，能防治腹痛腹胀、前臂痛等疾病。

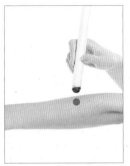

艾灸：用艾条温和灸5~20 分钟，每天 1 次，可用于治疗头痛、腹痛、风湿痹痛、乳痈等疾病。

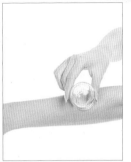

拔罐：用火罐留罐 5~10分钟，隔天 1 次，可用于治疗肩臂酸痛、小便黄。

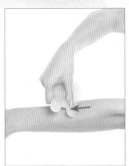

刮痧：从上向下刮拭3~5 分钟，隔天 1 次，可用于治疗咽喉肿痛、乳痈、发热、小便黄等。

上廉 LI9

上，上方；廉，边缘。穴在前臂背面近桡侧缘，下廉穴之上。

【主 治】腹痛、腹胀、吐泻、肠鸣、上肢肿痛、上肢不遂。

【针 刺】直刺 1.0~1.5 寸，局部酸胀，针感可向下放射至手部。

【配 伍】腹胀、腹痛：上廉配下廉、足三里。

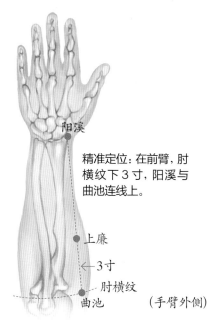

阳溪

精准定位：在前臂，肘横纹下 3 寸，阳溪与曲池连线上。

上廉

← 3 寸

肘横纹

曲池　　　（手臂外侧）

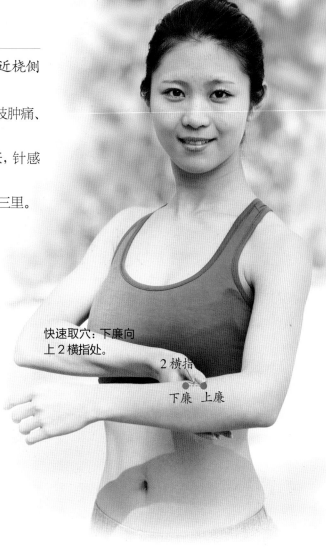

快速取穴：下廉向上 2 横指处。

2 横指

下廉　上廉

一穴多用

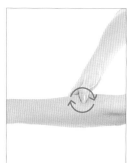

按摩：用拇指按揉或弹拨上廉，可治疗上肢痹痛、腹痛。

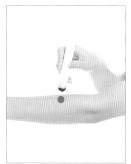

艾灸：用艾条温和灸 5~20 分钟，每天 1 次，可用于治疗肠鸣泄泻、肩臂酸痛麻木等疾病。

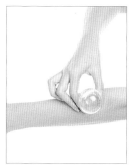

拔罐：用火罐留罐 5~10 分钟，隔天 1 次，可用于治疗肩臂酸痛、小便黄。

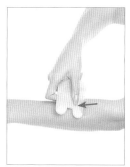

刮痧：从上向下刮拭 3~5 分钟，隔天 1 次，可用于治疗咽喉肿痛、腹痛泄泻、发热、小便黄等。

手三里 LI10

手，上肢；三，数词；里，古代有以里为寸之说。穴在上肢，因距手臂肘端三寸，故名手三里。

【主　治】腹痛、手臂肿痛、上肢不遂。

【针　刺】直刺 1.0~2.0 寸，局部酸胀沉重，针感可向手背部放射。

【配　伍】腹泻：手三里配三阴交。

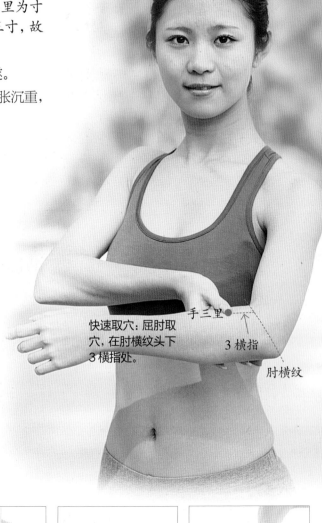

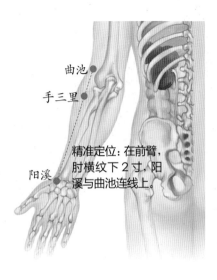

精准定位：在前臂，肘横纹下 2 寸，阳溪与曲池连线上。

曲池
手三里
阳溪

快速取穴：屈肘取穴，在肘横纹头下 3 横指处。

手三里
3 横指
肘横纹

一穴多用

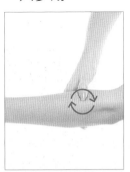

按摩：用拇指按揉或弹拨手三里，可治疗上肢痹痛、腹痛泄泻、目痛。

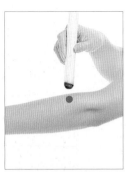

艾灸：用艾条温和灸 5~20 分钟，每天 1 次，可用于治疗肠鸣泄泻、目痛、头痛、牙痛等。

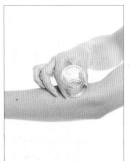

拔罐：用火罐留罐 5~10 分钟，隔天 1 次，可用于治疗肩臂酸痛等疾病。

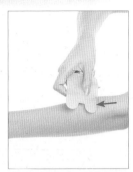

刮痧：从上向下刮拭 3~5 分钟，隔天 1 次，可用于治疗言语不利、手臂不遂、牙痛、目痛等疾病。

曲池 LI11

曲，弯曲；池，水的围合之处、汇合之所。曲池，地名。穴在肘臂屈曲时肘横纹端凹陷处，经气至此，有如水之入池。

【主　治】咽喉肿痛、咳嗽、气喘、热病、腹痛、吐泻、痢疾、便秘、头痛、手臂肿痛、上肢不遂、手肘肩无力。

【针　刺】直刺 1.0~2.5 寸，局部酸胀，针感可放射至肩部或手指。

【配　伍】上肢痿痹：曲池配肩髃、外关。

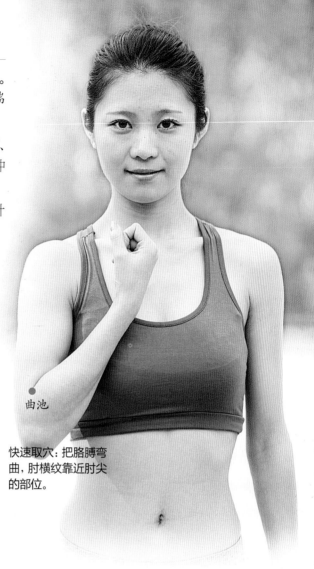

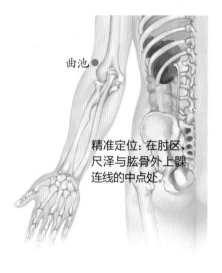

曲池

精准定位：在肘区，尺泽与肱骨外上髁连线的中点处。

曲池

快速取穴：把胳膊弯曲，肘横纹靠近肘尖的部位。

一穴多用

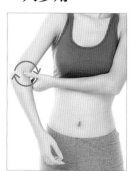

按摩：用拇指按揉或弹拨曲池，能防治肩臂肘疼痛。

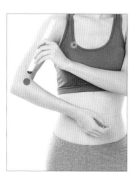

艾灸：用艾条温和灸5~20 分钟，每天 1 次可用于治疗肘痛、上肢痹痛。

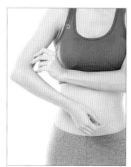

刺血：发热、偏瘫、目赤肿痛、耳鸣耳聋，可在曲池用三棱针点刺放血 1~2 毫升。

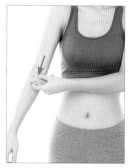

刮痧：从上向下刮拭3~5 分钟，隔天 1 次，可用于治疗发热、咽喉肿痛、便秘、头痛等疾病。

肘髎 LI12

肘，肘部；髎，骨隙。穴在肘部，靠近骨隙处。

【主　治】肩臂肘疼痛、上肢麻木、拘挛。

【针　刺】直刺 0.5~0.8 寸，局部酸胀，针感可向前臂放射。

【配　伍】网球肘：肘髎配手三里。

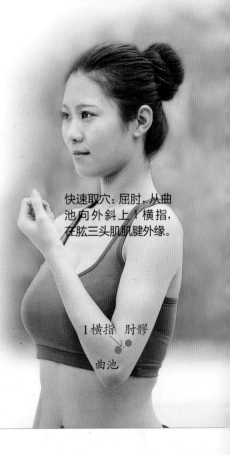

快速取穴：屈肘，从曲池向外斜上 1 横指，在肱三头肌肌腱外缘。

1 横指　肘髎

曲池

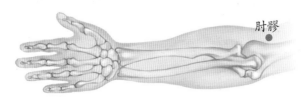

肘髎

精准定位：在肘区，肱骨外上髁上缘，髁上嵴的前缘。

（手臂外侧）

手五里 LI13

手，上肢；五，数词；里，古代有以里为寸之说。穴在上肢，当天府下 5 寸。

【主　治】手臂肿痛、上肢不遂、疟疾、瘰疬。

【针　刺】直刺 0.5~1.0 寸，局部酸胀，针感可传至肩部、肘部。

【配　伍】上肢不遂：手五里配曲池。

精准定位：在臂部，肘横纹上 3 寸，曲池与肩髃连线上。

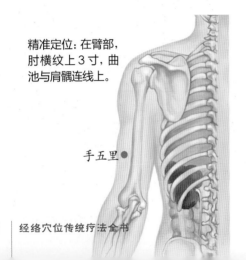

手五里

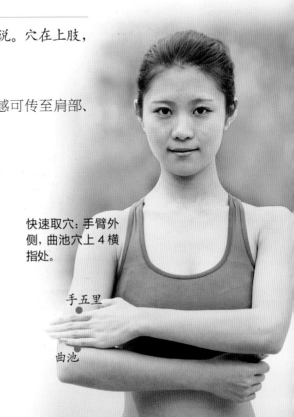

快速取穴：手臂外侧，曲池穴上 4 横指处。

手五里

曲池

臂臑 LI14

臂，通指上肢；臑，上臂肌肉隆起处。穴在上肢肌肉隆起处。

【主　治】瘰疬、手臂肿痛、上肢不遂、肩周炎。

【针　刺】直刺 0.5~1.0 寸，或向上斜刺 1.0~2.0寸，局部酸胀，针感可向整个肩部放射。

【配　伍】眼部疾病：臂臑配风池、睛明。

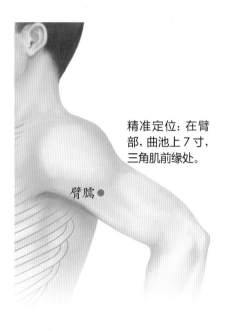

精准定位：在臂部，曲池上 7 寸，三角肌前缘处。

臂臑

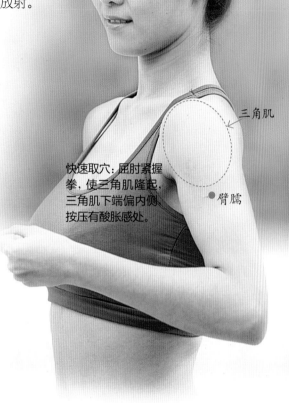

三角肌

快速取穴：屈肘紧握拳，使三角肌隆起，三角肌下端偏内侧，按压有酸胀感处。

臂臑

一穴多用

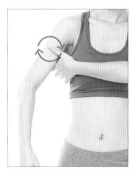

按摩：用拇指按揉臂臑，能防治肩臂疼痛。

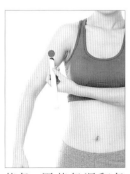

艾灸：用艾条温和灸 5~20 分钟，每天 1 次，可用于治疗肩臂痹痛、目痛、瘰疬等疾病。

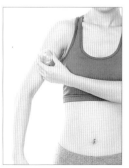

拔罐：用火罐留罐 5~10分钟，隔天 1 次，可用于治疗肩臂酸痛等疾病。

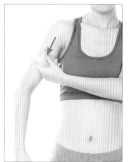

刮痧：从上向下刮拭3~5 分钟，隔天 1 次，可用于治疗颈痛、肩臂疼痛。

肩髃 LI15

肩，肩部；髃，隔角。穴在肩角部。

【主　治】肩臂痛、手臂挛急、肩痛、上肢不遂。

【针　刺】直刺 0.5~0.8 寸。

【配　伍】肩颈部肌肉酸痛：肩髃配肩井。

精准定位：在肩峰前下方，肩峰与肱骨大结节之间凹陷处。

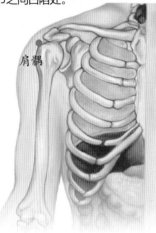

肩髃

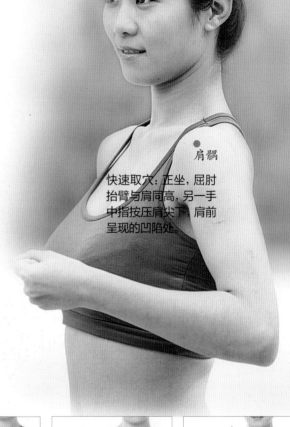

肩髃

快速取穴：正坐，屈肘抬臂与肩同高，另一手中指按压肩尖下，肩前呈现的凹陷处。

一穴多用

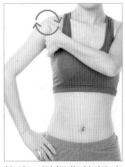

按摩：用拇指按揉肩髃，能防治肩臂疼痛。

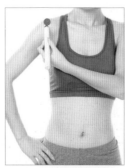

艾灸：用艾条温和灸5~20分钟，每天1次，可用于治疗肩臂痹痛、上肢不遂等疾病。

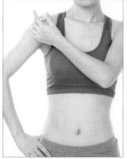

拔罐：用火罐留罐5~10分钟，隔天1次，可用于治疗风热瘾疹、瘰疬、肩臂疼痛。

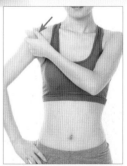

刮痧：从上向下刮拭3~5分钟，隔天1次，可用于治疗风热瘾疹。

巨骨 LI16

巨，大；骨，骨骼。古称锁骨为巨骨。穴近锁骨肩峰端。

【主　治】肩臂痛、手臂挛急、半身不遂。

【针　刺】直刺 0.5~1.0 寸。不可深刺，以免刺入胸腔。

【配　伍】肩痛：巨骨配肩髃。

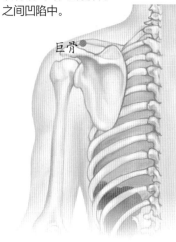

精准定位：在肩胛区，锁骨肩峰端与肩胛冈之间凹陷中。

巨骨

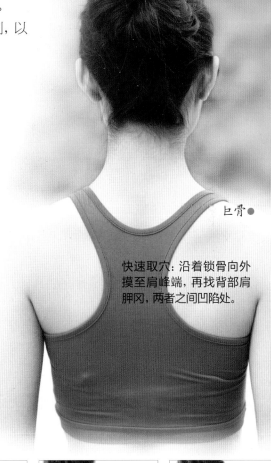

巨骨●

快速取穴：沿着锁骨向外摸至肩峰端，再找背部肩胛冈，两者之间凹陷处。

一穴多用

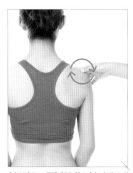

按摩：用拇指按揉巨骨，能防治肩臂疼痛。

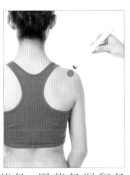

艾灸：用艾条温和灸 5~20 分钟，每天 1 次，可用于治疗肩周炎疾病。

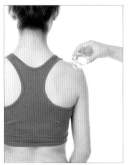

拔罐：用火罐留罐 5~10 分钟，隔天 1 次，可用于治疗瘰疬、肩臂疼痛。

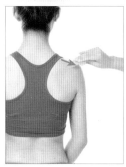

刮痧：从上向下刮拭 3~5 分钟，隔天 1 次，可用于治疗瘿瘤、瘰疬、惊痫。

天鼎 LI17

天，天空，指上面而言；鼎，古器物品。头形似鼎，穴在耳下颈部。

【主　治】咳嗽、气喘、咽喉肿痛、瘰疬、瘿瘤、梅核气。

【针　刺】直刺0.3~0.5寸。

【配　伍】咽喉肿痛：天鼎配少商。

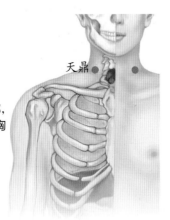

天鼎

精准定位：在颈部，横平环状软骨，胸锁乳突肌后缘。

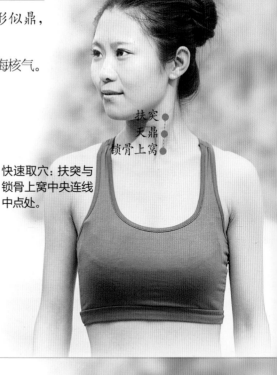

扶突
天鼎
锁骨上窝

快速取穴：扶突与锁骨上窝中央连线中点处。

扶突 LI18

扶，旁边；突，隆起，指喉结。穴在喉结旁。

【主　治】咳嗽、气喘、咽喉肿痛、瘰疬、瘿瘤、梅核气、呃逆。

【针　刺】直刺0.5~0.8寸。

【配　伍】瘿气（甲状腺功能亢进）：扶突配合谷。

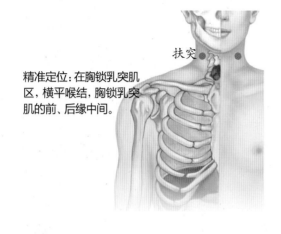

扶突

精准定位：在胸锁乳突肌区，横平喉结，胸锁乳突肌的前、后缘中间。

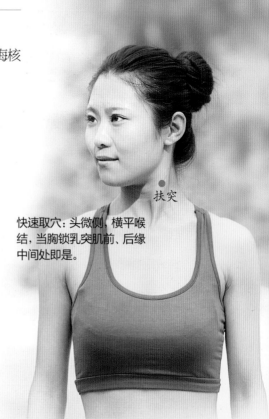

扶突

快速取穴：头微侧，横平喉结，当胸锁乳突肌前、后缘中间处即是。

口禾髎 LI19

口，口部；禾，谷物；髎，间隙。谷物从口
入胃，穴在口旁骨隙中。

【主　治】鼻塞流涕、鼻出血、口歪。

【针　刺】直刺 0.3~0.5 寸。

【配　伍】鼻塞：口禾髎配地仓、颊车。

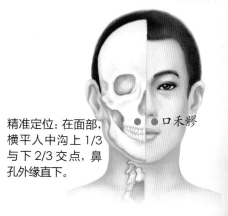

精准定位：在面部，
横平人中沟上 1/3
与下 2/3 交点，鼻
孔外缘直下。

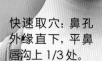

快速取穴：鼻孔
外缘直下，平鼻
唇沟上 1/3 处。

迎香 LI20

迎，迎接；香，香气。本穴在鼻旁，能治鼻病，改善嗅觉，
进而迎来香气。

【主　治】鼻塞、不闻香臭、鼻出血、鼻渊、胆道蛔虫。

【针　刺】向内上平刺 0.5~1.0 寸。

【配　伍】面神经麻痹：迎香配地仓。

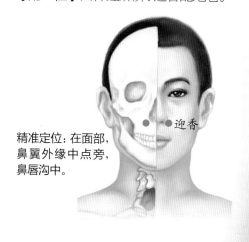

精准定位：在面部，
鼻翼外缘中点旁，
鼻唇沟中。

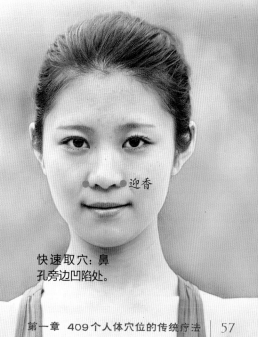

快速取穴：鼻
孔旁边凹陷处。

7：00~9：00，也就是中医上说的辰时。俗话说"辰时吃早餐，补充能量肠胃安"。人在此时段吃早餐最容易消化，吸收也最好。早餐可安排温和养胃的食品，如稀粥、麦片等。过于燥热的食品容易引起胃火盛，出现嘴唇干裂、唇疮等问题。饭后1小时循按胃经是一个不错的选择，这样可以启动人体的"发电系统"，以调节人体的胃肠功能。

经穴歌诀

四十五穴足阳明，承泣四白巨髎经，

地仓大迎下颊车，下关头维对人迎，

水突气舍连缺盆，气户库房屋翳寻，

膺窗乳中下乳根，不容承满与梁门，

关门太乙滑肉门，天枢外陵大巨存，

水道归来气冲次，髀关伏兔走阴市，

梁丘犊鼻足三里，上巨虚连条口行，

下巨虚下有丰隆，解溪冲阳陷谷同，

内庭厉兑阳明穴，大指次指之端终。

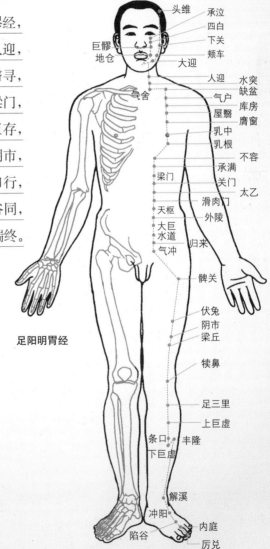

足阳明胃经

足阳明胃经本经一侧45穴（左右两侧共90穴），15穴分布在下肢前外侧面，30穴分布在腹部、胸部和头面部。首穴承泣，末穴厉兑。

承泣 ST1

承,承受;泣,泪水。穴在目下,犹如承受泪水的部位。

【主 治】目赤肿痛、迎风流泪、口眼歪斜。

【针 刺】直刺 0.5~0.8 寸,左手推动眼球向上固定,右手持针沿眶下缘缓慢刺入。针刺时不宜提插、捻转,不宜针刺过深,以防损伤眼球或视神经。

【配 伍】目赤肿痛:承泣配太阳。

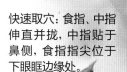

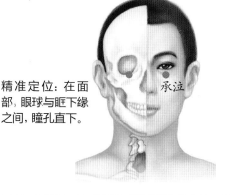

精准定位:在面部,眼球与眶下缘之间,瞳孔直下。

快速取穴:食指、中指伸直并拢,中指贴于鼻侧,食指指尖位于下眼眶边缘处。

四白 ST2

四,四方;白,光明。穴在目下,能治眼病,改善视觉,明见四方。

【主 治】目赤痛痒、迎风流泪、眼睑动、口眼歪斜。

【针 刺】直刺 0.5~0.8 寸,局部酸胀。

【配 伍】口眼歪斜:四白配阳白、颊车。

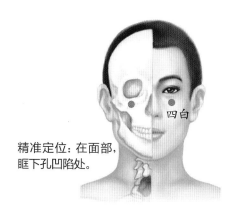

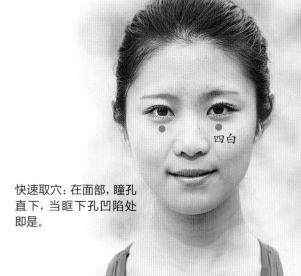

精准定位:在面部,眶下孔凹陷处。

快速取穴:在面部,瞳孔直下,当眶下孔凹陷处即是。

巨髎 ST3

巨，大也；髎，孔隙。巨髎，指穴在上腭骨与颧骨交接之巨大空隙中，泛指为面部孔之巨大者。

【主　治】口眼歪斜、眼睑动、鼻出血。

【针　刺】直刺 0.3~0.6 寸，局部酸胀。

【配　伍】三叉神经痛：巨髎配四白。

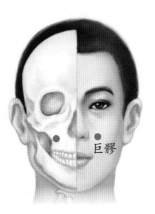

精准定位：在面部，横平鼻翼下缘，瞳孔直下。

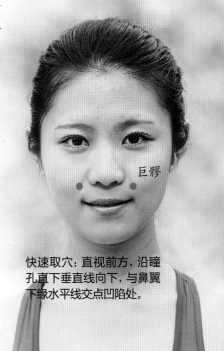

快速取穴：直视前方，沿瞳孔直下垂直线向下，与鼻翼下缘水平线交点凹陷处。

地仓 ST4

地，指土地所产之谷物；仓，仓廪、仓库。意为口腔犹如谷物仓库的组成部分。地仓者，合五谷之味与脏腑之官而言也。

【主　治】口角歪斜、流涎、眼睑动。

【针　刺】直刺 0.2 寸，或向颊车穴方向平刺 1.0~2.0 寸，局部胀痛。

【配　伍】口歪、流涎：地仓配颊车。

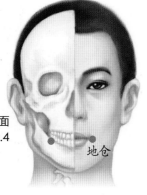

精准定位：在面部，口角旁开 0.4 寸（指寸）。

快速取穴：轻闭口，口角旁开 0.4 寸处即是。

大迎 ST5

大，大小之大；迎，迎接。穴在大迎脉(面动脉)旁。

【主 治】口角歪斜、失音。

【针 刺】直刺 0.2~0.5 寸，局部酸胀。针刺时应避开面动脉。

【配 伍】牙痛：大迎配颊车、下关。

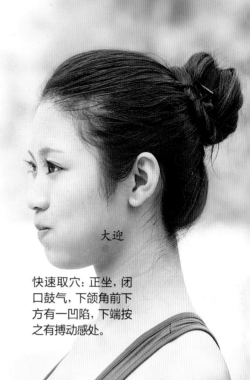

快速取穴：正坐，闭口鼓气，下颌角前下方有一凹陷，下端按之有搏动感处。

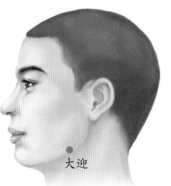

精准定位：在面部，下颌角前方，咬肌附着部的前缘凹陷中，面动脉搏动处。

颊车 ST6

颊，面颊，此处指上颌骨；车，车轮，指下颌骨。颊车，即下颌关节可以转动之处。

快速取穴：使劲咬牙，面部会有一块地方凸出来一个包，那是咬肌，咬肌上有个窝儿即是。

【主 治】口眼歪斜、牙关紧闭、齿痛。

【针 刺】直刺 0.5~0.8 寸，或向地仓穴方向平刺 1.0~2.0 寸，局部酸胀。

【配 伍】牙痛：颊车配地仓、合谷。

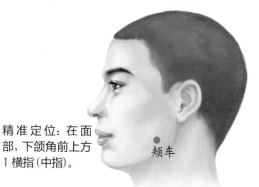

精准定位：在面部，下颌角前上方 1 横指(中指)。

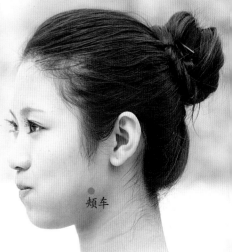

下关 ST7

下，与上相对；关，机关、关节。穴在下颌关节颧弓下方，与上关互相对峙。

【主　治】口眼歪斜、面痛。

【针　刺】直刺 0.3~0.5 寸。周围酸胀或麻电感可放射至下颌。

【配　伍】耳疾：下关配翳风。

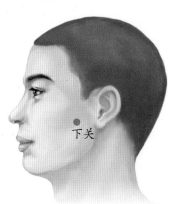

精准定位：在面部，颧弓下缘中央与下颌切迹之间凹陷处。

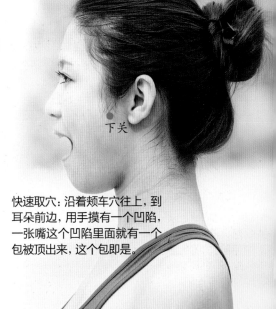

快速取穴：沿着颊车穴往上，到耳朵前边，用手摸有一个凹陷，一张嘴这个凹陷里面就有一个包被顶出来，这个包即是。

头维 ST8

头，头部；维，隅角、维系、维护。谓穴居头之隅角，是维系头冠之处。

【主　治】偏正头痛、目眩。

【针　刺】向后平刺 0.5~1.0 寸，局部胀痛，针感可向全身周围放射。

【配　伍】头痛：头维配合谷。

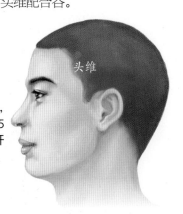

精准定位：在头部，额角发际直上 0.5 寸，头正中线旁开 4.5 寸处。

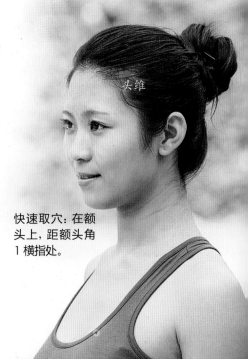

快速取穴：在额头上，距额头角 1 横指处。

人迎 ST9

人，指人体与生命；迎，接受。谓喉结两旁之动脉，可以迎受天地五脏之气以养人也。

【主 治】胸满气逆、咽喉肿痛、瘰疬、高血压。

【针 刺】直刺 0.2~0.4 寸，局部酸胀，针感可向肩部放射。针刺时应避开颈总动脉。

【配 伍】高血压：人迎配大椎、太冲。

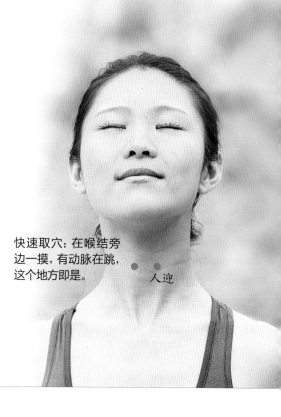

快速取穴：在喉结旁边一摸，有动脉在跳，这个地方即是。 人迎

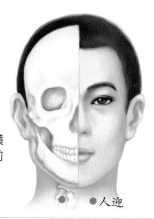

精准定位：在颈部，横平喉结，胸锁乳突肌前缘，颈总动脉搏动处。 人迎

水突 ST10

水，水谷；突，穿过。穴在颈部，邻近通过食物的食管。

【主 治】呼吸喘鸣、咽喉肿痛。

【针 刺】直刺 0.3~0.4 寸，局部酸胀，不宜深刺，以免伤及颈总动脉和颈外动脉分支。

【配 伍】咽喉肿痛：水突配天鼎、人迎。

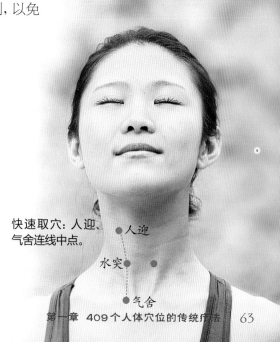

快速取穴：人迎、气舍连线中点。 人迎 水突 气舍

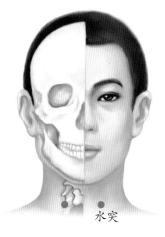

精准定位：在颈部，横平环状软骨，胸锁乳突肌的前缘。 水突

气舍 ST11

气,空气,指肺胃之气;舍,宅舍。穴在气管旁,犹如气之宅舍。

【主 治】呼吸喘鸣、咽喉肿痛。

【针 刺】直刺0.3~0.5寸,局部酸胀。

【配 伍】咽喉肿痛:气舍配廉泉、天突。

精准定位:在胸锁乳突肌区,锁骨上小窝,锁骨内侧端上缘,胸锁乳突肌胸骨头与锁骨头中间的凹陷处。

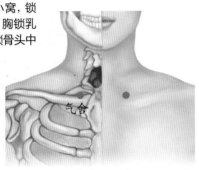

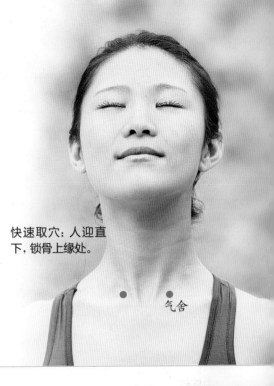

快速取穴:人迎直下,锁骨上缘处。

缺盆 ST12

缺,空缺与空虚之处,与残缺之意有别;盆,阔口容器。缺盆,古代解剖名,如无盖之盆。此指穴位于缺盆处也。

【主 治】呼吸喘鸣、咽喉肿痛。

【针 刺】直刺0.3~0.5寸,局部酸胀,针感可向上臂放射。

【配 伍】胸痛:缺盆配库房、膺窗。

精准定位:在颈外侧区,锁骨上大窝,锁骨上缘凹陷中,前正中线旁开4寸。

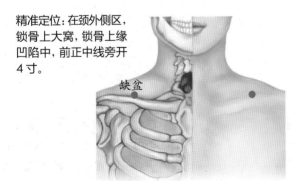

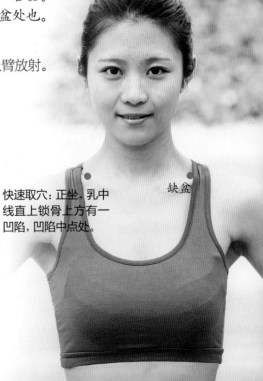

快速取穴:正坐,乳中线直上锁骨上方有一凹陷,凹陷中点处。

气户 ST13

气，空气，指肺胃之气；户，门户。穴在胸上部，故喻为气的门户。

【主　治】呼吸喘鸣、咽喉肿痛。

【针　刺】平刺 0.5~0.8 寸，局部酸胀。

【配　伍】咽喉肿痛：气户配天鼎、人迎。

快速取穴：乳中线与锁骨下缘相交的凹陷处。

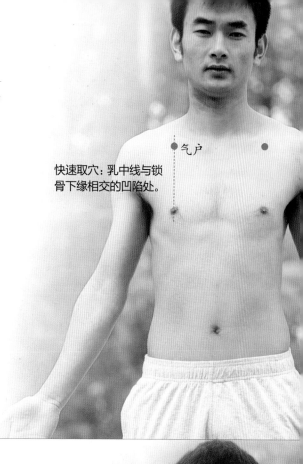

精准定位：在胸部，锁骨下缘，前正中线旁开 4 寸。

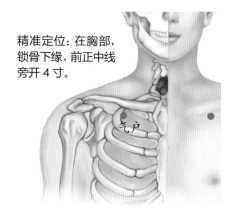

库房 ST14

库，府库；房，房室。呼吸之气存于肺如储存库；从上至下，犹如从门户进入房室。

【主　治】胸满气逆、呼吸喘鸣、胸胁胀痛、咳嗽喘息。

【针　刺】平刺 0.5~0.8 寸，局部酸胀。

【配　伍】胸胁胀痛：库房配气户、乳中。

快速取穴：直立，从乳头垂直向上推 3 个肋间隙，按压有酸胀感处。

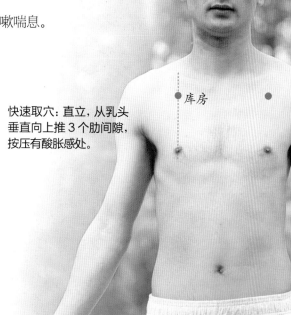

精准定位：在胸部，第一肋间隙，前正中线旁开 4 寸。

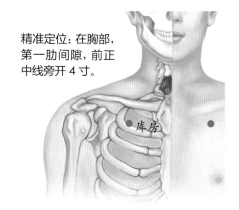

屋翳 ST15

屋，深室；翳，隐蔽。穴在胸中部，呼吸之气至此如达深室隐蔽。

【主　治】胸满气逆、呼吸喘鸣、胸胁胀痛、咳嗽喘息。

【针　刺】平刺 0.5~0.8 寸，局部酸胀。

【配　伍】乳腺增生：屋翳配足三里。

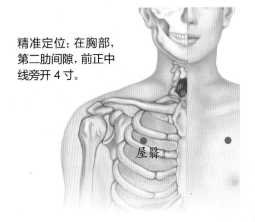

精准定位：在胸部，第二肋间隙，前正中线旁开 4 寸。

快速取穴：从乳头垂直向上推 2 个肋间隙，按压有酸胀感处。

膺窗 ST16

膺，胸膺；窗，窗户。穴在胸膺部，犹如胸室之窗。

【主　治】胸满气逆、呼吸喘鸣、咳嗽喘息、乳痈。

【针　刺】平刺 0.5~0.8 寸。

【配　伍】乳痈：膺窗配屋翳。

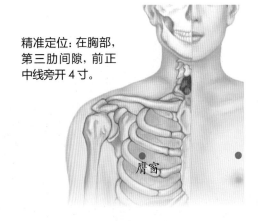

精准定位：在胸部，第三肋间隙，前正中线旁开 4 寸。

快速取穴：从乳头垂直向上推 1 个肋间隙，按压有酸胀感处。

乳中 ST17

乳，乳头；中，正中。穴在乳头正中。

【主　治】本穴主要用作定位。

【针　刺】禁针。

【配　伍】产后乳少：乳中配乳根。

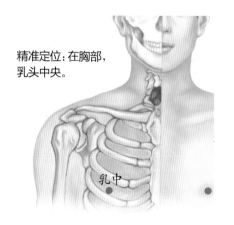

精准定位：在胸部，乳头中央。

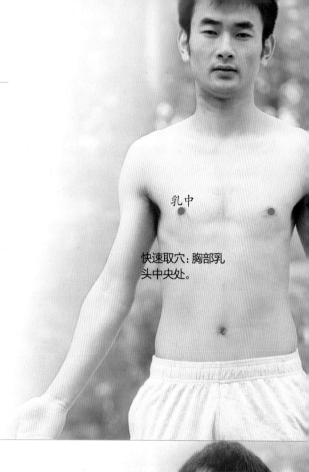

快速取穴：胸部乳头中央处。

乳根 ST18

乳，乳房；根，根部。穴在乳房根部。

【主　治】胸痛、胸闷、咳喘、乳汁不足、乳痈、噎膈。

【针　刺】向外斜刺或向上斜刺 0.5~0.8 寸，局部酸胀，可扩散至乳房。

【配　伍】产后乳少：乳根配乳中。

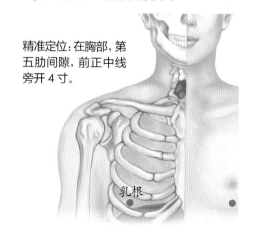

精准定位：在胸部，第五肋间隙，前正中线旁开 4 寸。

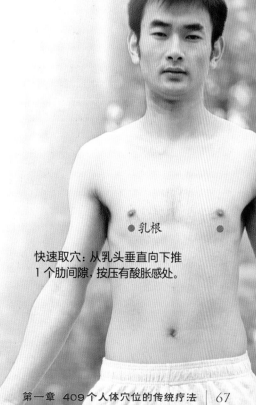

快速取穴：从乳头垂直向下推1 个肋间隙，按压有酸胀感处。

不容 ST19

不，不可；容，容纳。穴在上腹部，意指胃纳水谷达到的最高处，不可再纳。

【主　治】腹胀、胃痛、呕吐、食欲不振。

【针　刺】斜刺 0.5~1.0 寸，局部酸胀。

【配　伍】胃病：不容配中脘。

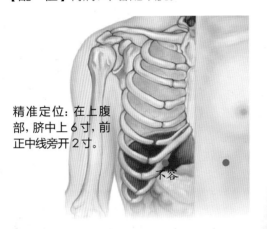

精准定位：在上腹部，脐中上 6 寸，前正中线旁开 2 寸。

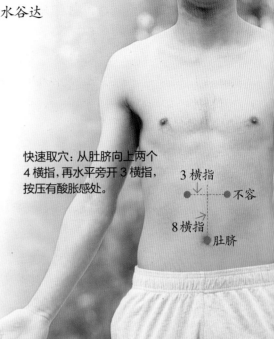

快速取穴：从肚脐向上两个 4 横指，再水平旁开 3 横指，按压有酸胀感处。

承满 ST20

承，承受；满，充满。穴在上腹部，意指胃纳水谷至此充满。

【主　治】胃痛、呕吐、腹胀、肠鸣、食欲不振。

【针　刺】直刺 0.5~0.8 寸，上腹部沉重发胀。

【配　伍】胃痛：承满配足三里。

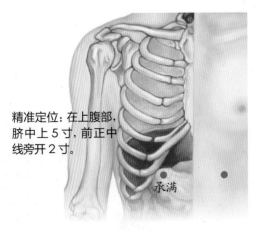

精准定位：在上腹部，脐中上 5 寸，前正中线旁开 2 寸。

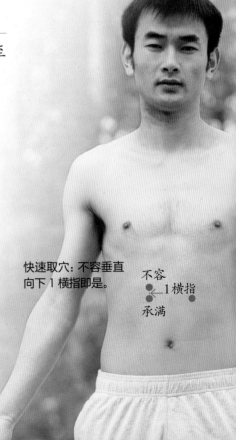

快速取穴：不容垂直向下 1 横指即是。

梁门 ST21

梁，指谷梁；门，门户。穴在上腹部，寓意饮食入胃之门户。

【主　治】胃痛、呕吐、腹胀、肠鸣、食欲不振、便溏、呕血。

【针　刺】直刺 0.5~1.0 寸，局部酸胀，并可出现胃部沉重感。

【配　伍】胃痛：梁门配公孙、内关。

快速取穴：承满垂直下 1 横指处。

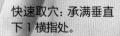

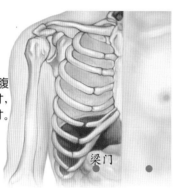

精准定位：在上腹部，脐中上 4 寸，前正中线旁开 2 寸。

梁门

关门 ST22

关，关隘；门，门户。穴近胃脘下部，约当胃肠交界之关，有开有关，如同门户。

【主　治】胃痛、呕吐、腹胀、肠鸣、食欲不振。

【针　刺】直刺 1.0~1.5 寸，局部沉重发胀。

【配　伍】肠鸣、腹泻：关门配水分。

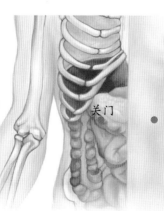

精准定位：在上腹部，脐中上 3 寸，前正中线旁开 2 寸。

关门

快速取穴：从肚脐沿前正中线向上 4 横指，再水平旁开 3 横指处。

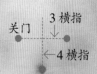

太乙 ST23

太，甚大；乙，十天干之一。古以中央为太乙。脾土居中，寓腹中央为太乙。穴在胃脘下部，约当腹中央。

【主　治】胃痛、呕吐、腹胀、肠鸣、食欲不振。

【针　刺】直刺1.0~1.5寸，局部酸胀沉重。

【配　伍】胃痛：太乙配中脘。

精准定位：在上腹部，脐中上2寸，前正中线旁开2寸。

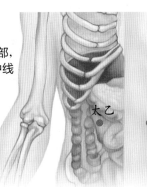

太乙

快速取穴：从肚脐沿前正中线向上3横指，再水平旁开3横指处。

太乙
3横指　肚脐

滑肉门 ST24

滑，美好；肉，肌肉；门，门户。滑肉，为初步消化后的精细食物。穴平脐上1寸，食物至此已分清泌浊，犹如精细食物通过之门户。

【主　治】胃痛、呕吐、腹胀、肠鸣、食欲不振。

【针　刺】直刺1.0~1.5寸，局部酸胀。

【配　伍】胃痛：滑肉门配足三里。

精准定位：在上腹部，脐中上1寸，前正中线旁开2寸。

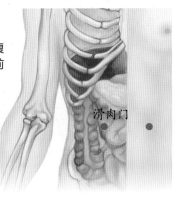

滑肉门

快速取穴：从肚脐沿前正中线向上1横指，再水平旁开3横指处。

滑肉门
3横指　肚脐　1横指

天枢 ST25

天，天空；枢，枢纽。脐上为天属阳，脐下为地属阴。穴位平脐，犹如天地之枢纽。

【主　治】口腔溃疡、月经不调、呕吐纳呆、腹胀肠鸣、赤白痢疾、便秘。

【针　刺】直刺 1.0~1.5 寸，局部酸胀，针感向同侧腹部放射。

【配　伍】消化不良、腹泻：天枢配足三里。

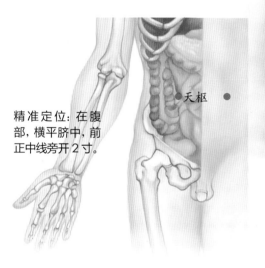

精准定位：在腹部，横平脐中，前正中线旁开 2 寸。

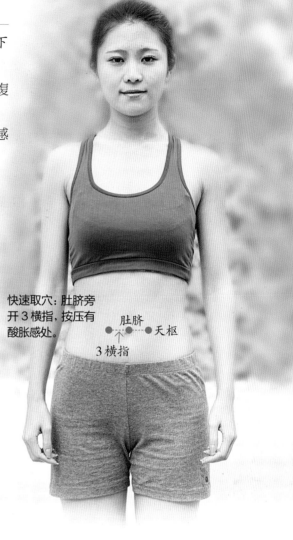

快速取穴：肚脐旁开 3 横指，按压有酸胀感处。

肚脐　　天枢

3 横指

一穴多用

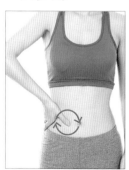

按摩：用拇指或掌根按揉天枢 200 次，可用于治疗腹痛、便秘、泄泻。

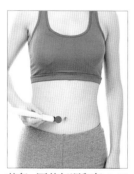

艾灸：用艾条温和灸 5~20 分钟，每天 1 次，可用于治疗便秘、泄泻、痛经。

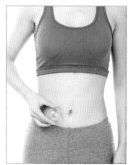

拔罐：用火罐留罐 5~10 分钟，隔天 1 次，可用于治疗便秘、减肥。

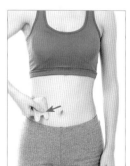

刮痧：从中间向两侧刮拭 3~5 分钟，隔天 1 次，可用于治疗痢疾、肠痈。

外陵 ST26

外，内外之外；陵，山陵。穴位局部隆起如山陵。

【主　治】胃痛、腹痛、腹胀、疝气、痛经等。

【针　刺】直刺1.0~1.5寸，局部酸胀。

【配　伍】痛经：外陵配子宫、三阴交。

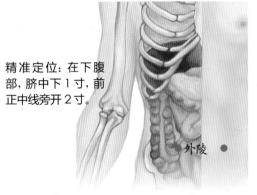

精准定位：在下腹部，脐中下1寸，前正中线旁开2寸。

快速取穴：从肚脐沿前正中线向下1横指，再水平旁开3横指处。

肚脐
外陵
3横指

大巨 ST27

大，大小之大；巨，巨大。穴在腹壁最大隆起的部位。

【主　治】便秘、腹痛、遗精、早泄、阳痿、疝气、小便不利。

【针　刺】直刺1.0~1.5寸，局部酸胀，针感向下放射。

【配　伍】小便不利：大巨配中极、次髎。

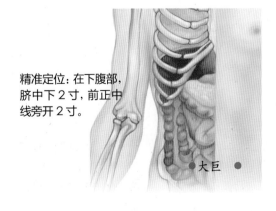

精准定位：在下腹部，脐中下2寸，前正中线旁开2寸。

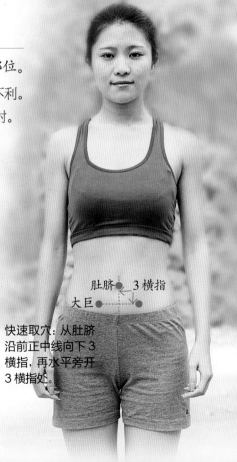

肚脐　3横指
大巨

快速取穴：从肚脐沿前正中线向下3横指，再水平旁开3横指处。

水道 ST28

水，水液；道，道路。穴位深部相当于小肠并靠近膀胱，属下焦。为水道之所出。

【主　治】便秘、腹痛、小腹胀痛、痛经、小便不利。

【针　刺】直刺 1.0~1.5 寸，局部酸胀，可向阴部放射。

【配　伍】痛经：水道配三阴交、中极。

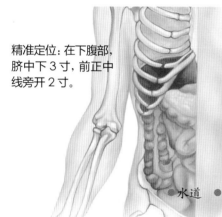

精准定位：在下腹部，脐中下 3 寸，前正中线旁开 2 寸。

水道

快速取穴：从肚脐沿前正中线向下 4 横指，再水平旁开 3 横指处。

肚脐

3 横指

水道

一穴多用

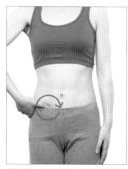

按摩：用拇指或掌根按揉水道 200 次，可用于治疗小腹痛、小便不利。

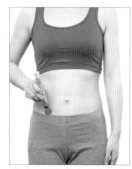

艾灸：用艾条温和灸 5~20 分钟，每天 1 次，可用于治疗小腹痛、痛经、大小便不通、不孕。

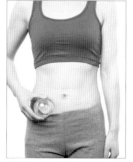

拔罐：用火罐留罐 5~10 分钟，隔天 1 次，可用于治疗大小便不利。

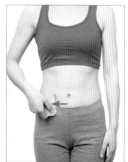

刮痧：从中间向两侧刮拭 3~5 分钟，隔天 1 次，可用于治疗小便不利、水肿。

归来 ST29

归，归回；来，到来。本穴能治宫脱、疝气等，有归复还纳之功。

【主　治】腹痛、阴睾上缩入腹、疝气、闭经、带下病。

【针　刺】直刺 0.8~1.0 寸，局部酸沉。

【配　伍】月经不调：归来配三阴交。

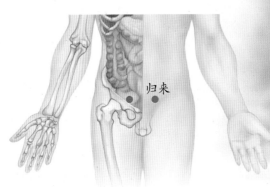

精准定位：在下腹部，脐中下 4 寸，前下中线旁开 2 寸。

快速取穴：从耻骨联合上缘沿前正中线向上 1 横指，再水平旁开 3 横指处。

3 横指

归来

1 横指　　耻骨联合上缘

一穴多用

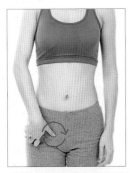

按摩：用拇指或掌根按揉归来 200 次，可用于治疗小腹痛、痛经。

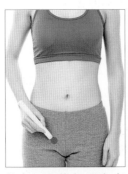

艾灸：用艾条温和灸 5~20 分钟，每天 1 次，可用于治疗小腹痛、痛经、带下增多、不孕。

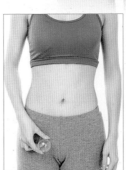

拔罐：用火罐留罐 5~10 分钟，隔天 1 次，可用于治疗小腹冷痛。

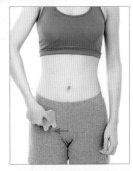

刮痧：从中间向两侧刮拭 3~5 分钟，隔天 1 次，可用于治疗痛经、带下病。

备注：艾灸、拔罐应直接操作在皮肤上，此图仅为示意。

气冲 ST30

气，指经气；冲，冲要。穴在经气流注之冲要。

【主　治】阳痿、疝气、不孕、腹痛、月经不调。

【针　刺】直刺 0.5~1.0 寸，局部肿胀。针刺不宜过深。

【配　伍】肠鸣腹痛：气冲配气海。

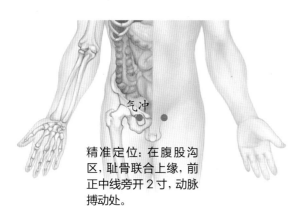

精准定位：在腹股沟区，耻骨联合上缘，前正中线旁开 2 寸，动脉搏动处。

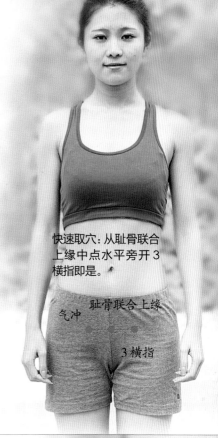

快速取穴：从耻骨联合上缘中点水平旁开 3 横指即是。

耻骨联合上缘

气冲

3 横指

髀关 ST31

髀，指股部及下肢，穴所在部位也；关，机关。穴处乃下肢运动之机关也。

【主　治】腰膝疼痛、下肢酸软麻木。

【针　刺】直刺 1.5~2.0 寸，局部酸胀，可向股外侧扩散。

【配　伍】下肢痿痹：髀关配伏兔。

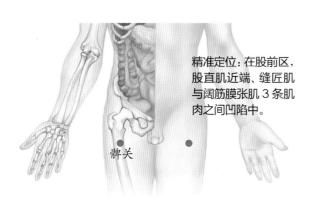

精准定位：在股前区，股直肌近端、缝匠肌与阔筋膜张肌 3 条肌肉之间凹陷中。

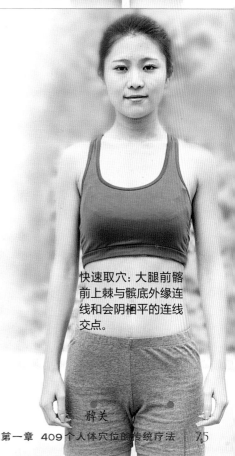

快速取穴：大腿前髂前上棘与髌底外缘连线和会阴相平的连线交点。

髀关

伏兔 ST32

伏，俯伏；兔，兽名。指穴位于股前方肌肉丰厚之处，形如兔伏，故名伏兔。

【主 治】腰膝疼痛、下肢酸软麻木。

【针 刺】直刺 1.5~2.0 寸，局部酸胀，针感可下传至膝部。

【配 伍】膝腿疼痛：伏兔配髀关、犊鼻。

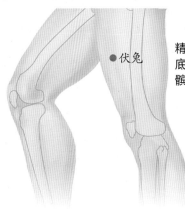

精准定位：在股前区，髌底上 6 寸，髂前上棘与髌底外侧端的连线上。

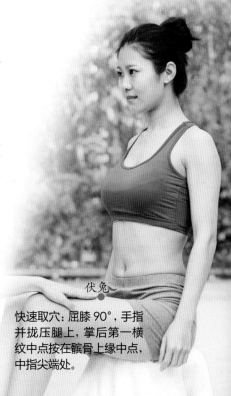

快速取穴：屈膝 90°，手指并拢压腿上，掌后第一横纹中点按在髌骨上缘中点，中指尖端处。

阴市 ST33

阴，阴阳之阴，指寒邪；市，集市，聚散之意。穴能疏散膝部寒气。

【主 治】腿膝冷痛、麻痹、下肢不遂。

【针 刺】直刺 1.0~1.5 寸，局部酸胀，针感可放射至膝关节。

【配 伍】下肢不遂：阴市配足三里。

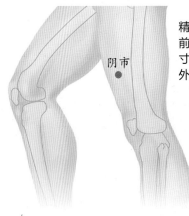

精准定位：在股前区，髌底上 3 寸，股直肌肌腱外侧缘。

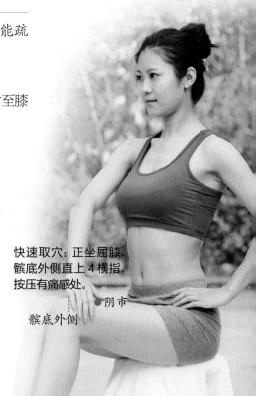

快速取穴：正坐屈膝，髌底外侧直上 4 横指，按压有痛感处。

梁丘 ST34

梁,山梁;丘,丘陵。形如山梁丘陵,穴当其处。

【主　治】胃痛、肠鸣泄泻、膝脚腰痛。

【针　刺】直刺 1.0~1.5 寸,局部酸胀,针感可放射至膝关节。

【配　伍】胃痛:梁丘配足三里、中脘。

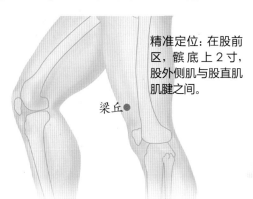

精准定位:在股前区,髌底上 2 寸,股外侧肌与股直肌肌腱之间。

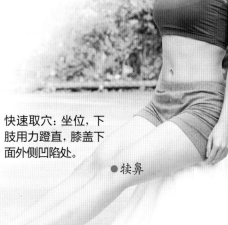

快速取穴:坐位,下肢用力蹬直,髌骨外上缘上方凹陷正中处。

梁丘●

犊鼻 ST35

犊,小牛;鼻,口鼻。膝盖形如牛鼻,穴在膝眼中,故名。

【主　治】膝部痛、腰痛、冷痹不仁。

【针　刺】向膝关节后内斜刺 1.0~1.5 寸,膝关节酸胀沉重。

【配　伍】膝痛:犊鼻配阳陵泉、足三里。

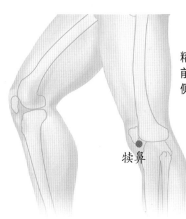

精准定位:在膝前区,髌韧带外侧凹陷中。

快速取穴:坐位,下肢用力蹬直,膝盖下面外侧凹陷处。

●犊鼻

犊鼻

足三里 ST36

足，下肢；三，数词；里，古代有以里为寸之说。穴在下肢，位于外膝眼下三寸。

【主　治】胃痛、呕吐、腹胀、肠鸣、消化不良、泄泻、便秘、痢疾、疳积、不寐、遗尿、产后腰痛、下肢不遂、高血压、头晕。

【针　刺】直刺 0.5~1.5 寸，针感向下肢放射。

【配　伍】胃痛：足三里配中脘、梁丘。

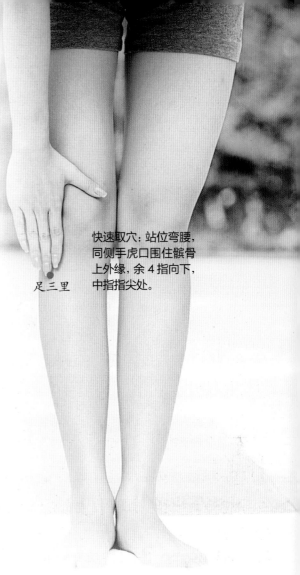

快速取穴：站位弯腰，同侧手虎口围住髌骨上外缘，余4指向下，中指指尖处。

足三里

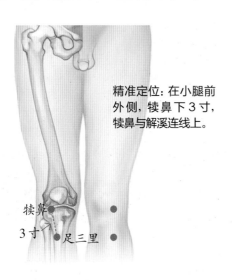

精准定位：在小腿前外侧，犊鼻下3寸，犊鼻与解溪连线上。

犊鼻

3寸　足三里

一穴多用

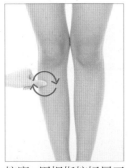

按摩：用拇指按揉足三里200次，用于日常保健，可治一切虚证。

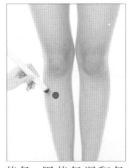

艾灸：用艾条温和灸5~20分钟，每天1次，可用于补气培元，治疗脾胃病、下肢痹痛。

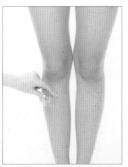

拔罐：用火罐留罐5~10分钟，隔天1次，可用于治疗腰腿酸痛、胃痛。

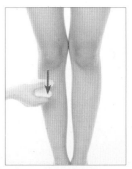

刮痧：从上向下刮拭3~5分钟，隔天1次，可用于治疗脾胃病、下肢痹痛。

上巨虚 ST37

上，上方；巨，巨大；虚，中空，胫、腓骨之间形成较大空隙，即中空。穴在此空隙上方。

【主　治】泄泻、便秘、腹胀、肠鸣、肠痛。

【针　刺】直刺 1.0~2.0 寸，局部酸胀。

【配　伍】急性肠胃炎：上巨虚配关元。

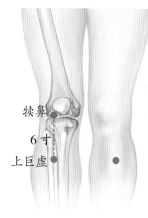

犊鼻

6寸

上巨虚

精准定位：在小腿外侧，犊鼻下6寸，犊鼻与解溪连线上。

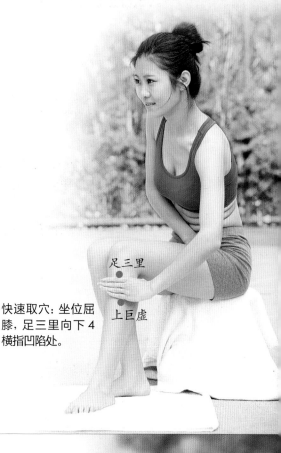

足三里

上巨虚

快速取穴：坐位屈膝，足三里向下4横指凹陷处。

条口 ST38

条，长条；口，空隙。穴在腓、胫骨之间的长条隙之中。

【主　治】肩背痛。

【针　刺】直刺 1.0~1.5 寸，深刺可透承山穴，局部酸胀沉重。

【配　伍】肩臂痛：条口配肩髃、肩髎。

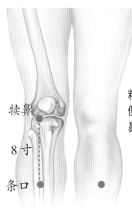

犊鼻

8寸

条口

精准定位：在小腿外侧，犊鼻下8寸，犊鼻与解溪连线上。

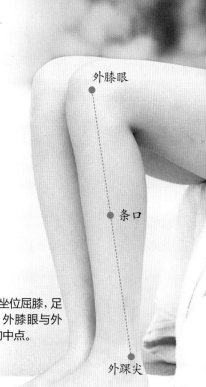

外膝眼

条口

外踝尖

快速取穴：坐位屈膝，足三里直下，外膝眼与外踝尖连线的中点。

下巨虚 ST39

下，下方；巨，巨大；虚，中空。胫、腓骨之间形成较大空隙，即中空。穴在此空隙下方。

【主 治】肠鸣、腹痛。

【针 刺】直刺 1.0~1.5 寸，局部酸胀，可向下放射至足背。

【配 伍】便秘：下巨虚配上巨虚、天枢。

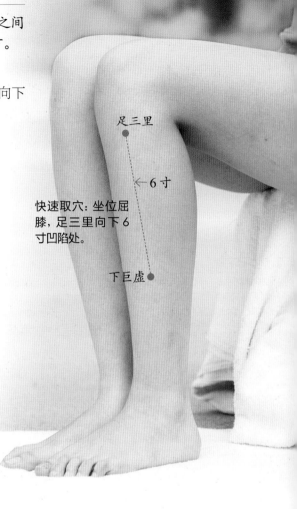

足三里

←6寸

快速取穴：坐位屈膝，足三里向下6寸凹陷处。

下巨虚

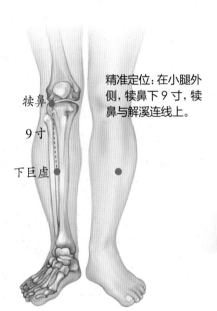

犊鼻

9寸

下巨虚

精准定位：在小腿外侧，犊鼻下9寸，犊鼻与解溪连线上。

一穴多用

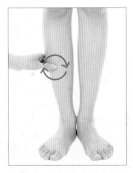

按摩：用拇指按揉下巨虚 200 次，可用于治疗小腹痛。

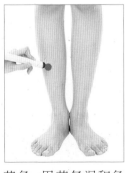

艾灸：用艾条温和灸 5~20分钟，每天1次，可用于治疗泄泻、睾丸痛。

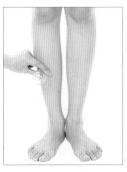

拔罐：用火罐留罐 5~10 分钟，隔天1次，可用于治疗便秘。

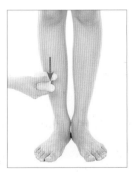

刮痧：从上向下刮拭 3~5 分钟，隔天1次，可用于治疗痢疾、乳痈、胃热。

丰隆 ST40

丰，丰满；隆，隆盛。胃经谷气隆盛，至此处丰满溢出于大络。

【主　治】痰涎、胃痛、便秘、癫狂、善笑、痫证、多寐、脏躁、梅核气、咳逆、哮喘。

【针　刺】直刺 1.0~1.5 寸，针感可沿足阳明经至足踝。

【配　伍】咳嗽痰多：丰隆配肺俞、尺泽。

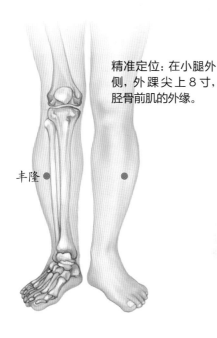

精准定位：在小腿外侧，外踝尖上 8 寸，胫骨前肌的外缘。

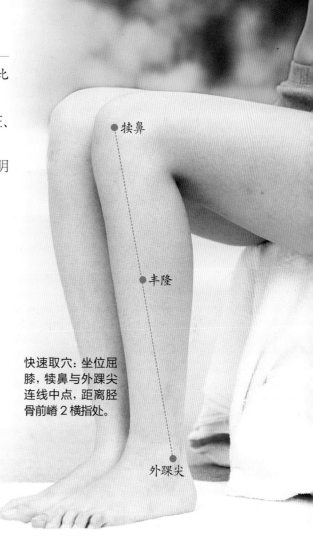

快速取穴：坐位屈膝，犊鼻与外踝尖连线中点，距离胫骨前嵴 2 横指处。

一穴多用

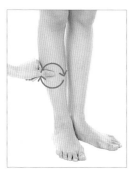

按摩：用拇指按揉丰隆200 次，可用于治疗各种痰证。

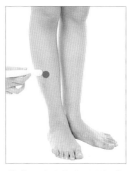

艾灸：用艾条温和灸5~20 分钟，每天 1 次，可用于治疗咳嗽、咳吐、白痰。

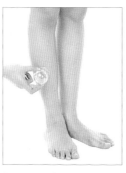

拔罐：用火罐留罐 5~10分钟，隔天 1 次，可用于治疗下肢疼痛。

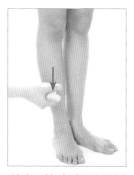

刮痧：从上向下刮拭3~5 分钟，隔天 1 次，可用于治疗癫狂、痫证。

解溪 ST41

解，分解；溪，沟溪，指体表较小凹陷。穴在踝关节前骨节分解凹陷中。

【主　治】踝关节及其周围软组织疾患。

【针　刺】直刺 0.3~0.5 寸，局部酸胀，针感可放射至整个踝关节。

【配　伍】腹胀：解溪配商丘、血海。

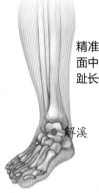

精准定位：在踝区，踝关节前面中央凹陷中，拇长伸肌腱与趾长伸肌腱之间。

快速取穴：足背与小腿交界处的横纹中央凹陷处，位于足背两条肌腱之间。

冲阳 ST42

冲，冲要；阳，阴阳之阳。穴在冲阳脉（足背动脉）所在之处。

【主　治】善惊、狂疾。

【针　刺】直刺 0.2~0.3 寸，局部有酸痛感。针刺时应避开足背动脉。

【配　伍】消化不良：冲阳配太白。

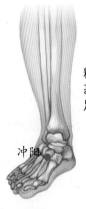

精准定位：在足背，第二跖骨基底部与中间楔状骨关节处，足背动脉搏动处。

快速取穴：足背最高处，两条肌腱之间，按之有动脉搏动感处。

陷谷 ST43

陷，凹陷；谷，山谷，指体表凹陷。
穴在第二、第三跖骨间隙凹陷中。

【主　治】足背肿痛。

【针　刺】直刺 0.2~0.3 寸。

【配　伍】肢体酸痛：陷谷配束骨。

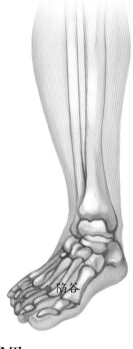

精准定位：在足背，
第二、第三跖骨间，
第二跖趾关节近端凹
陷中。

快速取穴：足背第
二、第三跖骨结合
部前方凹陷处，按
压有酸胀感处。

● 陷谷

一穴多用

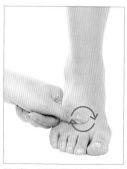

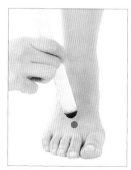

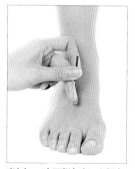

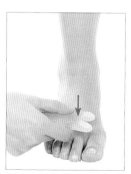

按摩：用拇指按揉陷谷 200 次，可用于治疗足背疼痛、肠鸣、腹痛。

艾灸：用艾条温和灸 5~20 分钟，每天 1 次，可用于治疗水肿、头面肿痛。

刺血：头面肿痛、目肿，可在陷谷用三棱针点刺放血 1~2 毫升。

刮痧：从踝部向足尖方向刮拭 3~5 分钟，隔天 1 次，可用于治疗热病无汗、腹胀、疟疾。

内庭 ST44

内，里边；庭，庭院。本穴在厉兑之里，犹如门内的庭院。

【主　治】腹痛、腹胀、泄泻、齿痛、头面痛、咽喉肿痛、鼻出血、心烦、失眠多梦、狂证、足背肿痛、跖趾关节痛。

【针　刺】直刺或斜刺 0.2~0.4 寸，局部酸胀。

【配　伍】牙龈肿痛：内庭配合谷。

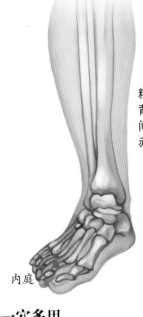

精准定位：在足背，第二、第三趾间，趾蹼缘后方赤白肉际处。

内庭

快速取穴：足背第二、第三趾之间，皮肤颜色深浅交界处。

内庭

一穴多用

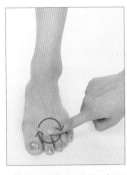

按摩：用食指按揉内庭 200 次，可用于治疗牙痛、腹痛。

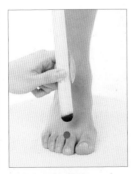

艾灸：用艾条温和灸 5~20 分钟，每天 1 次，可用于治疗鼻出血、咽喉肿痛。

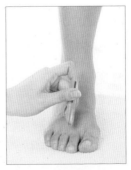

刺血：在内庭用三棱针点刺放血 1~2 毫升，可用于治疗失眠多梦、头痛等。

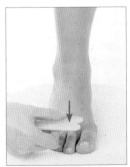

刮痧：从踝部向足尖方向刮拭 3~5 分钟，隔天 1 次，可用于治疗目赤肿痛、痢疾、失眠等疾病。

厉兑 ST45

厉，指胃；兑，代表门。本穴在趾端，犹如胃经之门户。

【主 治】多梦。

【针 刺】浅刺 0.1~0.2 寸，局部胀痛。

【配 伍】多梦：厉兑配内关、神门。

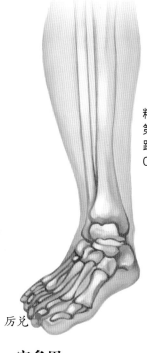

精准定位：在足趾，第二趾末节外侧，趾甲根角侧后方 0.1 寸（指寸）。

快速取穴：足背第二趾趾甲内侧缘与趾甲下缘各做一垂线交点处。

厉兑

厉兑

一穴多用

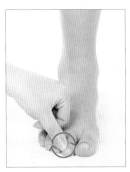

按摩：用拇指指尖用力掐揉厉兑 200 次，可用于治疗癫狂、梦魇。

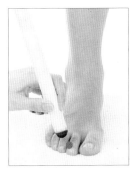

艾灸：用艾条温和灸 5~20 分钟，每天 1 次，可用于治疗牙痛、鼻出血。

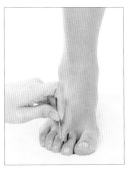

刺血：在厉兑用三棱针点刺放血 1~2 毫升，可用于治疗梦魇、失眠、疮疡。

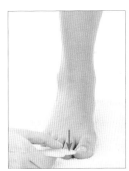

刮痧：从跖趾关节向足尖方向刮拭 3~5 分钟，隔天 1 次，可用于治疗多梦、热病无汗。

4. 足太阴脾经经穴

脾是消化、吸收、排泄的总调度，又是人体血液的统领。9：00~11：00（巳时）轮到脾经值班，此时拍打刺激脾经就是对脾最好的保养，且不要食用燥热及辛辣刺激性食物，以免伤胃败脾。脾的功能好，则消化吸收好，血液质量好，嘴唇是红润的。唇白标志血气不足，唇暗、唇紫标志寒入脾经。

经穴歌诀

二十一穴脾中州，隐白在足大趾头，
大都太白公孙盛，商丘直上三阴交，
漏谷地机阴陵泉，血海箕门冲门前，
府舍腹结大横上，腹哀食窦天溪候，
胸乡周容大包上，从足经腹向胸走。

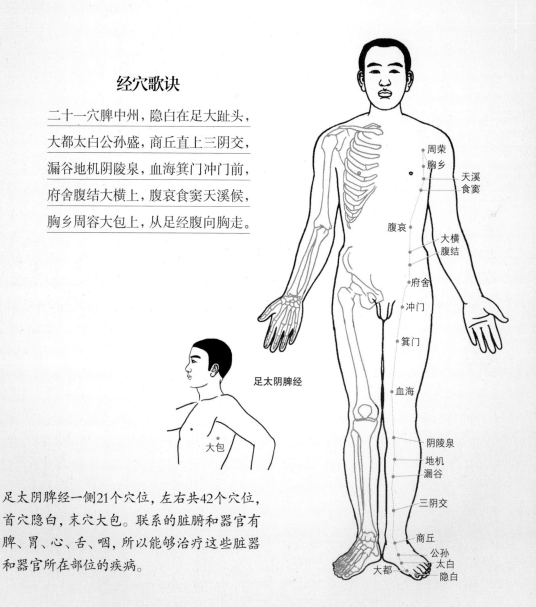

足太阴脾经

足太阴脾经一侧21个穴位，左右共42个穴位，首穴隐白，末穴大包。联系的脏腑和器官有脾、胃、心、舌、咽，所以能够治疗这些脏器和器官所在部位的疾病。

隐白 SP1

隐，隐蔽；白，白色。穴在隐蔽之处，其处色白。

【主　治】月经过多、崩漏、腹胀、暴泻、多梦。

【针　刺】浅刺 0.1~0.2 寸，局部胀痛。

【配　伍】吐血：隐白配脾俞、上脘。

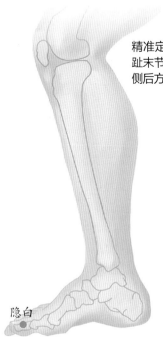

精准定位：在足趾，大趾末节内侧，趾甲根角侧后方 0.1 寸（指寸）。

快速取穴：足大趾趾甲内侧缘与下缘各做一垂线之交点处。

隐白

隐白

一穴多用

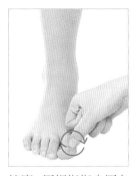

按摩：用拇指指尖用力掐揉隐白 200 次，可用于治疗癫狂、梦魇。

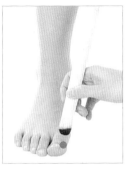

艾灸：用艾条温和灸 5~20 分钟，每天 1 次，可用于治疗昏厥、呕吐、流涎、下肢寒痹等疾病。

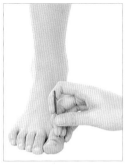

刺血：在隐白用三棱针点刺放血 1~2 毫升，可用于治疗腹胀、胸中热。

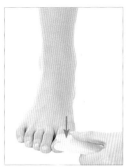

刮痧：从跖趾关节向足尖方向刮拭 3~5 分钟，隔天 1 次，可用于治疗痢疾。

大都 SP2

大，大小之大；都，都会。穴在大趾，为经气所聚散之处。

【主　治】腹胀、腹痛、胃痛。

【针　刺】直刺 0.2~0.3 寸，局部酸胀。

【配　伍】腹胀：大都配阳谷、鱼际。

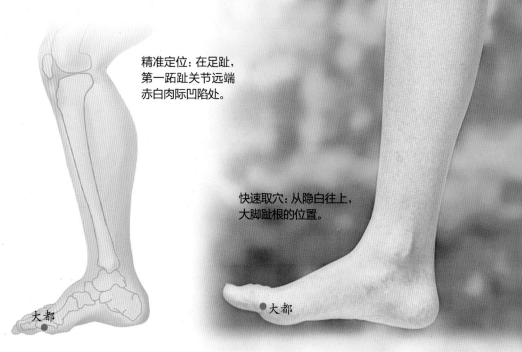

精准定位：在足趾，第一跖趾关节远端赤白肉际凹陷处。

快速取穴：从隐白往上，大脚趾根的位置。

大都

大都

一穴多用

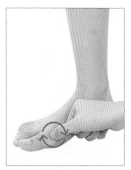

按摩：用拇指指尖用力掐揉大都 200 次，可用于治疗癫狂、梦魇。

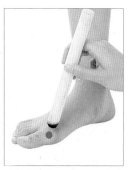

艾灸：用艾条温和灸 5~20 分钟，每天 1 次，可用于治疗胃痛、泄泻。孕产妇禁灸。

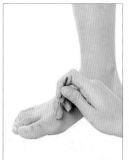

刺血：在大都用三棱针点刺放血 1~2 毫升，可用于治疗腹胀、厥心痛。

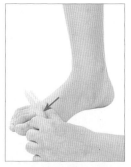

刮痧：从跖趾关节向足尖方向刮拭 3~5 分钟，隔天 1 次，可用于治疗痢疾。

太白 SP3

太，甚大；白，白色。穴在大趾白肉上，此处之白肉更为开阔。

【主　治】胃痛、腹胀、腹痛、肠鸣、呕吐、泄泻。

【针　刺】直刺 0.5~1.0 寸，局部酸胀。

【配　伍】胃痛：太白配中脘、足三里。

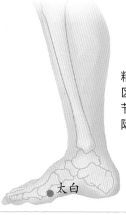

精准定位：在跖区，第一跖趾关节近端赤白肉际凹陷处。

快速取穴：大脚趾根部往脚背方向下有一块凸起的骨头，太白穴在这块骨头的后面。

公孙 SP4

公，有通的意思；孙，孙络，在此特指络脉，脾经之络脉是从此通向胃经的。

【主　治】呕吐、腹痛、胃痛、肠鸣、泄泻、痢疾。

【针　刺】直刺 0.5~1.0 寸，深刺可透涌泉，局部酸胀，针感可放射至整个足底。

【配　伍】呕吐、眩晕：公孙配膻中。

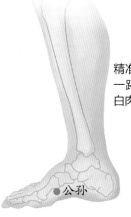

精准定位：在跖区，第一跖骨底的前下缘赤白肉际处。

快速取穴：正坐垂足，足大趾内侧后方，第一跖骨基底部的前下方。

商丘 SP5

商，五音之一，属金；丘，丘陵。此为足太阴脾经经穴，在丘陵样内踝的下方。

【主　治】两足无力、足踝痛。

【针　刺】直刺0.3~0.5寸，局部酸胀。

【配　伍】腹胀肠鸣：商丘配气海。

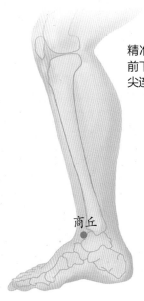

精准定位：在踝区，内踝前下方，舟骨粗隆与内踝尖连线中点凹陷中。

快速取穴：足内踝前下方凹陷处。

商丘

一穴多用

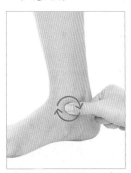

按摩：用拇指指尖用力掐揉商丘200次，可用于治疗踝部疼痛。

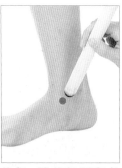

艾灸：用艾条温和灸5~20分钟，每天1次，可用于治疗肠鸣泄泻、便秘。

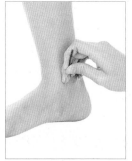

刺血：在商丘用三棱针点刺放血1~2毫升，可用于治疗黄疸、小儿惊风。

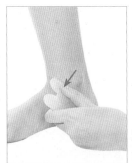

刮痧：从跖趾关节向足尖方向刮拭3~5分钟，隔天1次，可用于治疗痢疾、癫狂。

三阴交 SP6

三阴，指足之三阴经而言；交，指交会与交接。为足太阴、足少阴、足厥阴三条阴经气血物质之交会处。

【主　治】脾胃虚弱、腹胀肠鸣、腹痛、泄泻、胃痛、呕吐、呃逆、月经不调、遗尿、遗精。

【针　刺】直刺 1.0~1.5 寸，局部酸胀。孕妇禁针。

【配　伍】月经不调：三阴交配中极。

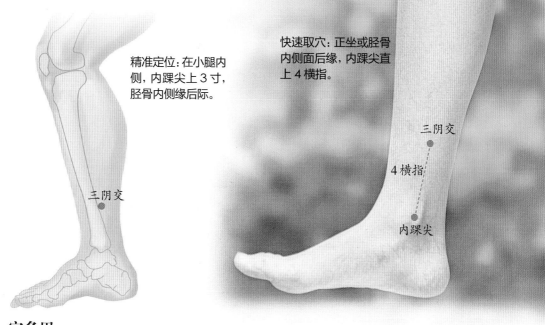

精准定位：在小腿内侧，内踝尖上3寸，胫骨内侧缘后际。

三阴交

快速取穴：正坐或胫骨内侧面后缘，内踝尖直上4横指。

三阴交

4横指

内踝尖

一穴多用

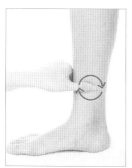

按摩：用拇指按揉三阴交200次，可用于治疗腹痛、泄泻、月经不调。

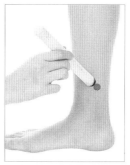

艾灸：用艾条温和灸5~20分钟，每天1次，可用于治疗痛经、疝气、水肿等。

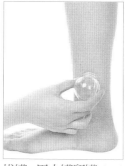

拔罐：用火罐留罐5~10分钟，隔天1次，可用于治疗下肢疼痛。

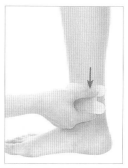

刮痧：从上向下刮拭3~5分钟，隔天1次，可用于治疗水肿、湿疹。

漏谷 SP7

漏，凹陷；谷，山谷。穴居胫骨后内侧缘山谷样凹陷中。

【主　治】腹胀肠鸣、腹痛、水肿、小便不利。

【针　刺】直刺 0.5~0.8 寸，局部酸胀，可扩散至小腿内侧。深刺时须防刺伤胫后动、静脉。

【配　伍】小便不利：漏谷配水泉、太溪。

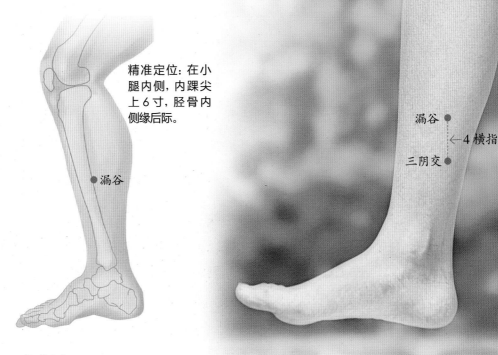

快速取穴：正坐垂足，三阴交直上 4 横指，胫骨内侧面后缘。

精准定位：在小腿内侧，内踝尖上 6 寸，胫骨内侧缘后际。

漏谷

漏谷 ←4 横指

三阴交

一穴多用

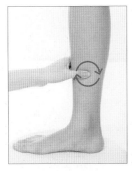

按摩：用拇指按揉漏谷200 次，可用于治疗腹痛、腹胀。

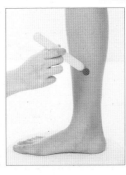

艾灸：用艾条温和灸 5~20 分钟，每天 1 次，可用于治疗水肿、小便不利。

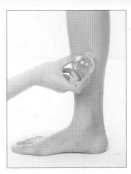

拔罐：用火罐留罐 5~10 分钟，隔天 1 次，可用于治疗下肢疼痛。

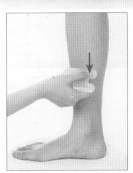

刮痧：从上向下刮拭3~5 分钟，隔天 1 次，可用于治疗小便不利。

地机 SP8

地，土地，指下肢；机，机要。穴在下肢，肌肉最为丰富，是小腿运动的机要部位。

【主　治】腹胀腹痛、月经不调。

【针　刺】直刺 0.5~0.8 寸，局部酸胀，可放射至小腿部。

【配　伍】糖尿病：地机配三阴交、公孙。

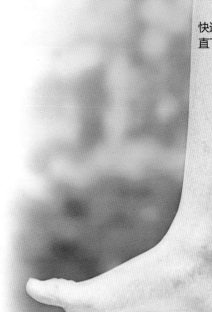

阴陵泉
←4 横指
地机

快速取穴：阴陵泉穴
直下 4 横指即是。

阴陵泉
3 寸
地机

精准定位：在小腿内侧，阴陵泉下 3 寸，胫骨内侧缘后际。

一穴多用

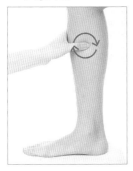

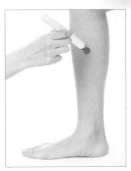

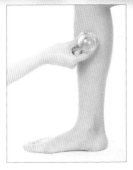

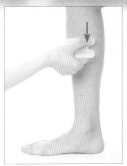

按摩：用拇指按揉地机 200 次，可用于治疗腹痛、泄泻。

艾灸：用艾条灸 5~20 分钟，每天 1 次，可用于治疗痛经、水肿、小便不利等。

拔罐：用火罐留罐 5~10 分钟，隔天 1 次，可用于治疗下肢疼痛。

刮痧：从上向下刮拭 3~5 分钟，隔天 1 次，可用于治疗腹痛、食欲不振。

阴陵泉 SP9

阴，阴阳之阴；陵，山陵；泉，泉水。内为阴，穴在胫骨内上髁下缘凹陷中，如山陵下之水泉。

【主　治】腹痛、腹胀、水肿、小便不利或失禁、遗尿。

【针　刺】直刺 0.3~0.5 寸，局部酸胀，针感可向下放射。

【配　伍】小便不利：阴陵泉配膀胱俞。

快速取穴：拇指沿小腿内侧骨内缘向上推，抵膝关节下，胫骨向内上弯曲凹陷处。

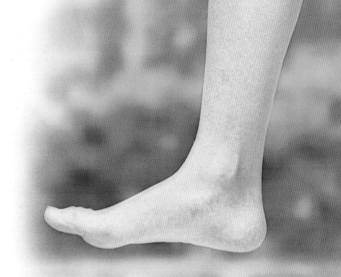

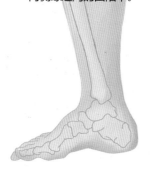

精准定位：在小腿内侧，胫骨内侧髁下缘与胫骨内侧缘之间的凹陷中。

一穴多用

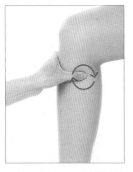

按摩：用拇指按揉阴陵泉 200 次，可用于治疗各种脾胃病。

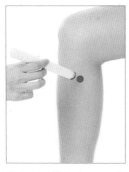

艾灸：用艾条灸 5~20 分钟，每天 1 次，可用于治疗痛经、水肿、小便不利。

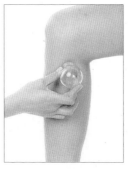

拔罐：用火罐留罐 5~10 分钟，隔天 1 次，可用于治疗下肢疼痛、膝痛。

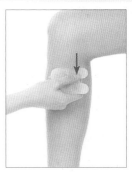

刮痧：从上向下刮拭 3~5 分钟，隔天 1 次，可用于治疗暴泄。

血海 SP10

血，气血的血；海，海洋。本穴善治各种"血"症，
犹如聚溢血重归于海。

【主　治】腹胀、月经不调、荨麻疹、皮肤瘙痒。

【针　刺】直刺 0.5~0.8 寸，局部酸胀，可向髌部
　　　　　放射。

【配　伍】荨麻疹：血海配曲池、合谷。

●血海

快速取穴：屈膝 90°，在股
前区，髌底内侧端上 2 寸
处，有一肌肉隆起即血海。

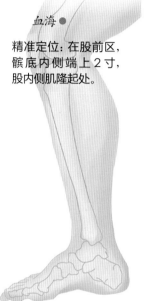

血海●

精准定位：在股前区，
髌底内侧端上 2 寸，
股内侧肌隆起处。

一穴多用

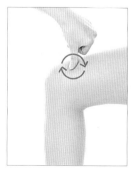

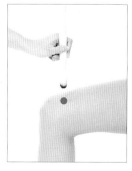

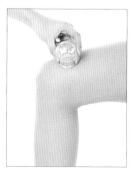

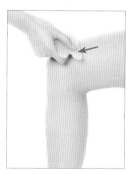

按摩：用拇指按揉血海
200 次，可用于治疗痛
经、崩漏。

艾灸：用艾条温和灸
5~20 分钟，每天 1 次，可
用于治疗膝痛、湿疹等。

拔罐：用火罐留罐 5~10
分钟，隔天 1 次，可用
于治疗湿疹。

刮痧：从上向下刮拭
3~5 分钟，隔天 1 次，
可用于治疗荨麻疹。

箕门 SP11

箕，簸箕；门，门户。两腿张开席地而坐，其形如箕。穴在大腿内侧，左右对称，恰似箕之门户。

【主　治】小便不通、遗尿。

【针　刺】直刺 0.3~1.0 寸，局部酸胀，针感向上可放射到大腿内侧，向下可到踝部。

【配　伍】小便不通：箕门配膀胱俞。

快速取穴：坐位绷腿，大腿内侧有一鱼状肌肉隆起，鱼尾凹陷处。

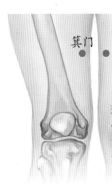

箕门

精准定位：在股前区，髌底内侧端与冲门连线的上 1/3 与下 2/3 交点，长收肌和缝匠肌交角的动脉搏动处。

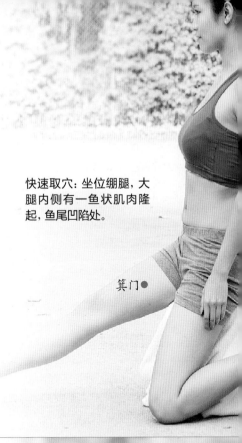

箕门●

冲门 SP12

冲，冲要；门，门户。穴在气街部，为经气通过的重要门户。

【主　治】腹痛、腹胀、小便不利。

【针　刺】直刺 0.5~1.0 寸。针刺时注意避开动脉。

【配　伍】疝气：冲门配大敦。

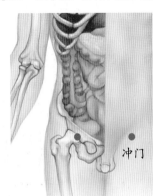

冲门

精准定位：在腹股沟区，腹股沟斜纹中，髂外动脉搏动处的外侧。

快速取穴：腹股沟外侧可摸到搏动，搏动外侧按压有酸胀感处。

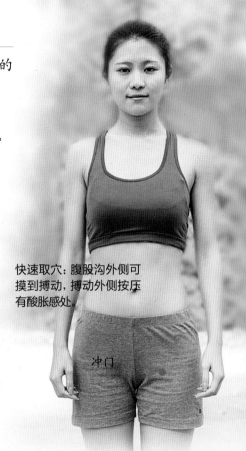

冲门

府舍 SP13

府，指脏腑；舍，宅舍。穴位深处是腹腔，为脏腑的宅舍。

【主　治】腹痛、霍乱吐泻、疝气、腹满积聚。

【针　刺】直刺 0.5~0.7 寸。

【配　伍】腹痛：府舍配气海。

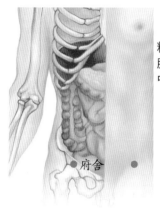

精准定位：在下腹部，脐中下 4.3 寸，前正中线旁开 4 寸。

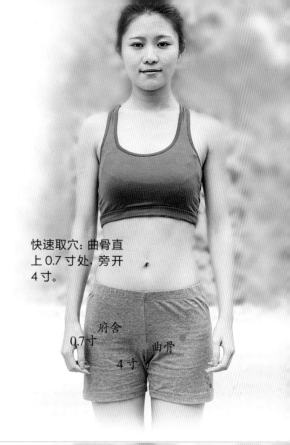

快速取穴：曲骨直上 0.7 寸处，旁开 4 寸。

0.7寸　府舍

曲骨

4寸

腹结 SP14

腹，腹部；结，结聚。本穴善治腹部结聚不通之症。

【主　治】绕脐腹痛、泄泻、疝气。

【针　刺】直刺 0.5~0.7 寸。

【配　伍】腹痛：腹结配气海、天枢。

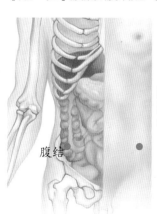

精准定位：在下腹部，脐中下 1.3 寸，前正中线旁开 4 寸。

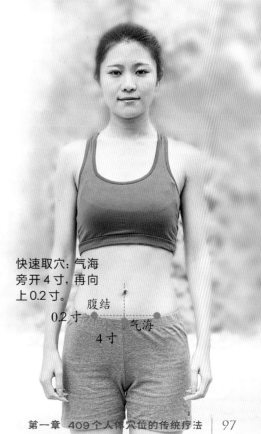

快速取穴：气海旁开 4 寸，再向上 0.2 寸。

腹结

0.2寸　气海

4寸

大横 SP15

大,大小之大;横,横竖之横。穴位在内应横行于大肠。

【主 治】腹胀、腹痛、痢疾、泄泻、便秘。

【针 刺】直刺 1.0~1.5 寸,局部酸胀。

【配 伍】腹痛:大横配天枢、足三里。

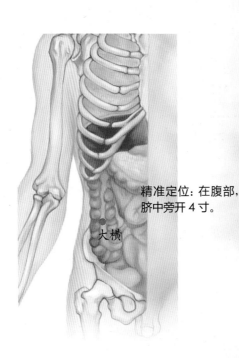

精准定位:在腹部,脐中旁开 4 寸。

大横

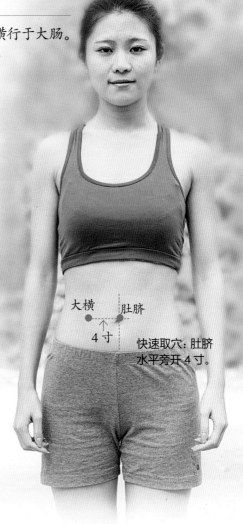

大横　肚脐

4 寸

快速取穴:肚脐水平旁开 4 寸。

一穴多用

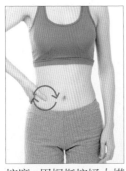

按摩:用拇指按揉大横200 次,可用于治疗绕腹痛。

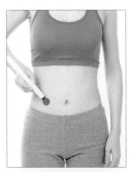

艾灸:用艾条温和灸5~20 分钟,每天 1 次,可用于治疗腹部冷痛或脾胃虚寒。

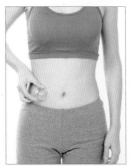

拔罐:用火罐留罐 5~10分钟,隔天 1 次,可用于治疗便秘。

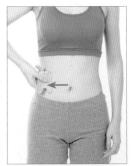

刮痧:从中间向两侧刮拭 3~5 分钟,隔天 1 次,可用于治疗多汗、善悲。

腹哀 SP16

腹，腹部；哀，伤痛。本穴善治腹部各种伤痛。

【主 治】绕脐痛、消化不良、便秘、痢疾。

【针 刺】直刺 1.0~1.5 寸，局部酸胀。

【配 伍】肠鸣：腹哀配气海。

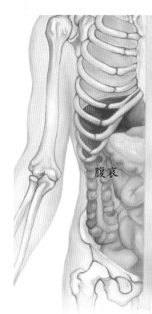

腹哀

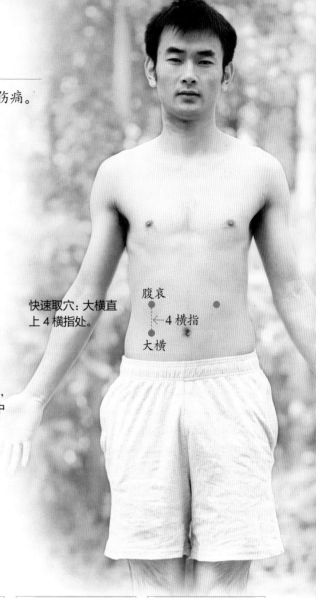

快速取穴：大横直上 4 横指处。

腹哀
←4 横指
大横

精准定位：在上腹部，脐中上 3 寸，前正中线旁开 4 寸。

一穴多用

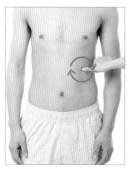

按摩：用拇指按揉腹哀 200 次，可用于治疗腹胀、消化不良。

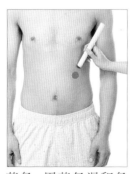

艾灸：用艾条温和灸 5~20 分钟，每天 1 次，可用于治疗绕脐痛等。

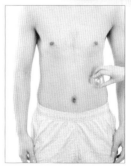

拔罐：用火罐留罐 5~10 分钟，隔天 1 次，可用于治疗腹痛、便秘。

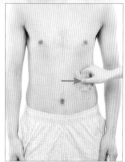

刮痧：从中间向两侧刮拭 3~5 分钟，隔天 1 次，可用于治疗痢疾。

食窦 SP17

食，食物；窦，孔窦。穴在乳头外下方，深部有储藏乳汁的孔窦。本穴能促进食物营养的吸收，为补益之孔穴。

【主　治】胸胁胀痛、胸背痛。

【针　刺】向外斜刺或平刺 0.5~0.8 寸，局部酸胀。勿深刺，以防气胸。

【配　伍】胸胁胀痛：食窦配膻中。

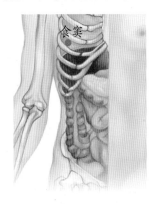

食窦

精准定位：在胸部，第五肋间隙，前正中线旁开 6 寸。

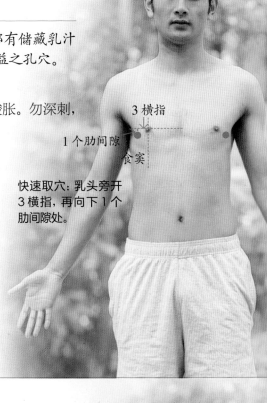

3 横指

1 个肋间隙

食窦

快速取穴：乳头旁开3 横指，再向下 1 个肋间隙处。

天溪 SP18

天，天空，指上天而言；溪，沟溪。穴当肋间如沟溪处。

【主　治】胸部疼痛、咳嗽、胸胁胀痛。

【针　刺】斜刺或平刺 0.5~0.8 寸，局部酸胀。

【配　伍】胸胁胀痛：天溪配中脘。

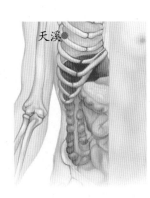

天溪

精准定位：在胸部，第四肋间隙，前正中线旁开 6 寸。

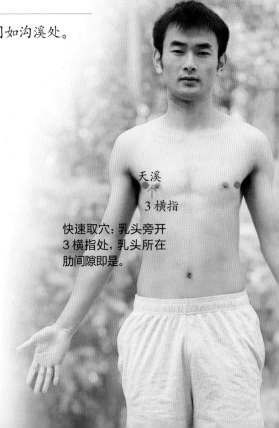

天溪

3 横指

快速取穴：乳头旁开3 横指处，乳头所在肋间隙即是。

胸乡 SP19

胸，胸部；乡，指部位。穴在胸部，能治胸部疾患。

【主 治】胸部疼痛、咳嗽、胸肋胀痛。

【针 刺】向外斜刺或向外平刺 0.5~0.8 寸，局部酸胀。不可深刺，以防气胸。

【配 伍】胸肋胀痛：胸乡配膻中。

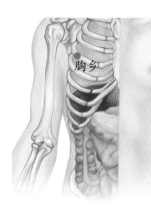

精准定位：在胸部，第三肋间隙，前正中线旁开6寸。

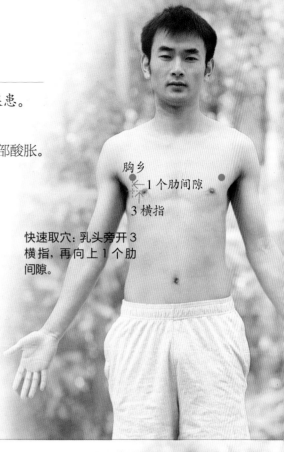

快速取穴：乳头旁开3横指，再向上1个肋间隙。

周荣 SP20

周，周身；荣，荣养。本穴可调和营气，荣养周身。

【主 治】胸肋胀满、肋肋痛、咳嗽。

【针 刺】向外斜刺或向外平刺 0.5~0.8 寸，局部酸胀。

【配 伍】胸肋胀满：周荣配膻中。

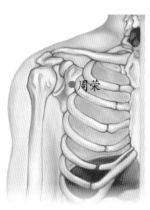

精准定位：在胸部，第二肋间隙，前正中线旁开6寸。

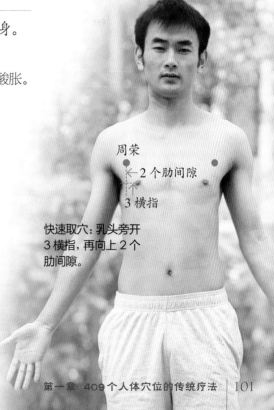

快速取穴：乳头旁开3横指，再向上2个肋间隙。

大包 SP21

大，大小之大；包，包容。穴属脾之大络。脾土居中，与各脏腑有着最广泛的联系。

【主 治】胸胁胀痛、气喘。

【针 刺】针尖斜刺或向后平刺 0.5~ 0.8 寸。

【配 伍】四肢无力：大包配足三里。

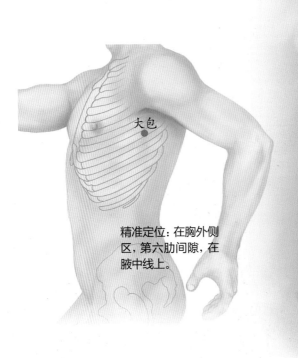

精准定位：在胸外侧区，第六肋间隙，在腋中线上。

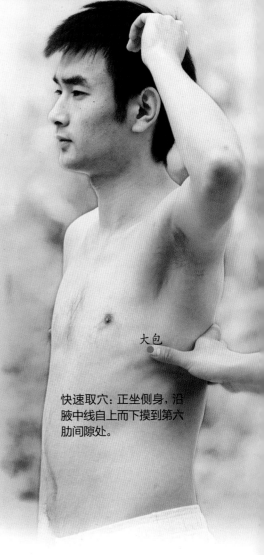

快速取穴：正坐侧身，沿腋中线自上而下摸到第六肋间隙处。

一穴多用

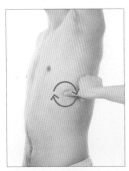

按摩：用拇指按揉大包200 次，可用于治疗胸胁胀痛。

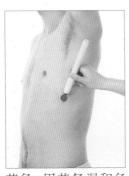

艾灸：用艾条温和灸5~20 分钟，每天 1 次，可用于全身乏力酸痛。

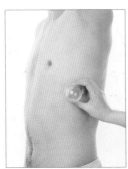

拔罐：用火罐留罐 5~10分钟，隔天 1 次，可用于治疗胸胁胀痛。

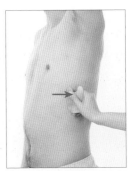

刮痧：从中间向两侧刮拭 3~5 分钟，隔天 1 次，可用于全身疼痛。

5. 手少阴心经经穴

11：00~13：00（午时）是心经当令的时间，此时不宜做剧烈运动，人在午时睡片刻，对于养心大有好处，可使下午至晚上精力充沛。可以静卧闭目养神或小睡一会儿，但午睡不宜超过1小时，否则易引起失眠。此外，午餐也不要吃得太多，凡事过犹不及。

经穴歌诀

九穴心经手少阴，极泉青灵少海深，

灵道通里阴郄邃，神门少府少冲寻。

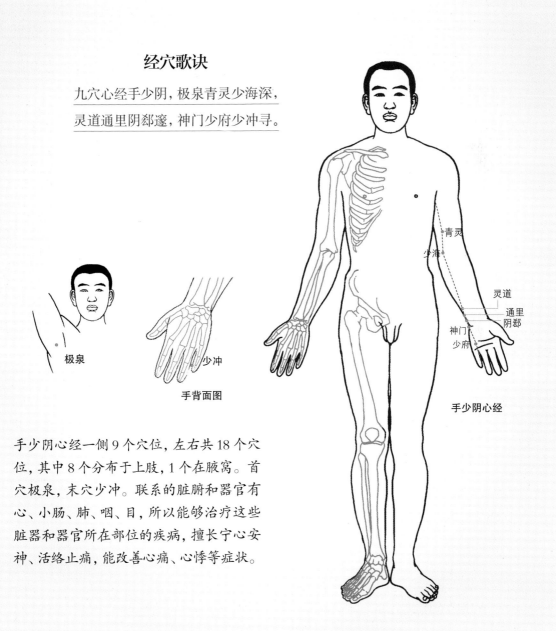

极泉

少冲

手背面图

青灵
少海
灵道
通里
阴郄
神门
少府

手少阴心经

手少阴心经一侧9个穴位，左右共18个穴位，其中8个分布于上肢，1个在腋窝。首穴极泉，末穴少冲。联系的脏腑和器官有心、小肠、肺、咽、目，所以能够治疗这些脏器和器官所在部位的疾病，擅长宁心安神、活络止痛，能改善心痛、心悸等症状。

极泉 HT1

极，高大之意；泉，水泉。穴在腋窝高处，局部凹陷如泉。

【主 治】心痛、四肢不举。

【针 刺】直刺0.5~0.8寸。针刺时注意避开腋动脉。

【配 伍】肘臂冷痛：极泉配侠白。

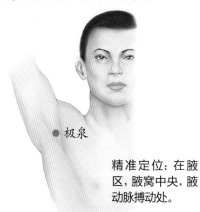

精准定位：在腋区，腋窝中央，腋动脉搏动处。

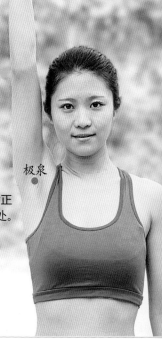

快速取穴：腋窝正中，腋动脉搏动处。

青灵 HT2

青，生发之象；灵，神灵。心为君主之官，通灵，具有脉气生发之象。

【主 治】头痛、肩臂痛。

【针 刺】直刺0.5~0.8寸，局部酸胀，针感向前臂、腋部放射。

【配 伍】肩臂痛：青灵配肩髃、曲池。

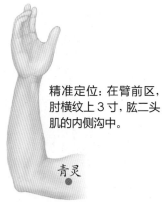

精准定位：在臂前区，肘横纹上3寸，肱二头肌的内侧沟中。

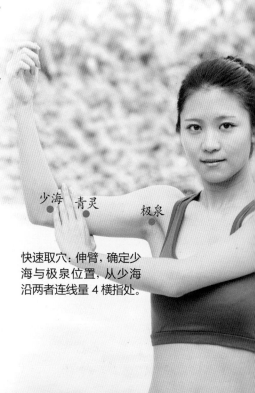

快速取穴：伸臂，确定少海与极泉位置，从少海沿两者连线量4横指处。

少海 HT3

少，幼小；海，海洋。少，指手少阴经。此为心经合穴，脉气至此，犹如水流入海。

【主　治】心痛、癫狂、善笑、痫证、肘臂挛痛、麻木。

【针　刺】直刺0.5~1.0寸，局部酸胀，有麻电感向前臂放射。

【配　伍】手颤、肘臂疼痛：少海配后溪。

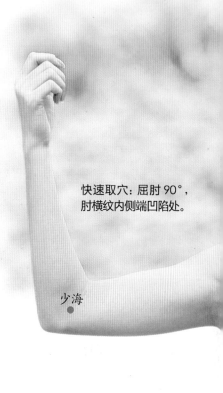

快速取穴：屈肘90°，肘横纹内侧端凹陷处。

少海

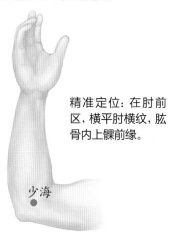

精准定位：在肘前区，横平肘横纹，肱骨内上髁前缘。

少海

灵道 HT4

灵，神灵；道，通道。心主神灵。穴在尺侧腕屈肌腱桡侧端，犹如通向神灵之道。

【主　治】心痛、手指麻木。

【针　刺】直刺0.2~0.4寸，局部酸胀，可向前臂及手指放射。

【配　伍】心痛：灵道配心俞。

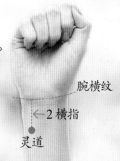

腕横纹

←2横指

灵道

快速取穴：仰掌用力握拳，沿两筋之间的凹陷，从腕横纹向上2横指处。

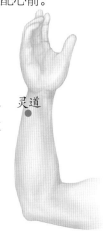

灵道

精准定位：在前臂前区，腕掌侧远端横纹上1.5寸，尺侧腕屈肌腱的桡侧缘。

通里 HT5

通，通往；里，内里。心经络脉由本穴别出，与小肠经互为表里而相通。

【主　治】心痛、头痛、头昏、盗汗。

【针　刺】直刺 0.3~0.5 寸，局部酸胀。

【配　伍】癫痫：通里配灵道、阴郄。

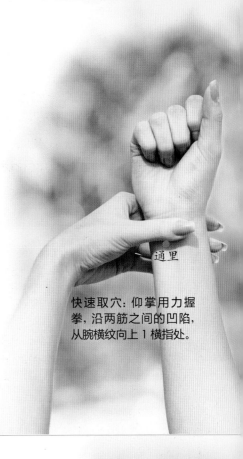

通里

快速取穴：仰掌用力握拳，沿两筋之间的凹陷，从腕横纹向上 1 横指处。

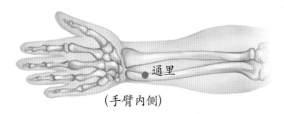

通里

（手臂内侧）

精准定位：在前臂前区，腕掌侧远端横纹上 1 寸，尺侧腕屈肌腱的桡侧缘。

阴郄 HT6

阴，阴阳之阴；郄，孔隙。此为手少阴经之郄穴。

【主　治】心痛、盗汗、失语。

【针　刺】直刺 0.3~0.5 寸，局部酸胀。

【配　伍】冠心病：阴郄配内关、心俞。

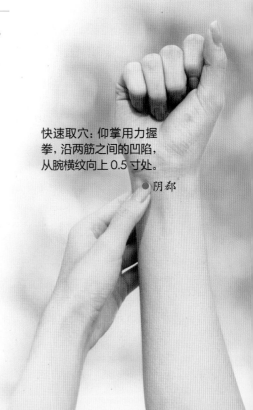

快速取穴：仰掌用力握拳，沿两筋之间的凹陷，从腕横纹向上 0.5 寸处。

阴郄

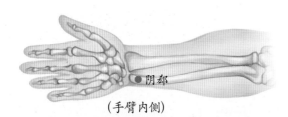

阴郄

（手臂内侧）

精准定位：在前臂前区，腕掌侧远端横纹上 0.5 寸，尺侧腕屈肌腱的桡侧缘。

神门 HT7

神，心神；门，门户。心藏神。此为心经之门户。

【主　治】心烦、失眠、头痛、头晕、心痛、心悸、目眩、手臂疼痛、麻木。

【针　刺】直刺 0.2~0.5 寸，局部胀痛。

【配　伍】健忘失眠：神门配支正。

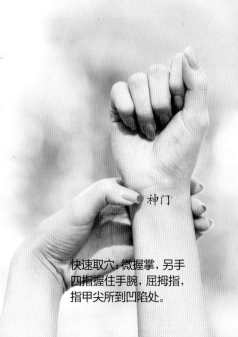

神门

快速取穴：微握掌，另手四指握住手腕，屈拇指，指甲尖所到凹陷处。

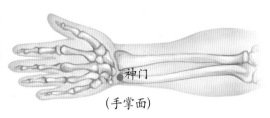

神门

（手掌面）

精准定位：在腕前区，腕掌侧远端横纹尺侧端，尺侧腕屈肌腱的桡侧凹陷处。

少府 HT8

少，幼小；府，处所。穴属手少阴经，为脉气所溜之处。

【主　治】心悸、胸痛、善笑、悲恐、善惊、掌中热、臂神经痛。

【针　刺】直刺 0.3~0.5 寸，局部胀痛。

【配　伍】心悸：少府配内关。

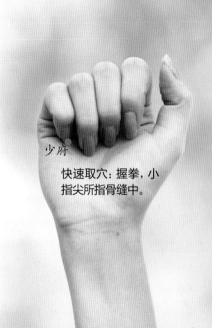

少府

快速取穴：握拳，小指尖所指骨缝中。

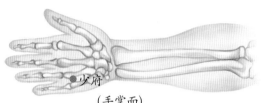

少府

（手掌面）

精准定位：在手掌，横平第五掌指关节近端，第四、第五掌骨之间。

少冲 HT9

少，幼小；冲，冲动。本穴是手少阴经井穴，脉气
由此涌出并沿经脉上行。

【主　治】癫狂、热病、中风昏迷。

【针　刺】浅刺 0.1~0.2 寸，局部胀痛，或用三棱针
　　　　　点刺出血。

【配　伍】昏迷：少冲配太冲、中冲。

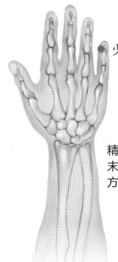

少冲

精准定位：在手指，小指
末节桡侧，指甲根角侧上
方 0.1 寸(指寸)。

(手背面)

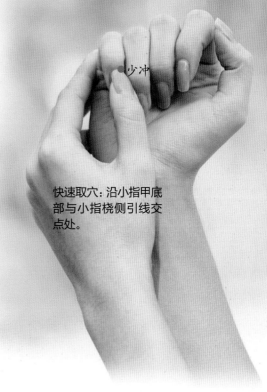

少冲

快速取穴：沿小指甲底
部与小指桡侧引线交
点处。

一穴多用

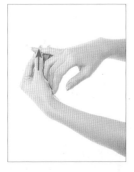

按摩：用拇指指尖掐按
少冲，能治疗热病昏厥。

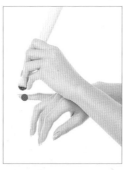

艾灸：用艾条温和灸
5~20 分钟，每天 1 次，
可用于治疗癫狂。

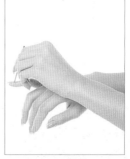

刺血：手指麻木、心痛
者，可用三棱针在少冲
点刺放血 1~2 毫升。

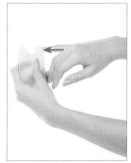

刮痧：从手指近端向远
端刮拭 3~5 分钟，每天
3~5 次，可用于治疗身
热、心痛、疟疾等疾病。

6. 手太阳小肠经经穴

13：00~15：00（未时）是小肠经当令，是保养小肠的最佳时段。此时多喝水、喝茶有利于小肠排毒降火。午餐最好在13：00之前吃完，这样才能在小肠精力最旺盛的时候把营养物质都吸收进人体。否则，就会造成浪费。午饭一定要吃好，饮食的营养价值要高、要精、要丰富。

经穴歌诀

手太阳经小肠穴，少泽先行小指末，
前谷后溪腕骨间，阳谷须同养老列，
支正小海上肩贞，臑俞天宗秉风合，
曲垣肩外复肩中，天窗循次上天容，
此经穴数一十九，还有颧髎入听宫。

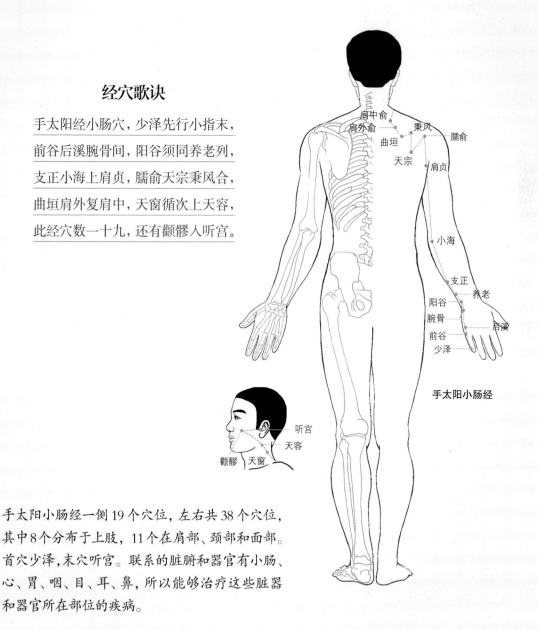

手太阳小肠经

手太阳小肠经一侧19个穴位，左右共38个穴位，其中8个分布于上肢，11个在肩部、颈部和面部。首穴少泽，末穴听宫。联系的脏腑和器官有小肠、心、胃、咽、目、耳、鼻，所以能够治疗这些脏器和器官所在部位的疾病。

少泽 SI1

少，幼小；泽，沼泽。穴在小指上，脉气初生之处，如始于小泽。

【主 治】中风昏迷、目生翳膜、产后缺乳。

【针 刺】浅刺 0.1~0.2 寸，局部胀痛，或用三棱针点刺出血。

【配 伍】热病、昏迷、休克：少泽配水沟。

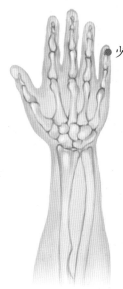

精准定位：在手指，小指末节尺侧，距指甲根角侧上方 0.1 寸（指寸）。

（手背面）

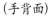

快速取穴：伸小指，沿指甲底部与指尺侧引线交点处。

一穴多用

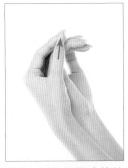

按摩：用拇指指尖掐按少泽，能治疗热病，中风昏迷。

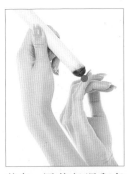

艾灸：用艾条温和灸 5~20 分钟，每天 1 次，可用于治疗心痛。

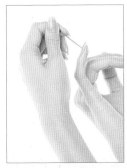

刺血：用三棱针在少泽点刺放血 1~2 毫升，可治疗乳痈、产后缺乳。

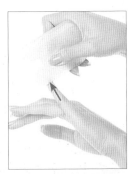

刮痧：从手指近端向远端刮拭 3~5 分钟，每天 3~5 次，可用于治疗心痛、咽喉肿痛等疾病。

前谷 SI2

前，前后之前；谷，山谷。第五掌指关节前凹陷如谷，穴在其处。

【主　治】头项急痛、颈项不得回顾、臂痛不得举。

【针　刺】直刺 0.2~0.3 寸，局部胀痛。

【配　伍】耳鸣：前谷配耳门、翳风。

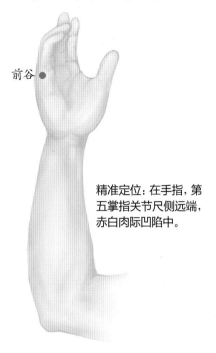

前谷

精准定位：在手指，第五掌指关节尺侧远端，赤白肉际凹陷中。

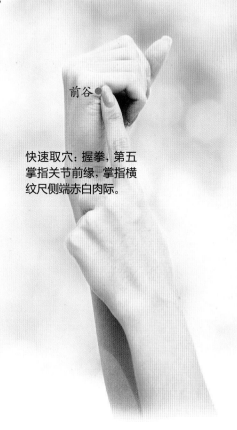

前谷

快速取穴：握拳，第五掌指关节前缘，掌指横纹尺侧端赤白肉际。

一穴多用

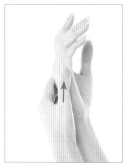

按摩：用拇指指尖掐按前谷，能治疗热病、癫狂。

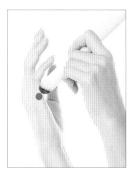

艾灸：用艾条温和灸5~20 分钟，每天 1 次，可用于治疗鼻塞、颈项强痛。

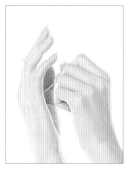

刺血：用三棱针在前谷点刺放血 1~2 毫升，可治疗产后缺乳、咽喉肿痛。

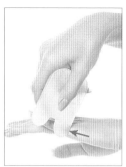

刮痧：从手指近端向远端刮拭 3~5 分钟，每天3~5 次，可用于治疗颈项强痛、耳鸣、热病无汗等疾病。

后溪 SI3

后，前后之后；溪，山洼流水之沟。第五掌指关节后凹陷如沟。指穴位于第五掌骨之后方。

【主　治】头项急痛、颈项不得回顾、颈肩部疼痛、疟疾、黄疸。

【针　刺】直刺 0.5~1.0 寸，局部酸胀或向整个手掌部放射。

【配　伍】颈项强直、落枕：后溪配天柱。

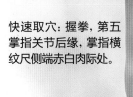

快速取穴：握拳，第五掌指关节后缘，掌指横纹尺侧端赤白肉际处。

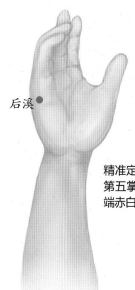

后溪

精准定位：在手内侧，第五掌指关节尺侧近端赤白肉际凹陷中。

一穴多用

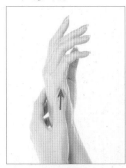

按摩：用拇指指尖掐按后溪，能治疗落枕。

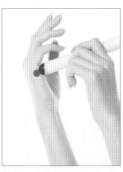

艾灸：用艾条温和灸 5~20 分钟，每天 1 次，可用于治疗鼻塞、颈项强痛。

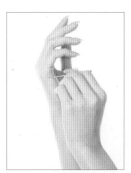

刺血：用三棱针在后溪点刺放血 1~2 毫升，可治疗癫狂、黄疸。

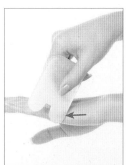

刮痧：从手指近端向远端刮拭 3~5 分钟，每天 3~5 次，可用于治疗颈项强痛、耳鸣、疟疾等疾病。

腕骨 SI4

腕，腕部；骨，骨头。穴在腕部骨间。

【主　治】黄疸、糖尿病。

【针　刺】直刺 0.3~0.5 寸，局部酸胀，针感可扩
　　　　　散至手掌部。

【配　伍】脑中风后遗症：腕骨配合谷。

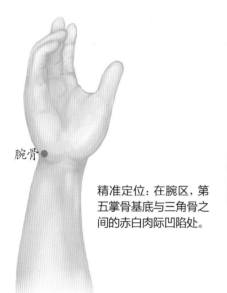

腕骨

精准定位：在腕区，第
五掌骨基底与三角骨之
间的赤白肉际凹陷处。

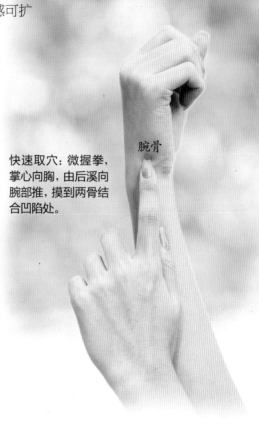

快速取穴：微握拳，
掌心向胸，由后溪向
腕部推，摸到两骨结
合凹陷处。

腕骨

一穴多用

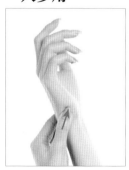

按摩：用拇指指尖掐按
腕骨，能治疗手腕痛。

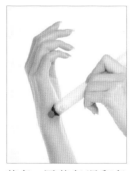

艾灸：用艾条温和灸
5~20 分钟，每天 1 次，
可用于治疗颈项强痛。

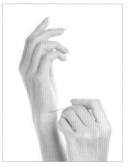

刺血：用三棱针在腕骨
点刺放血 1~2 毫升，可
治疗黄疸。

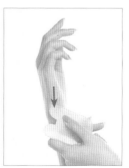

刮痧：从上向下刮拭
3~5 分钟，每天 3~5 次，
可用于治疗颈项强痛、
惊风、目翳等疾病。

阳谷 SI5

阳，阴阳之阳；谷，山谷。外为阳。腕外骨隙形
如山谷，穴当其处。

【主　治】头痛，臂、腕外侧痛。

【针　刺】直刺 0.3~0.5 寸，局部酸胀，可放射至整
　　　　　个腕关节。

【配　伍】腕关节痛：阳谷配阳溪、阳池。

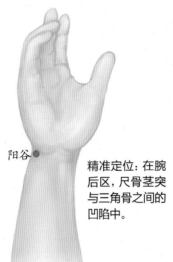

精准定位：在腕
后区，尺骨茎突
与三角骨之间的
凹陷中。

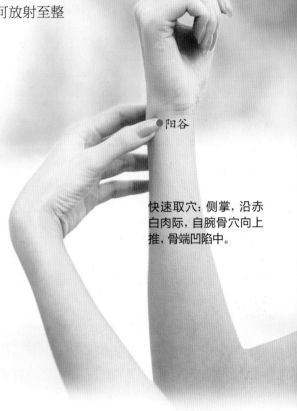

快速取穴：侧掌，沿赤
白肉际，自腕骨穴向上
推，骨端凹陷中。

一穴多用

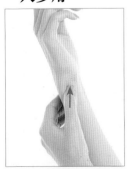

按摩：用拇指指尖掐按
阳谷，能治疗手腕痛。

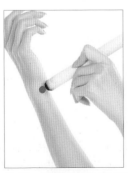

艾灸：用艾条温和灸
5~20 分钟，每天 1 次，
可用于治疗牙痛、肩痛。

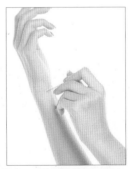

刺血：用三棱针在阳谷
点刺放血 1~2 毫升，可
治疗癫狂。

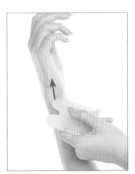

刮痧：从上向下刮拭
3~5 分钟，每天 3~5 次，
可用于治疗疖疮、热病
无汗等疾病。

养老 SI6

养，赡养；老，老人。本穴善治目花、耳聋、腰酸和肩痛等老年人常见病症。

【主　治】目视不明、急性腰痛。

【针　刺】向上斜刺 0.3~0.5 寸，手腕酸麻，针感可向肩部放射。

【配　伍】目视不明：养老配太冲。

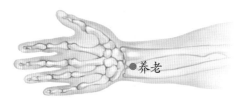

（手臂外侧）　精准定位：在前臂后区，腕背横纹上 1 寸，尺骨头桡侧凹陷中。

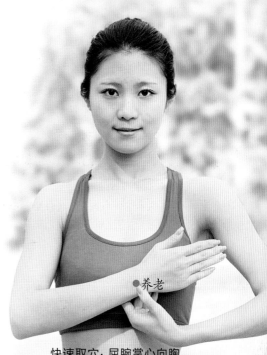

快速取穴：屈腕掌心向胸，沿小指侧隆起高骨往桡侧推，触及一骨缝处。

支正 SI7

支，支别；正，正经。小肠之络脉由此别离正经，走向心经。

【主　治】腰背酸痛、四肢无力。

【针　刺】直刺或斜刺 0.5~1.0 寸，局部肿胀，针感可向下放射至手指。

【配　伍】面颊黄褐斑：支正配血海。

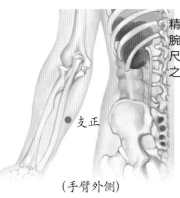

精准定位：在前臂后区，腕背侧远端横纹上 5 寸，尺骨尺侧与尺侧腕屈肌之间。

（手臂外侧）

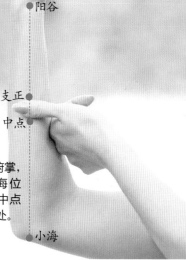

快速取穴：屈肘俯掌，确定阳谷与小海位置，取两者连线中点阳谷方向 1 横指处。

小海 SI8

小，微小，指小肠经；海，海洋。此穴为小肠经合穴，气血至此犹如水流入海。

【主　治】癫狂、痫证。

【针　刺】直刺 0.2~0.3 寸，局部酸胀，可有触电感向前臂及手部尺侧放射。

【配　伍】肘臂疼痛：小海配手三里。

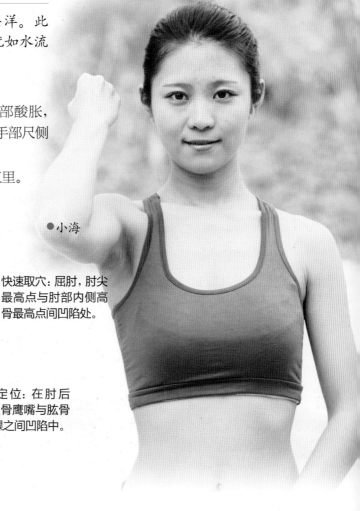

●小海

快速取穴：屈肘，肘尖最高点与肘部内侧高骨最高点间凹陷处。

小海

精准定位：在肘后区，尺骨鹰嘴与肱骨内上髁之间凹陷中。

一穴多用

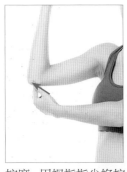

按摩：用拇指指尖掐按小海 200 次，每天坚持，能治疗前臂疼痛、麻木。

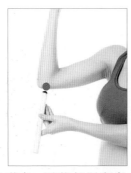

艾灸：用艾条温和灸 5~20 分钟，每天 1 次，可用于治疗疥疮、颊肿、高尔夫球肘等疾病。

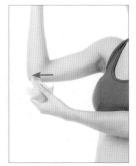

刮痧：从上向下刮拭 3~5 分钟，隔天 1 次，可用于治疗癫狂、耳鸣、耳聋。

肩贞 SI9

肩，肩部，指穴所在之部位；贞，第一。此为
小肠经入肩的第一穴。

【主　治】肩胛痛、手臂麻痛。

【针　刺】直刺 1.0~1.5 寸，肩部及肩胛部酸胀，
　　　　　有时可有麻电感向肩及指端传导。

【配　伍】肩周炎：肩贞配肩髃、肩髎。

精准定位：在肩胛区，
肩关节后下方，腋后纹
头直上 1 寸。

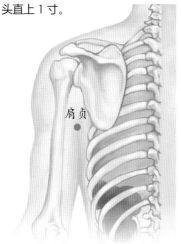

快速取穴：正坐垂
臂，从腋后纹头向
上 1 横指处。

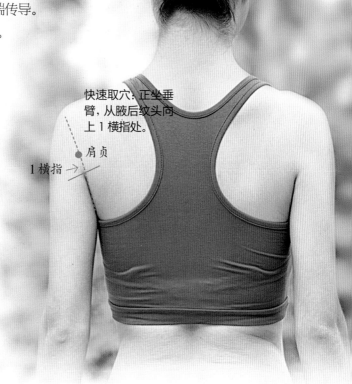

1 横指→　肩贞

一穴多用

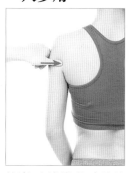

按摩：用拇指指尖掐按
肩贞 200 次，每天坚持，
能治疗肩周炎。

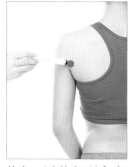

艾灸：用艾条温和灸
5~20 分钟，每天 1 次，
可用于治疗肩周炎、瘰
疬等疾病。

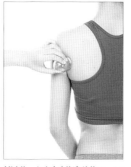

拔罐：用火罐留罐 5~10
分钟，隔天 1 次，可用
于治疗肩周炎、颈项痛。

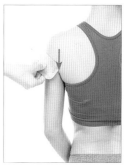

刮痧：从上向下刮拭
3~5 分钟，隔天 1 次，
可用于治疗热病、耳鸣
耳聋。

臑俞 SI10

臑，上臂肌肉隆起处；俞，穴。穴在臑部，为经气输注之处。

【主　治】肩臂酸痛无力、肩肿、颈项瘰疬。

【针　刺】直刺 0.5~1.0 寸。

【配　伍】乳痈：臑俞配肩井。

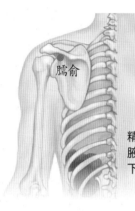

精准定位：在肩胛区，腋后纹头直上，肩胛冈下缘凹陷中。

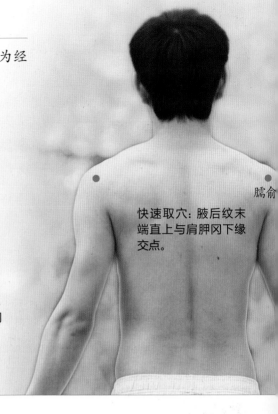

快速取穴：腋后纹末端直上与肩胛冈下缘交点。

臑俞

天宗 SI11

天，天空，指上部；宗，指"本"，含中心之意。意为穴在肩胛冈中点下窝正中。

【主　治】肩胛痛、乳痈。

【针　刺】直刺 0.5~1.0 寸，局部酸胀，针感可穿过肩胛放射至手指。

【配　伍】肩胛疼痛：天宗配秉风。

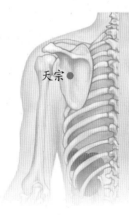

精准定位：在肩胛区，肩胛冈下缘与肩胛骨下角之间的上 1/3 折点处。

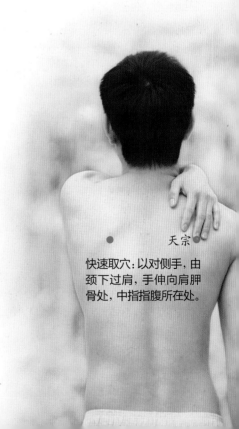

快速取穴：以对侧手，由颈下过肩，手伸向肩胛骨处，中指指腹所在处。

天宗

秉风 SI12

秉，承受；风，风邪。穴在易受风邪之处。

【主 治】肩胛疼痛不举。

【针 刺】直刺 0.3~0.5 寸，局部酸胀。

【配 伍】上肢不遂：秉风配天宗。

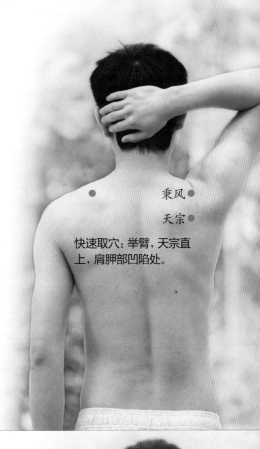

快速取穴：举臂，天宗直上，肩胛部凹陷处。

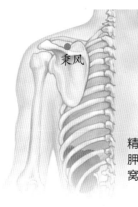

精准定位：在肩胛区，肩胛冈上窝中点。

曲垣 SI13

曲，弯曲；垣，矮墙。肩胛冈弯曲如墙，穴当其处。

【主 治】肩胛拘挛疼痛、肩胛疼痛不举、上肢酸麻、咳嗽。

【针 刺】直刺 0.3~0.5 寸。

【配 伍】肩背疼痛：曲垣配天宗。

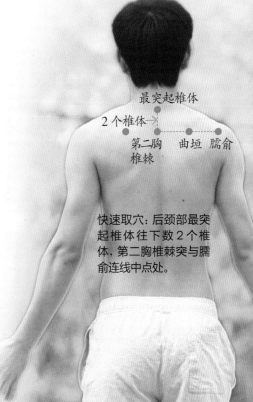

快速取穴：后颈部最突起椎体往下数 2 个椎体，第二胸椎棘突与臑俞连线中点处。

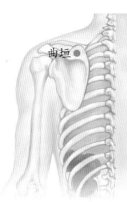

精准定位：在肩胛区，肩胛冈内侧端上缘凹陷中。

肩外俞 SI14

肩，肩部；外，外侧；俞，穴。穴在肩部，约当肩胛骨内侧缘之稍外方。

【主　治】肩背酸痛、颈项僵硬、上肢冷痛。

【针　刺】向外斜刺0.3~0.5寸，局部酸胀。

【配　伍】肩背疼痛：肩外俞配大椎。

精准定位：在脊柱区，第一胸椎棘突下，后正中线旁开3寸。

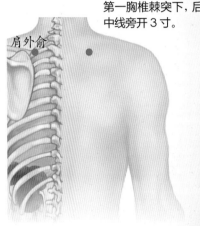

肩外俞

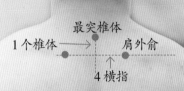

最突椎体
1个椎体 → 肩外俞
4横指

快速取穴：后颈部最突起椎体往下数1个椎体处，旁开4横指处。

一穴多用

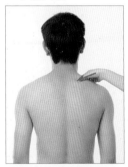

按摩：用拇指按揉肩外俞200次，每天坚持，能治疗颈项强痛。

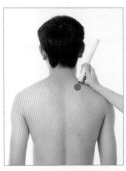

艾灸：用艾条温和灸5~20分钟，每天1次，可用于治疗前臂冷痛。

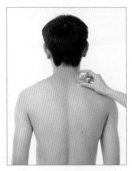

拔罐：用火罐留罐5~10分钟，或上下连续走罐5分钟，隔天1次，可用于治疗颈项强痛。

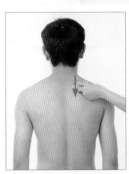

刮痧：从上向下刮拭3~5分钟，隔天1次，可用于治疗颈痛。

肩中俞 SI15

肩，肩部；中，中间；俞，穴。穴在肩部，约当肩胛骨内侧缘之里。

【主 治】咳嗽、肩背酸痛、颈项僵硬。

【针 刺】斜刺0.3~0.5寸，局部酸胀。

【配 伍】肩背疼痛：肩中俞配肩外俞。

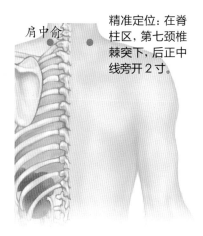

肩中俞

精准定位：在脊柱区，第七颈椎棘突下，后正中线旁开2寸。

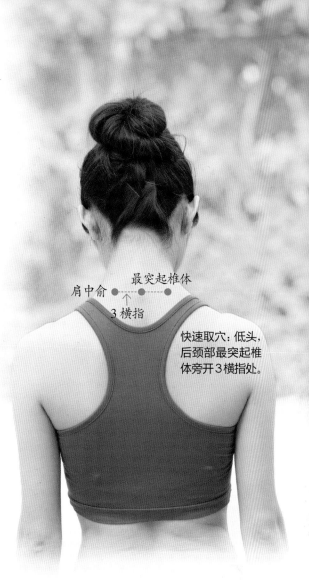

肩中俞 最突起椎体

3横指

快速取穴：低头，后颈部最突起椎体旁开3横指处。

一穴多用

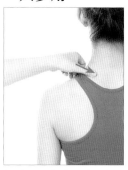

按摩：用拇指按揉肩中俞200次，每天坚持，能治疗颈项强痛。

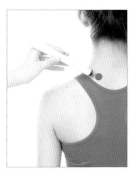

艾灸：用艾条温和灸5~20分钟，每天1次，可用于治疗咳嗽、气喘。

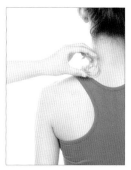

拔罐：用火罐留罐5~10分钟，或上下走罐5分钟，隔天1次，可用于治疗颈项强痛、吐血。

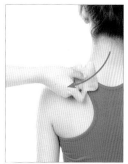

刮痧：从内侧向外侧刮拭3~5分钟，隔天1次，可用于治疗吐血、视物不明。

天窗 SI16

天，天空，指上部；窗，窗户。穴在头部，位于上，主治耳病，可通耳窍，如开天窗。

【主　治】咽喉肿痛、暴喑不能言。

【针　刺】直刺 0.3~0.5 寸。

【配　伍】颈项强痛：天窗配列缺。

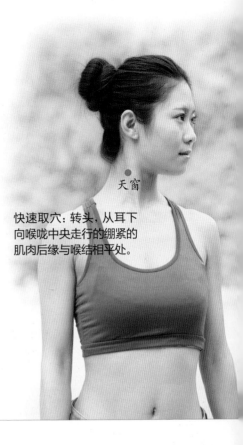

快速取穴：转头，从耳下向喉咙中央走行的绷紧的肌肉后缘与喉结相平处。

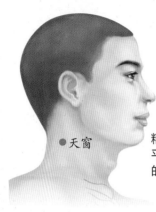

精准定位：在颈部，横平喉结，胸锁乳突肌的后缘。

天容 SI17

天，天空，指上部；容，隆盛。穴在头部，位于上方，为经气隆盛之处。

【主　治】咽喉肿痛、头项痈肿。

【针　刺】直刺 0.5~0.8 寸。

【配　伍】咽喉肿痛：天容配少商。

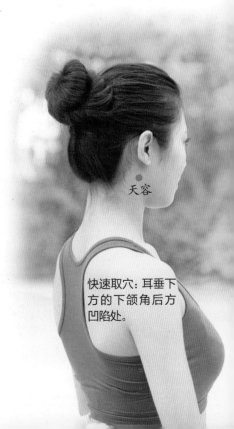

快速取穴：耳垂下方的下颌角后方凹陷处。

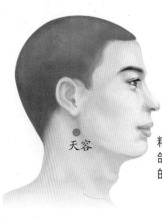

精准定位：在颈部，下颌角后方，胸锁乳突肌的前缘凹陷中。

颧髎 SI18

颧，颧部；髎，骨隙。穴在颧部骨隙中。

【主　治】面痛、眼睑动、口歪、牙龈肿痛。

【针　刺】直刺 0.2~0.3 寸，局部酸胀，可放射至半侧颜面部。

【配　伍】口歪：颧髎配地仓、颊车。

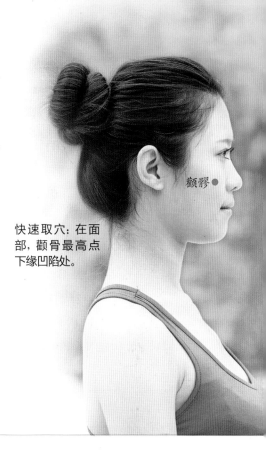

快速取穴：在面部，颧骨最高点下缘凹陷处。

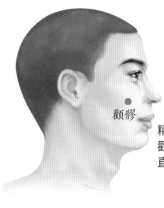

精准定位：在面部，颧骨下缘，目外眦直下凹陷中。

听宫 SI19

听，听闻；宫，宫里。听宫，指耳窍。穴在耳部，可治耳病，有通耳窍之功。

【主　治】耳鸣、耳聋、中耳炎。

【针　刺】张口直刺 0.5~1.0 寸，局部酸胀，针感可放射至耳部及半个面部。

【配　伍】耳鸣、耳聋：听宫配翳风、中渚。

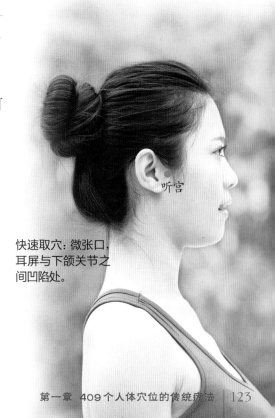

快速取穴：微张口，耳屏与下颌关节之间凹陷处。

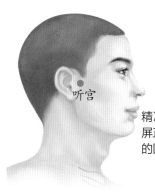

精准定位：在面部，耳屏正中与下颌髁突之间的凹陷中。

7. 足太阳膀胱经经穴

15：00~17：00（申时）是膀胱经当令，膀胱负责贮藏水液和津液，水液排出体外，津液循环在体内，此时宜饮水。一定不要憋小便，否则会发生"尿潴留"。申时体温较高，阴虚的人最为突出。此时适当活动有助于体内津液循环，喝滋阴泻火的茶水对阴虚的人最有效。

经穴歌诀

六十七穴足太阳，睛明目内红肉藏，

攒竹眉冲与曲差，五处一五上承光，

通天络却下玉枕，天柱发际大筋上，

大杼风门肺厥阴，心俞督俞膈俞当，

肝胆脾胃具挨次，三焦肾俞海大肠，

关元小肠到膀胱，中膂白环寸半量，

上次中下四髎穴，一空一空骶孔藏，

会阳尾骨外边取，附分脊背第二行，

魄户膏肓神堂寓，譩譆膈关魂门详，

阳纲意舍胃仓随，肓门志室至胞肓，

二十一椎秩边是，承扶臀股纹中央，

殷门浮郄委阳至，委中合阳承筋量，

承山飞扬跗阳继，昆仑仆参申脉堂，

金门京骨束骨跟，通谷至阴小趾旁。

足太阳膀胱经一侧 67 个穴位，左右共 134 个穴位，其中 49 个分布于头面部、颈部和腰背部，18 个在下肢和足部。首穴睛明，末穴至阴。联系的器官有肾、膀胱、目、耳、脑，所以能够治疗这些器官及其所在部位的疾病。

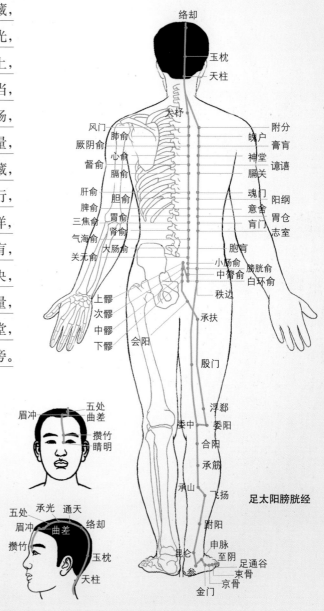

足太阳膀胱经

睛明 BL1

睛，眼睛；明，明亮。穴在眼区，有明目之功。

【主　治】目赤肿痛、迎风流泪、内眦痒痛、白内障、目视不明、近视、夜盲、色盲、急性腰扭伤、坐骨神经痛。

【针　刺】嘱患者闭目，医生用左手轻推眼球向外侧固定，右手持针缓慢刺入，紧靠眼眶直刺 0.1~0.2 寸。

【配　伍】目视不明：睛明配光明。

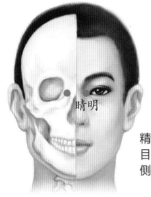

精准定位：在面部，目内眦内上方眶内侧壁凹陷中。

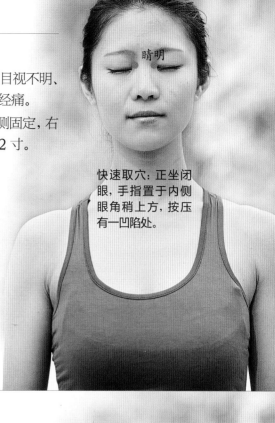

快速取穴：正坐闭眼，手指置于内侧眼角稍上方，按压有一凹陷处。

攒竹 BL2

攒，簇聚；竹，竹子。穴在眉头，眉毛丛生，犹如竹子簇聚。

【主　治】头痛、眉棱骨痛、口眼歪斜、目赤肿痛、迎风流泪、近视、目视不明、腰背肌扭伤、膈肌痉挛。

【针　刺】直刺 0.1~0.3 寸，或向鱼腰平刺 0.5~0.8 寸。

【配　伍】呃逆：攒竹配内关。

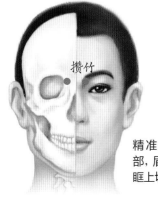

精准定位：在面部，眉头凹陷中，眶上切迹处。

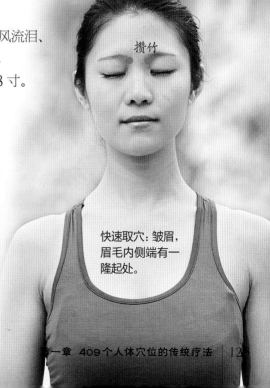

快速取穴：皱眉，眉毛内侧端有一隆起处。

眉冲 BL3

眉，眉毛；冲，直上。穴在前发际，眉毛的直上方。

【主 治】眩晕、头痛、鼻塞、目视不明。

【针 刺】平刺0.3~0.5寸，局部酸痛。

【配 伍】头痛：眉冲配太阳。

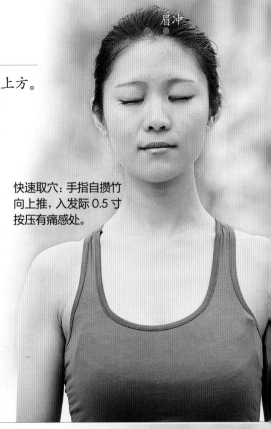

快速取穴：手指自攒竹向上推，入发际0.5寸按压有痛感处。

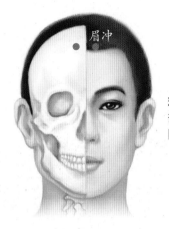

精准定位：在头部，攒竹直上入发际0.5寸。

曲差 BL4

曲，弯曲；差，不齐。本脉自眉冲曲而向外，至本穴又曲而向后，表面参差不齐。

【主 治】头痛、鼻塞、鼻出血。

【针 刺】平刺0.3~0.5寸，局部酸痛。

【配 伍】头痛、鼻塞：曲差配合谷。

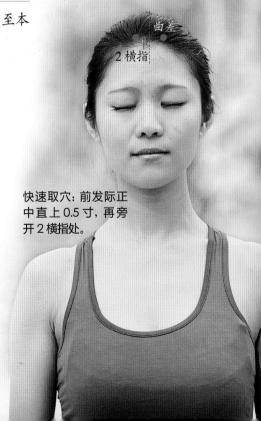

快速取穴：前发际正中直上0.5寸，再旁开2横指处。

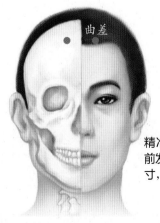

精准定位：在头部，前发际正中直上0.5寸，旁开1.5寸。

五处 BL5

五，第五；处，处所。此为足太阳之脉第五穴所在之处。

【主 治】小儿惊风、头痛、目眩、目视不明。

【针 刺】平刺0.3~0.5寸，局部酸痛。

【配 伍】头痛、目眩：五处配合谷。

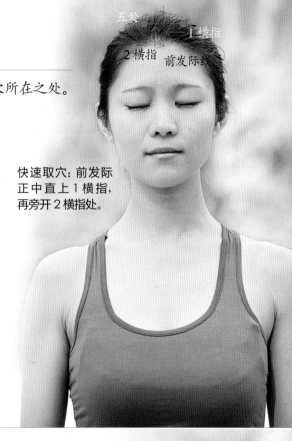

快速取穴：前发际正中直上1横指，再旁开2横指处。

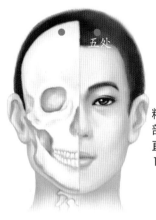

精准定位：在头部，前发际正中直上1寸，旁开1.5寸。

承光 BL6

承，承受；光，光明。穴在头顶部，容易承受光线。

【主 治】头痛、目痛、目眩、目视不明等。

【针 刺】平刺0.3~0.5寸，局部酸痛。

【配 伍】头痛：承光配百会。

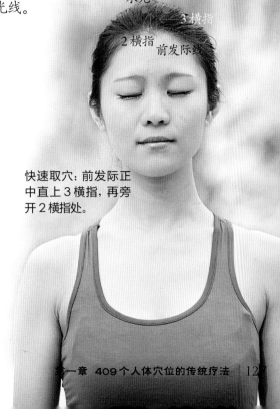

快速取穴：前发际正中直上3横指，再旁开2横指处。

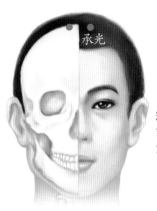

精准定位：在头部，前发际正中直上2.5寸，旁开1.5寸。

通天 BL7

通，通达；天，天空，指上部。穴在头部，上通巅顶。

【主　治】头痛、头重。

【针　刺】平刺 0.3~0.5 寸，局部酸痛。

【配　伍】鼻疾：通天配迎香、合谷。

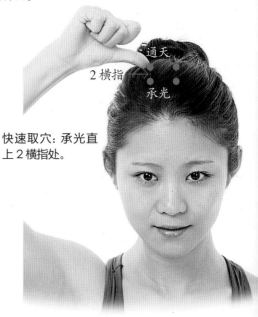

快速取穴：承光直
上 2 横指处。

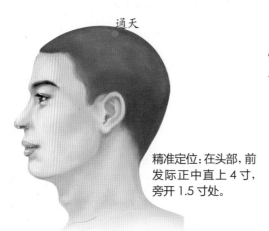

精准定位：在头部，前
发际正中直上 4 寸，
旁开 1.5 寸处。

络却 BL8

络，联络；却，返回。膀胱经脉气由此入里联络于脑，然
后又返回体表。

【主　治】口歪、眩晕、癫狂、痫证、鼻塞、目视不明、项肿、瘿瘤。

【针　刺】平刺 0.3~0.5 寸，局部酸痛。

【配　伍】头晕：络却配风池。

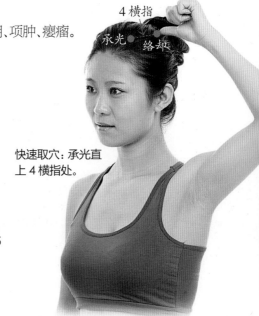

快速取穴：承光直
上 4 横指处。

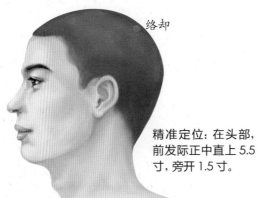

精准定位：在头部，
前发际正中直上 5.5
寸，旁开 1.5 寸。

玉枕 BL9

玉，玉石；枕，枕头。古称枕骨为"玉枕骨"，穴在其上。

【主　治】头痛。

【针　刺】平刺0.3~0.5寸，局部酸痛。

【配　伍】头项痛：玉枕配大椎。

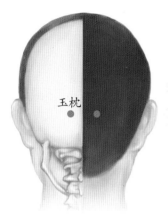

精准定位：在头部，后发际正中直上2.5寸，旁开1.3寸。

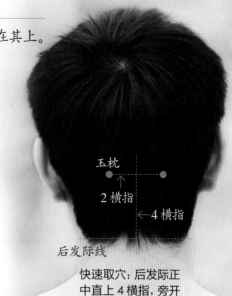

玉枕

2横指

←4横指

后发际线

快速取穴：后发际正中直上4横指，旁开2横指。

天柱 BL10

天，天空；柱，支柱。上部为天。颈椎古称"柱骨"，穴在其旁。

【主　治】头痛、颈项僵硬、肩背痛。

【针　刺】直刺0.5~0.8寸，局部酸胀，可放射至后头部。不可向上方深刺，以免损伤延髓。

【配　伍】头痛项强：天柱配大椎。

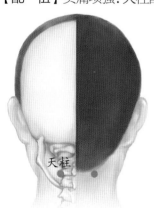

精准定位：在颈后区，横平第二颈椎棘突上际，斜方肌外缘凹陷中。

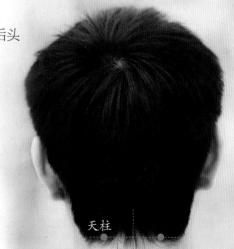

天柱

2横指　　后发际线

快速取穴：后发际正中旁开2横指处。

大杼 BL11

大，大小之大；杼，即梭。第一胸椎较大，棘突如梭，穴在其旁。

【主 治】颈项僵硬、肩背痛、喘息、胸胁支满。

【针 刺】向内斜刺 0.5~0.8 寸，局部酸胀，针感可向肩部放射。

【配 伍】肩背痛：大杼配肩外俞。

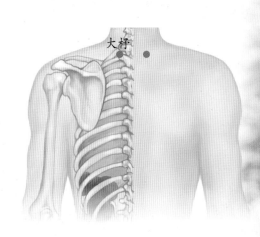

大杼

精准定位：在脊柱区，第一胸椎棘突下，后正中线旁开 1.5 寸。

最高突起椎体

1 个椎体

大杼

2 横指

快速取穴：低头屈颈，后颈部最突起椎体向下推 1 个椎体，下缘旁开 2 横指处。

一穴多用

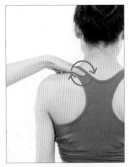

按摩：用拇指按揉大杼 200 次，每天坚持，能治疗肩背疼痛。

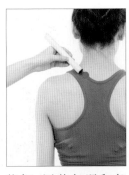

艾灸：用艾条温和灸 5~20 分钟，每天 1 次，可用于治疗咳嗽痰多。

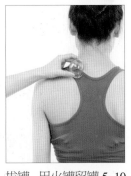

拔罐：用火罐留罐 5~10 分钟，或连续走罐 5 分钟，隔天 1 次，可用于治疗肩背痛、头痛、肩胛痛等疾病。

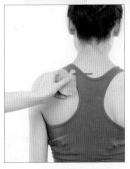

刮痧：从中间向外侧刮拭 3~5 分钟，隔天 1 次，可用于治疗发热。

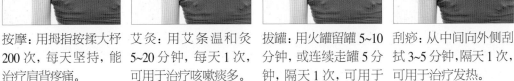

备注：艾灸、拔罐应直接操作在皮肤上，此图仅为示意。

风门 BL12

风，风邪；门，门户。穴居易为风邪侵入之处，并善治风邪之症，故被认为是风邪出入之门户。

【主 治】伤风咳嗽、发热头痛。

【针 刺】向内斜刺 0.5~0.8 寸，局部酸胀，针感可放射至肋间及肩部。

【配 伍】咳嗽、气喘：风门配肺俞。

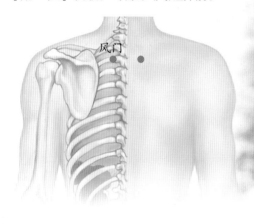

精准定位：在脊柱区，第二胸椎棘突下，后正中线旁开 1.5 寸。

最高突起椎体

2 个椎体

风门

2 横指

快速取穴：低头屈颈，后颈部最突起椎体向下推 2 个椎体，下缘旁开 2 横指处。

一穴多用

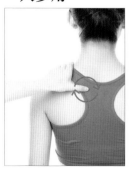

按摩：用拇指按揉风门200 次，每天坚持，能治疗肩背疼痛。

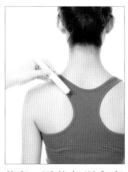

艾灸：用艾条温和灸5~20 分钟，每天 1 次，可用于治疗咳嗽、头痛鼻塞。

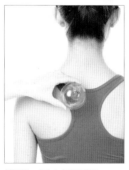

拔罐：用火罐留罐 5~10分钟，或连续走罐 5 分钟，隔天 1 次，可用于治疗肩背疼痛、头痛、咳嗽等疾病。

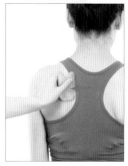

刮痧：从中间向外侧刮拭 3~5 分钟，隔天 1 次，可用于治疗发热、伤风等疾病。

备注：艾灸、拔罐应直接操作在皮肤上，此图仅为示意。

肺俞 BL13

肺，肺脏；俞，输注。本穴是肺气转输于后背体表的部位。

【主　治】咳嗽上气、胸满喘逆、脊背疼痛。

【针　刺】向内斜刺 0.5~0.8 寸，局部酸胀。

【配　伍】感冒：肺俞配足三里、外关。

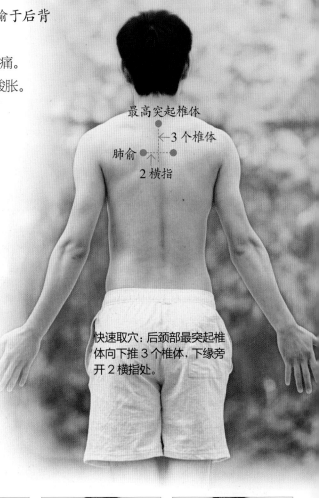

快速取穴：后颈部最突起椎体向下推 3 个椎体，下缘旁开 2 横指处。

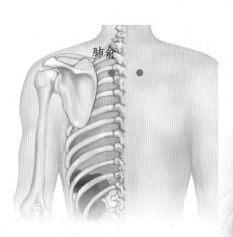

精准定位：在脊柱区，第三胸椎棘突下，后正中线旁开 1.5 寸。

一穴多用

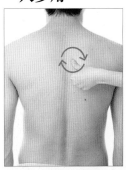

按摩：用拇指按揉肺俞 200 次，每天坚持，能防治肺部疾患。

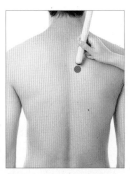

艾灸：用艾条温和灸 5~20 分钟，每天 1 次，可用于治疗咳嗽、气喘、胸满。

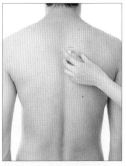

拔罐：用火罐留罐 5~10 分钟，或连续走罐 5 分钟，隔天 1 次，可用于治疗肩背痛、头痛、伤风等疾病。

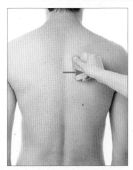

刮痧：从中间向外侧刮拭 3~5 分钟，隔天 1 次，可用于治疗发热、伤风等疾病。

厥阴俞 BL14

厥阴，两阴交会之义，在此指心包络；俞，输注。本穴是心包络之气转输于后背体表的部位。

【主　治】心痛、心悸、胸闷。

【针　刺】向内斜刺 0.5~0.8 寸，局部酸胀。

【配　伍】心痛、心悸：厥阴俞配内关。

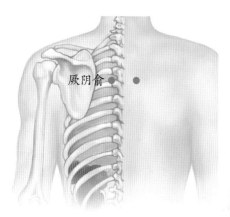

厥阴俞

精准定位：在脊柱区，第四胸椎棘突下，后正中线旁开 1.5 寸。

最高突起椎体

←4 个椎体

厥阴俞

2 横指

快速取穴：后颈部最突起椎体向下推 4 个椎体，下缘旁开 2 横指处。

一穴多用

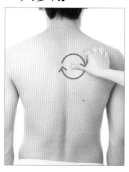

按摩：用拇指按揉厥阴俞 200 次，每天坚持，能治疗心痛、心悸。

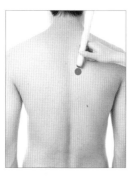

艾灸：用艾条温和灸 5~20 分钟，每天 1 次，可用于治疗咳嗽、胸闷。

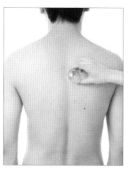

拔罐：用火罐留罐 5~10 分钟，或连续走罐 5 分钟，隔天 1 次，可用于治疗肩背痛、咳嗽等疾病。

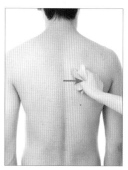

刮痧：从中间向外侧刮拭 3~5 分钟，隔天 1 次，可用于治疗心悸、胸痛等疾病。

心俞 BL15

心，心脏；俞，输注。本穴是心气转输于后背体表的部位。

【主　治】胸引背痛、心痛、心悸、癫狂、痫证、失眠、健忘、呕吐不食、噎膈、肩背痛、梦遗、盗汗。

【针　刺】向内斜刺 0.5~0.8 寸，局部酸胀，沿季肋到达前胸。

【配　伍】心痛、心悸：心俞配内关。

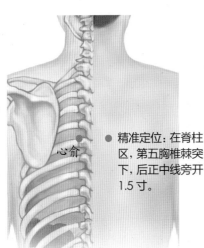

心俞

● 精准定位：在脊柱区，第五胸椎棘突下，后正中线旁开1.5 寸。

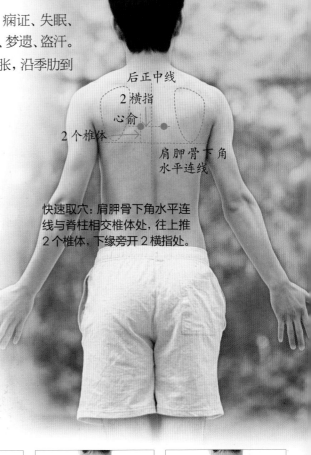

后正中线

2 横指

心俞

2 个椎体

肩胛骨下角
水平连线

快速取穴：肩胛骨下角水平连线与脊柱相交椎体处，往上推2 个椎体，下缘旁开 2 横指处。

一穴多用

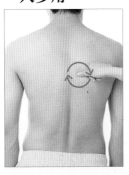

按摩：用拇指按揉心俞200 次，每天坚持，能治疗心痛、心悸。

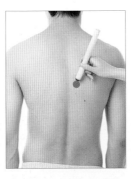

艾灸：用艾条温和灸5~20 分钟，每天 1 次，可用于治疗咳嗽、咳血、心痛。

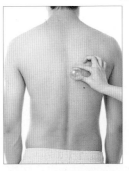

拔罐：用火罐留罐 5~10分钟，或连续走罐 5 分钟，隔天 1 次，可用于治疗肩背痛、心悸、失眠等疾病。

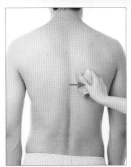

刮痧：从中间向外侧刮拭 3~5 分钟，隔天 1 次，可用于治疗癫狂、梦遗、惊悸、健忘等疾病。

督俞 BL16

督，督脉；俞，输注。本穴是督脉之气转输于后背体表的部位。

【主 治】心痛、腹痛、腹胀、肠鸣、呃逆。

【针 刺】向内斜刺 0.5~0.8 寸，局部酸胀，针感可放射至肋间。

【配 伍】心痛、胸闷：督俞配内关。

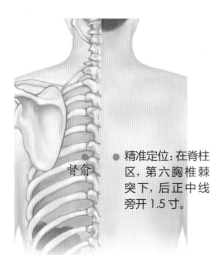

● 精准定位：在脊柱区，第六胸椎棘突下，后正中线旁开1.5寸。

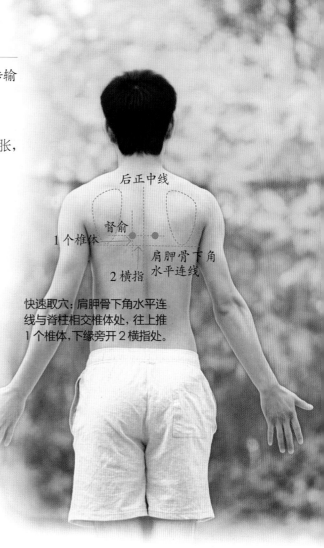

快速取穴：肩胛骨下角水平连线与脊柱相交椎体处，往上推1个椎体，下缘旁开2横指处。

一穴多用

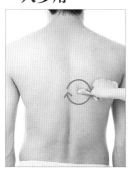

按摩：用拇指按揉督俞200 次，每天坚持，能治疗心痛、腹胀、腹痛。

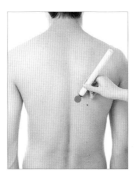

艾灸：用艾条温和灸5~20 分钟，每天 1 次，可用于治疗心痛、胸闷。

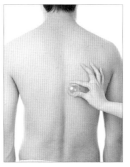

拔罐：用火罐留罐 5~10分钟，或连续走罐5分钟，隔天 1 次，可用于治疗肩背痛。

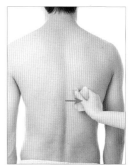

刮痧：从中间向外侧刮拭 3~5 分钟，隔天 1 次，可用于治疗心悸、肠鸣泄泻等疾病。

膈俞 BL17

膈，横膈；俞，输注。本穴是膈气转输于后背体表的部位。

【主　治】咳血、鼻出血、便血、心痛、心悸、胸痛、胸闷、呕吐、呃逆、盗汗、荨麻疹。

【针　刺】向内斜刺 0.5~0.8 寸，局部酸胀，针感可放射至肋间。

【配　伍】呕吐、呃逆：膈俞配内关。

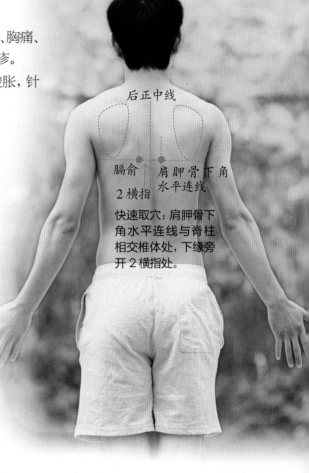

后正中线

膈俞　肩胛骨下角
水平连线

2 横指

快速取穴：肩胛骨下角水平连线与脊柱相交椎体处，下缘旁开 2 横指处。

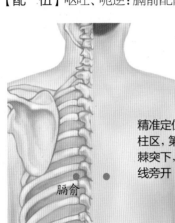

精准定位：在脊柱区，第七胸椎棘突下，后正中线旁开 1.5 寸。

膈俞

一穴多用

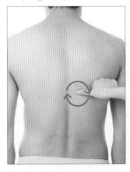

按摩：用拇指按揉膈俞 200 次，每天坚持，能治疗各种血证。

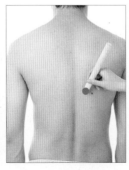

艾灸：用艾条温和灸 5~20 分钟，每天 1 次，可用于治疗血虚、瘀血诸证。

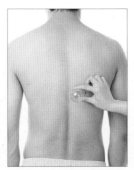

拔罐：用火罐留罐 5~10 分钟，或连续走罐 5 分钟，隔天 1 次，可用于治疗肩背痛、呕吐等疾病。

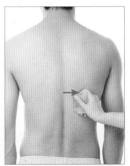

刮痧：从中间向外侧刮拭 3~5 分钟，隔天 1 次，可用于治疗血热诸证。

肝俞 BL18

肝，肝脏；俞，输注。本穴是肝气转输于后背体表的部位。

【主　治】脘腹胀满、胸胁支满、黄疸、吞酸吐食、目视不明、咳血、吐血、颈项强痛、腰背痛、寒疝、月经不调、闭经、痛经、头痛、眩晕。

【针　刺】向内斜刺 0.5~0.8 寸，局部酸胀，可放射至肋间。

【配　伍】胁痛：肝俞配支沟、阳陵泉。

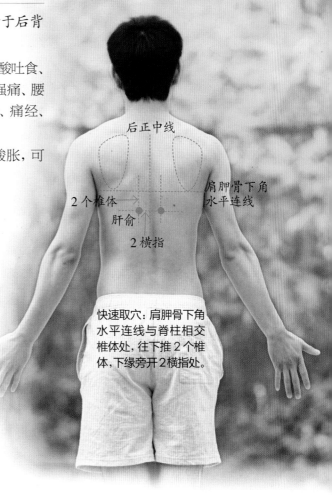

后正中线
2 个椎体
肝俞
2 横指
肩胛骨下角水平连线

快速取穴：肩胛骨下角水平连线与脊柱相交椎体处，往下推 2 个椎体，下缘旁开 2 横指处。

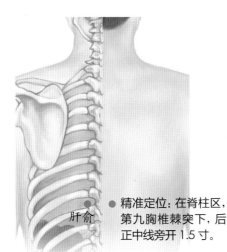

肝俞

● 精准定位：在脊柱区，第九胸椎棘突下，后正中线旁开 1.5 寸。

一穴多用

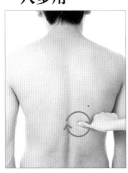

按摩：用拇指按揉肝俞 200 次，每天坚持，能治疗咳嗽、口苦。

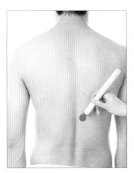

艾灸：用艾条温和灸 5~20 分钟，每天 1 次，可用于治疗少腹痛、疝气。

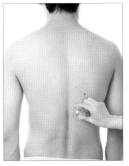

拔罐：用火罐留罐 5~10 分钟，或连续走罐 5 分钟，隔天 1 次，可用于治疗肩背痛、转筋等疾病。

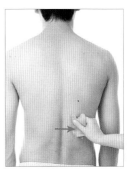

刮痧：从中间向外侧刮拭 3~5 分钟，隔天 1 次，可用于治疗急躁易怒、黄疸、目赤肿痛等疾病。

胆俞 BL19

胆，胆腑；俞，输注。本穴是胆腑之气转输于后背体表的部位。

【主 治】黄疸、肺痨。

【针 刺】向内斜刺 0.5~0.8 寸，局部酸胀，针感可放射至肋间。

【配 伍】胆道疾病：胆俞配太冲。

精准定位：在脊柱区，第十胸椎棘突下，后正中线旁开 1.5 寸。

胆俞

后正中线

3 个椎体→

肩胛骨下角水平连线

胆俞
2 横指

快速取穴：肩胛骨下角水平连线与脊柱相交椎体处，往下推 3 个椎体，下缘旁开 2 横指处。

一穴多用

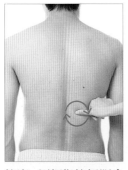

按摩：用拇指按揉胆俞 200 次，每天坚持，能治疗胸满、口苦。

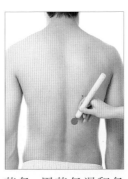

艾灸：用艾条温和灸 5~20 分钟，每天 1 次，可用于治疗呕吐、胁痛。

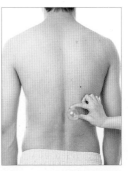

拔罐：用火罐留罐 5~10 分钟，或连续走罐 5 分钟，隔天 1 次，可用于治疗骨蒸潮热、耳鸣耳聋等疾病。

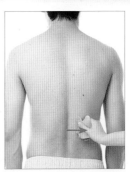

刮痧：从中间向外侧刮拭 3~5 分钟，隔天 1 次，可用于治疗黄疸、骨蒸潮热。

脾俞 BL20

脾，脾脏；俞，输注。本穴是脾气转输于后背体表的部位。

【主　治】腹胀、呕吐、泄泻、痢疾、胃痛、吐血、便血、尿血、糖尿病。

【针　刺】向内斜刺 0.5~0.8 寸，局部酸胀，可放射至腰间。

【配　伍】呕吐：脾俞配中脘、足三里。

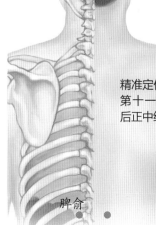

精准定位：在脊柱区，第十一胸椎棘突下，后正中线旁开1.5寸。

脾俞

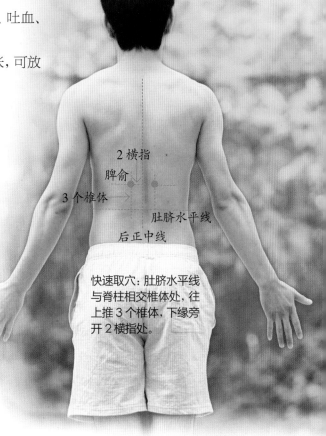

2横指

脾俞

3个椎体→

肚脐水平线

后正中线

快速取穴：肚脐水平线与脊柱相交椎体处，往上推3个椎体，下缘旁开2横指处。

一穴多用

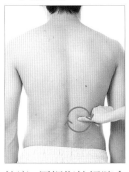

按摩：用拇指按揉脾俞200次，每天坚持，能治疗各种脾胃病。

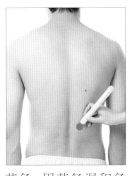

艾灸：用艾条温和灸5~20分钟，每天1次，可用于治疗胃寒证、中气不足证、寒湿泄泻等疾病。

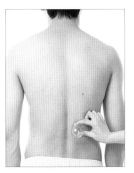

拔罐：用火罐留罐5~10分钟，或连续走罐5分钟，隔天1次，可用于治疗呕吐、水肿、腹胀痛等疾病。

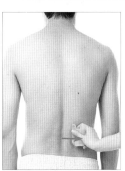

刮痧：从中间向外侧刮拭3~5分钟，隔天1次，可用于治疗痢疾、便血、乏力、嗜睡、小儿疳积。

胃俞 BL21

胃，胃腑；俞，输注。本穴是胃气转输于后背体表的部位。

【主　治】胃痛、反胃、呕吐、肠鸣、泄泻、痢疾、小儿疳积。

【针　刺】直刺 0.5~1.0 寸，局部酸胀，针感可放射至腰部及腹部。

【配　伍】胃痛：胃俞配中脘、梁丘。

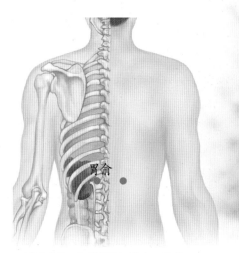

精准定位：在脊柱区，第十二胸椎棘突下，后正中线旁开 1.5 寸。

2 横指

胃俞

2 个椎体 →

肚脐水平线

后正中线

快速取穴：肚脐水平线与脊柱相交椎体处，往上推 2 个椎体，下缘旁开 2 横指处。

一穴多用

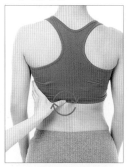

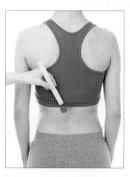

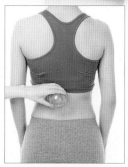

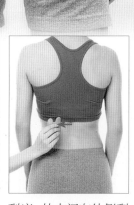

按摩：用拇指按揉胃俞200 次，每天坚持，能治疗各种脾胃病。

艾灸：用艾条温和灸5~20 分钟，每天 1 次，可用于治疗胃寒证、呕吐等疾病。

拔罐：用火罐留罐 5~10分钟，或连续走罐 5 分钟，隔天 1 次，可用于治疗胃痛、腹胀等疾病。

刮痧：从中间向外侧刮拭 3~5 分钟，隔天 1 次，可用于治疗消化不良、泄泻、小儿疳积。

三焦俞 BL22

三焦，三焦腑；俞，输注。本穴是三焦之气转输于后背体表的部位。

【主 治】水肿、小便不利、遗尿、腹水、肠鸣泄泻。

【针 刺】直刺 0.8~1.0 寸，局部酸胀，针感可扩散至腰部及腹部。

【配 伍】肠鸣、腹胀：三焦俞配气海。

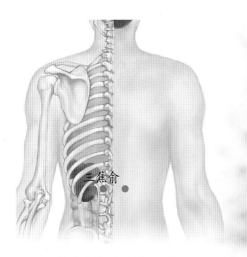

精准定位：在脊柱区，第一腰椎棘突下，后正中线旁开 1.5 寸。

2 横指
三焦俞
1 个椎体 →
肚脐水平线
后正中线

快速取穴：肚脐水平线与脊柱相交椎体处，往上推 1 个椎体，下缘旁开 2 横指处。

一穴多用

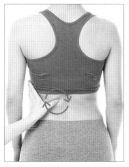

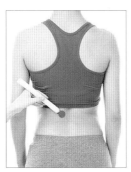

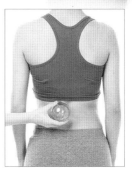

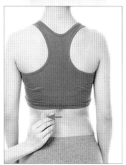

按摩：用拇指按揉三焦俞 200 次，每天坚持，能治疗腹胀、腹痛。

艾灸：用艾条温和灸 5~20 分钟，每天 1 次，可用于治疗小便不利、水肿等疾病。

拔罐：用火罐留罐 5~10 分钟，或连续走罐 5 分钟，隔天 1 次，可用于治疗泄泻、痢疾等疾病。

刮痧：从中间向外侧刮拭 3~5 分钟，隔天 1 次，可用于治疗水肿、腹泻、痢疾等疾病。

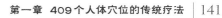

肾俞 BL23

肾，肾脏；俞，输注。本穴是肾气转输于后背体表的部位。

【主　治】 遗精、阳痿、月经不调、白带、不孕、遗尿、小便不利、水肿、腰膝酸痛、耳鸣、耳聋。

【针　刺】 直刺 0.5~1.0 寸，局部酸胀，有麻电感向臀部及下肢放射。

【配　伍】 月经不调：肾俞配三阴交。

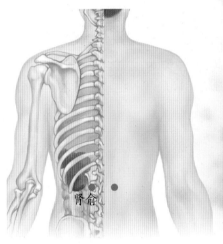

精准定位：在脊柱区，第二腰椎棘突下，后正中线旁开 1.5 寸。

2 横指
肾俞　肚脐水平线
后正中线

快速取穴：肚脐水平线与脊柱相交椎体处，下缘旁开 2 横指处。

一穴多用

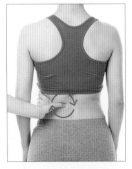

按摩：用拇指按揉肾俞 200 次，每天坚持，能治疗遗精、阳痿、月经不调。

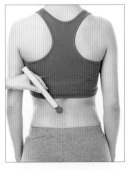

艾灸：用艾条温和灸 5~20 分钟，每天 1 次，可用于治疗腰膝酸软、水肿、月经不调等疾病。

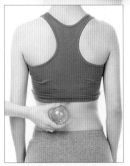

拔罐：用火罐留罐 5~10 分钟，或连续走罐 5 分钟，隔天 1 次，可用于治疗腰背酸软、骨蒸潮热。

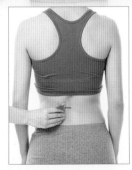

刮痧：从中间向外侧刮拭 3~5 分钟，隔天 1 次，可用于治疗耳鸣耳聋、少气、咳喘。

气海俞 BL24

气海，元气之海；俞，输注。本穴前应气海，是元气转输于后背体表的部位。

【主　治】痛经、痔疾、腰痛、遗精、阳痿、腰肌劳损。

【针　刺】直刺 0.5~1.0 寸。

【配　伍】遗精：气海俞配三阴交。

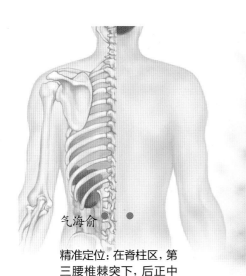

气海俞

精准定位：在脊柱区，第三腰椎棘突下，后正中线旁开 1.5 寸。

2 横指

肚脐水平线

1 个椎体

气海俞

后正中线

快速取穴：肚脐水平线与脊柱相交椎体处，往下推 1 个椎体，下缘旁开 2 横指处。

一穴多用

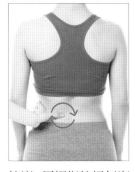

按摩：用拇指按揉气海俞 200 次，每天坚持，能治疗痛经、腰痛、遗精、阳痿等疾病。

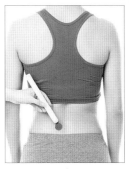

艾灸：用艾条温和灸 5~20 分钟，每天 1 次，可用于治疗腰膝酸软、水肿、月经不调、痔疾等疾病。

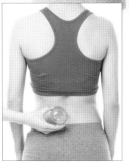

拔罐：用火罐留罐 5~10 分钟，或连续走罐 5 分钟，隔天 1 次，可用于治疗腰背酸软、痔疾。

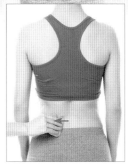

刮痧：从中间向外侧刮拭 3~5 分钟，隔天 1 次，可用于治疗痔疾、便血。

大肠俞 BL25

大肠，大肠腑；俞，输注。本穴是大肠之气转输于后背体表的部位。

【主　治】腹痛、腹胀、泄泻、肠鸣、便秘、痢疾、腰脊强痛。

【针　刺】直刺 0.5~1.0 寸，局部酸胀，可有麻电感向臀部及下肢放射。

【配　伍】便秘：大肠俞配气海、支沟。

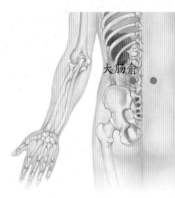

精准定位：在脊柱区，第四腰椎棘突下，后正中线旁开 1.5 寸。

2 横指
大肠俞
髂嵴连线
后正中线

快速取穴：两侧髂嵴连线与脊柱交点，旁开 2 横指处。

一穴多用

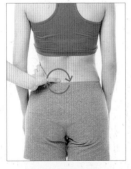

按摩：用拇指按揉大肠俞 200 次，每天坚持，能治疗腹痛、肠鸣、泄泻、便秘等疾病。

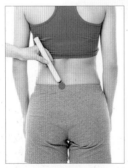

艾灸：用艾条温和灸 5~20 分钟，每天 1 次，可用于治疗泄泻、腰背酸冷等。

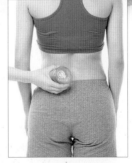

拔罐：用火罐留罐 5~10 分钟，或连续走罐 5 分钟，隔天 1 次，可用于治疗腹痛、便秘、小便不利。

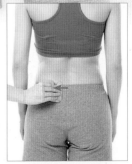

刮痧：从中间向外侧刮拭 3~5 分钟，隔天 1 次，可用于治疗腹痛肠鸣、泄泻、大小便不利等。

备注：艾灸、拔罐应直接操作在皮肤上，此图仅为示意。

关元俞 BL26

关，关藏；元，元气；俞，输注。本穴前应关元，是关藏的元阴元阳之气转输于后背体表的部位。

【主　治】腹胀、泄泻、便秘、小便不利、遗尿、腰痛、糖尿病。

【针　刺】直刺0.5~1.0寸。

【配　伍】腹胀：关元俞配气海。

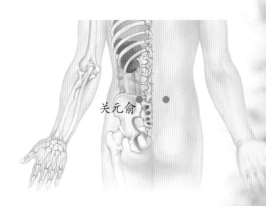

关元俞

精准定位：在脊柱区，第五腰椎棘突下，后正中线旁开1.5寸。

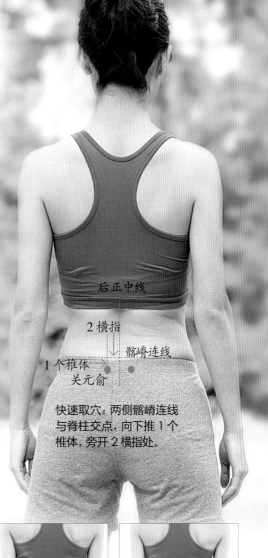

后正中线

2横指

髂嵴连线

1个椎体

关元俞

快速取穴：两侧髂嵴连线与脊柱交点，向下推1个椎体，旁开2横指处。

一穴多用

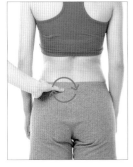

按摩：用拇指按揉关元俞200次，每天坚持，能治疗腹痛、肠鸣、泄泻、便秘等疾病。

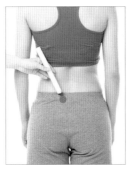

艾灸：用艾条温和灸5~20分钟，每天1次，可用于治疗泄泻、妇人瘕聚等。

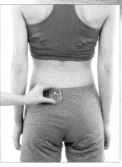

拔罐：用火罐留罐5~10分钟，或连续走罐5分钟，隔天1次，可用于治疗腹痛、大小便不利。

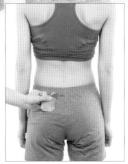

刮痧：从中间向外侧刮拭3~5分钟，隔天1次，可用于治疗糖尿病、大小便不利等。

备注：艾灸、拔罐应直接操作在皮肤上，此图仅为示意。

小肠俞 BL27

小肠，小肠腑；俞，输注。本穴是小肠之气转输于后背体表的部位。

【主　治】痢疾、泄泻、疝气、痔疾。

【针　刺】直刺 0.5~1.0 寸，局部酸胀，有麻电感向下肢放射。

【配　伍】腹胀、痢疾、便秘：小肠俞配天枢、足三里、上巨虚、关元。

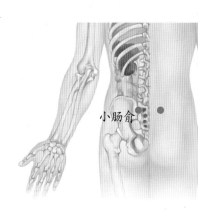

精准定位：在骶区，横平第一骶后孔，骶正中嵴旁 1.5 寸。

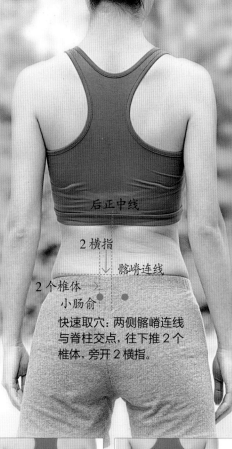

后正中线

2 横指

髂嵴连线

2 个椎体 →

小肠俞

快速取穴：两侧髂嵴连线与脊柱交点，往下推 2 个椎体，旁开 2 横指。

一穴多用

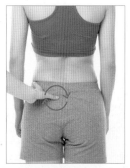

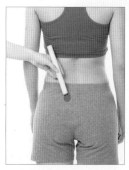

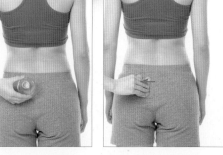

按摩：用拇指按揉小肠俞 200 次，每天坚持，能治疗腹痛、泄泻、便秘等疾病。

艾灸：用艾条温和灸 5~20 分钟，每天 1 次，可用于治疗遗精、遗尿等。

拔罐：用火罐留罐 5~10 分钟，或连续走罐 5 分钟，隔天 1 次，可用于治疗糖尿病、腰腿痛。

刮痧：从中间向外侧刮拭 3~5 分钟，隔天 1 次，可用于治疗糖尿病、口舌生疮等。

备注：艾灸、拔罐应直接操作在皮肤上，此图仅为示意。

膀胱俞 BL28

膀胱，膀胱腑；俞，输注。本穴是膀胱之气转输于后背体表的部位。

【主　治】小便赤涩、癃闭、遗尿、遗精。

【针　刺】直刺 0.5~1.0 寸，局部酸胀，可有麻电感向臀部及下肢放射。

【配　伍】小便不利：膀胱俞配肾俞。

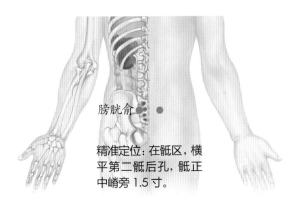

精准定位：在骶区，横平第二骶后孔，骶正中嵴旁 1.5 寸。

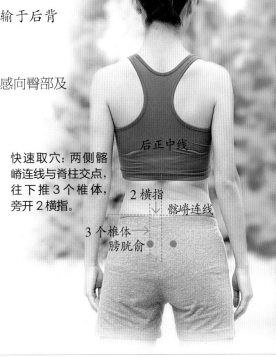

快速取穴：两侧髂嵴连线与脊柱交点，往下推 3 个椎体，旁开 2 横指。

后正中线

2 横指

髂嵴连线

3 个椎体

膀胱俞

中膂俞 BL29

中，中间；膂，挟脊肌肉；俞，输注。本穴位约居人体的中部，是挟脊肌肉之气转输于后背体表的部位。

【主　治】腰脊强痛、糖尿病、疝气、痢疾。

【针　刺】直刺 0.8~1.0 寸，局部酸胀，可有麻电感向臀部及下肢放射。

【配　伍】疝气：中膂俞配大敦。

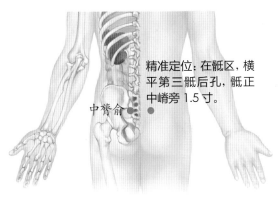

精准定位：在骶区，横平第三骶后孔，骶正中嵴旁 1.5 寸。

中膂俞

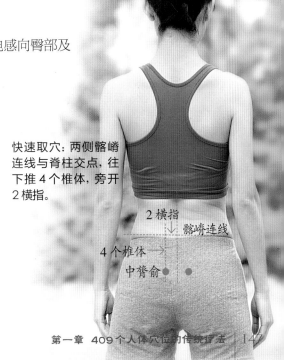

快速取穴：两侧髂嵴连线与脊柱交点，往下推 4 个椎体，旁开 2 横指。

2 横指

髂嵴连线

4 个椎体

中膂俞

白环俞 BL30

白，白色；环，物名；俞，穴。本穴可治妇女白
带等病。

【主 治】白带异常、月经不调、疝气、遗精、腰腿痛。

【针 刺】直刺 0.8~1.2 寸，局部酸胀，有麻电感
向臀部放射。

【配 伍】遗精、月经不调：白环俞配三阴交、肾俞。

快速取穴：两侧髂嵴连线
与脊柱交点，往下推5个
椎体，旁开2横指。

后正中线

2横指

髂嵴连线

5个椎体→

白环俞

白环俞

精准定位：在骶区，
横平第四骶后孔，骶
正中嵴旁 1.5 寸。

一穴多用

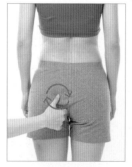

按摩：用拇指按揉白环
俞 200 次，每天坚持，
能治疗腰腿痛。

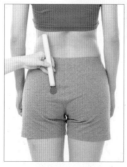

艾灸：用艾条灸 5~20 分
钟，每天 1 次，可用于治
疗白带异常、疝气、遗精、
月经不调等疾病。

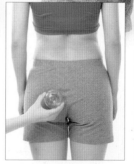

拔罐：用火罐留罐 5~10
分钟，或连续走罐 5 分
钟，隔天 1 次，可用于治
疗腰腿痛。

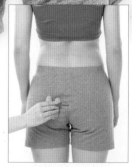

刮痧：从中间向外侧刮
拭 3~5 分钟，隔天 1 次，
可用于治疗疝气、遗精。

备注：艾灸、拔罐应直接操作在皮肤上，此图仅为示意。

上髎 BL31、次髎 BL32

【主　治】月经不调、带下、遗精、阳痿、二便不利、腰骶痛、腰膝酸软。

【针　刺】直刺 0.5~1.2 寸，局部酸胀。

【配　伍】小便不利：上髎配三阴交、中极。痛经、月经不调：次髎配关元、三阴交。

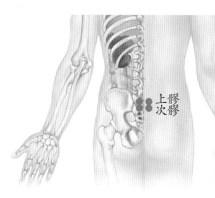

精准定位：上髎在骶区，正对第一骶后孔中。次髎在骶区，正对第二骶后孔中。

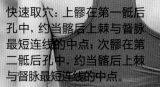

快速取穴：上髎在第一骶后孔中，约当髂后上棘与督脉最短连线的中点；次髎在第二骶后孔中，约当髂后上棘与督脉最短连线的中点。

后正中线

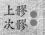

一穴多用

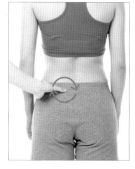

按摩：用拇指按揉上髎、次髎各 200 次，每天坚持，能治疗月经不调、遗精、阳痿等疾病。

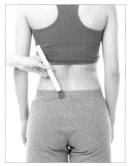

艾灸：用艾条温和灸 5~20 分钟，每天 1 次，可用于治疗月经不调、阴挺、阳痿、小腹虚寒、大小便不利等疾病。

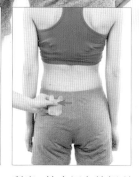

拔罐：用火罐留罐 5~10 分钟，或连续走罐 5 分钟，隔天 1 次，可用于治疗腰腿痛、小便不利。

刮痧：从中间向外侧刮拭 3~5 分钟，隔天 1 次，可用于治疗带下异常、寒热疟、遗精。

备注：艾灸、拔罐应直接操作在皮肤上，此图仅为示意。

中髎 BL33、下髎 BL34

【主　治】月经不调、赤白带下、遗精、阳痿、
二便不利、腰骶痛、腰膝酸软。

【针　刺】直刺 0.5~1.0 寸，局部酸胀，可有
麻电感向外阴及下肢放射。

【配　伍】便秘：中髎配足三里。腹痛：下髎配
气海。

快速取穴：中髎在第三骶后孔
中，约当中膂俞与后正中线之
间；下髎在第四骶后孔中，约
当白环俞与后正中线之间。

后正中线

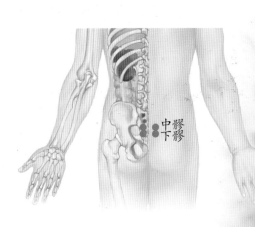

精准定位：中髎在骶区，正对
第三骶后孔中。下髎在骶区，
正对第四骶后孔中。

中髎
下髎

一穴多用

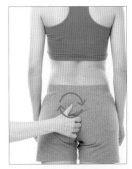

按摩：用拇指按揉中
髎、下髎各 200 次，每
天坚持，能治疗月经不
调、赤白带下。

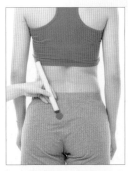

艾灸：用艾条灸 5~20 分
钟，每天 1 次，可用于治
疗月经不调、痛经、小腹
冷痛、小便不利等疾病。

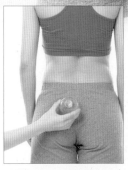

拔罐：用火罐留罐 5~10
分钟，或连续走罐 5 分
钟，隔天 1 次，可用于治
疗腰腿痛、便秘。

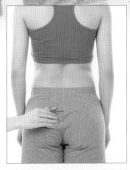

刮痧：从中间向外侧刮
拭 3~5 分钟，隔天 1 次，
可用于治疗赤白带下、
二便不调等。

备注：艾灸、拔罐应直接操作在皮肤上，此图仅为示意。

会阳 BL35

会，交会；阳，阴阳之阳。穴属阳经，与阳脉之海的督脉相交。

【主　治】泄泻、痢疾、痔疾、便血、阳痿、带下症。

【针　刺】直刺0.8~1.2寸。

【配　伍】痔疾：会阳配承山。

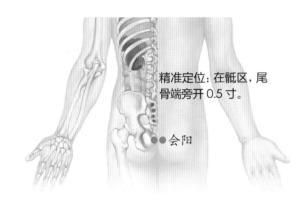

精准定位：在骶区，尾骨端旁开0.5寸。

●●会阳

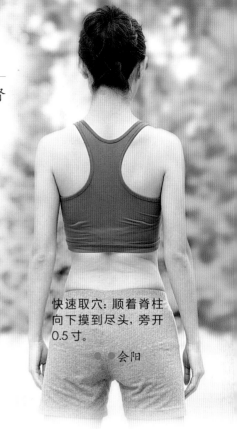

快速取穴：顺着脊柱向下摸到尽头，旁开0.5寸。

●会阳

承扶 BL36

承，承受；扶，佐助。本穴位于股部上段，当肢体分界的臀沟中点，有佐助下肢承受头身重量的作用。

【主　治】腰、骶、臀、股部疼痛，下肢瘫痪，痔疾。

【针　刺】直刺1.0~2.5寸，局部酸胀，有闪电样感向下肢放射。

【配　伍】腰骶疼痛：承扶配委中。

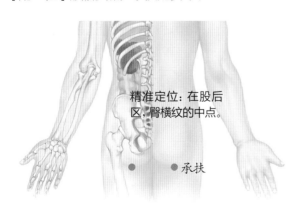

精准定位：在股后区，臀横纹的中点。

●　　●承扶

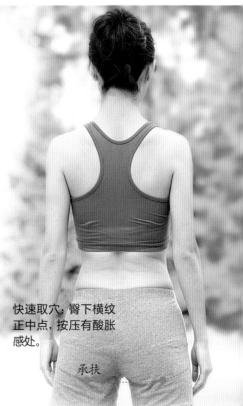

快速取穴：臀下横纹正中点，按压有酸胀感处。

承扶

殷门 BL37

殷，深厚、正中；门，门户。穴位局部肌肉深厚，为膀胱经气通过之门户。

【主　治】腰、骶、臀、股部疼痛，下肢瘫痪。

【针　刺】直刺 1.0~2.0 寸，局部酸胀，有闪电样感向下肢放射。

【配　伍】腰痛：殷门配大肠俞。

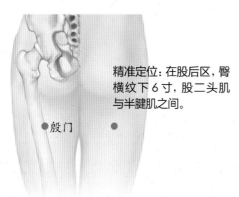

精准定位：在股后区，臀横纹下 6 寸，股二头肌与半腱肌之间。

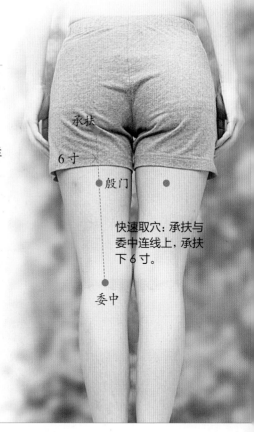

承扶

6 寸

殷门

快速取穴：承扶与委中连线上，承扶下 6 寸。

委中

浮郄 BL38

浮，顺流；郄，空隙。本经之气从股后顺流下入的穴隙。

【主　治】腰、骶、臀、股部疼痛，腘筋挛急，下肢瘫痪。

【针　刺】直刺 1.0~1.5 寸，局部酸胀，有麻电样感向小腿放射。

【配　伍】下肢痿痹：浮郄配承山。

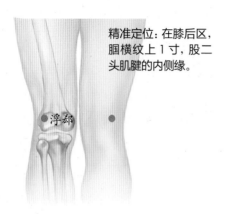

精准定位：在膝后区，腘横纹上 1 寸，股二头肌腱的内侧缘。

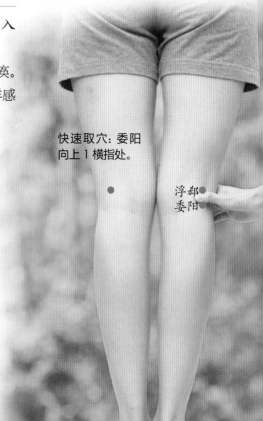

快速取穴：委阳向上 1 横指处。

浮郄
委阳

委阳 BL39

委，弯曲；阳，阴阳之阳。外属阳，穴在腘窝横纹委中外侧。

【主　治】小便淋沥、遗溺、癃闭、便秘。

【针　刺】直刺 1.0~1.5 寸，局部酸胀，可向大腿及小腿放射。

【配　伍】小便不利：委阳配三焦俞、肾俞。

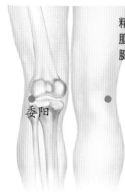

精准定位：在膝部，腘横纹上，股二头肌腱内侧缘。

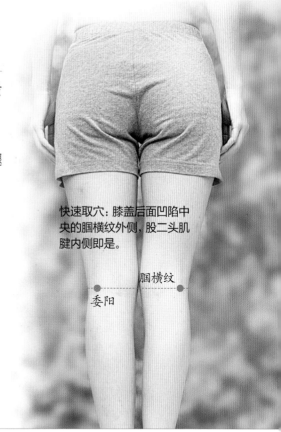

快速取穴：膝盖后面凹陷中央的腘横纹外侧，股二头肌腱内侧即是。

委阳　　腘横纹

委中 BL40

委，弯曲；中，中间。穴在腘横纹中点。

【主　治】腰脊痛、髀枢痛、风寒湿痹、半身不遂、脚弱无力、皮肤瘙痒、腹痛、吐泻。

【针　刺】直刺 1.0~1.5 寸，或用三棱针点刺腘静脉出血。

【配　伍】便血：委中配长强、上巨虚。

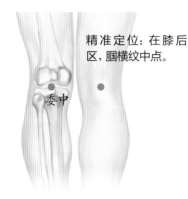

精准定位：在膝后区，腘横纹中点。

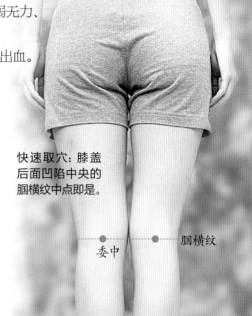

快速取穴：膝盖后面凹陷中央的腘横纹中点即是。

委中　　腘横纹

附分 BL41

附，依附；分，分离。膀胱经自项而下，分为两行；本穴为第二行之首穴，附于第一行之旁。

【主　治】肩背拘急疼痛、颈项强痛、肘臂麻木疼痛。

【针　刺】斜刺 0.5~0.8 寸，局部酸胀。

【配　伍】颈项强痛：附分配大椎。

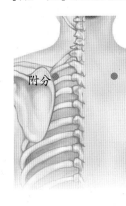

精准定位：在脊柱区，第二胸椎棘突下，后正中线旁开 3 寸。

附分

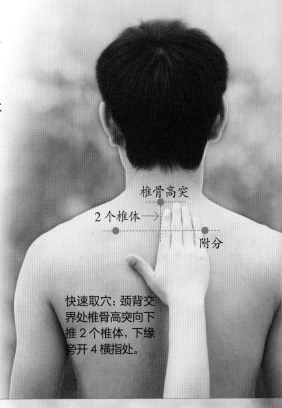

椎骨高突

2 个椎体→

附分

快速取穴：颈背交界处椎骨高突向下推 2 个椎体，下缘旁开 4 横指处。

魄户 BL42

魄，气之灵；户，门户。肺藏魄，本穴与肺俞平列，如肺气出入门户。

【主　治】肺痨、咳嗽、气喘、颈项僵硬、肩背痛。

【针　刺】斜刺 0.5~0.8 寸，局部酸胀。

【配　伍】喘咳：魄户配天突、膻中。

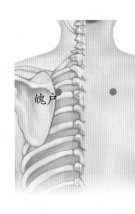

精准定位：在脊柱区，第三胸椎棘突下，后正中线旁开 3 寸。

魄户

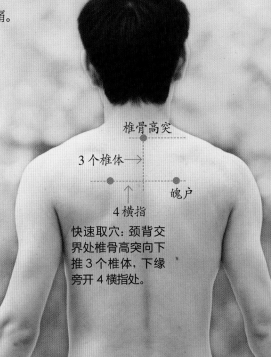

椎骨高突

3 个椎体→

魄户

4 横指

快速取穴：颈背交界处椎骨高突向下推 3 个椎体，下缘旁开 4 横指处。

膏肓 BL43

膏，膏脂；肓，肓膜。在此指心下膈上的膏脂肓膜，因近于心包故被看做心包组成部分。穴在厥阴俞平列，因名膏肓。

【主　治】肺痨、咳嗽、气喘、盗汗、健忘、遗精。

【针　刺】斜刺0.5~0.8寸，局部酸胀，可向肩胛部放射。

【配　伍】久咳：膏肓配肺俞。

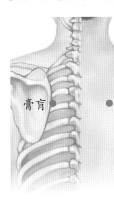

膏肓

精准定位：在脊柱区，第四胸椎棘突下，后正中线旁开3寸。

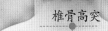

椎骨高突

4个椎体→

膏肓

4横指

快速取穴：颈背交界处椎骨高突向下推4个椎体，下缘旁开4横指处。

神堂 BL44

心藏神；穴如心神所居之殿堂。

【主　治】心痛、心悸、失眠、健忘、肩背痛。

【针　刺】斜刺0.5~0.8寸，局部酸胀。

【配　伍】胸闷：神堂配膻中。

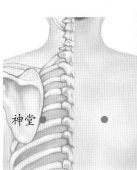

神堂

精准定位：在脊柱区，第五胸椎棘突下，后正中线旁开3寸。

快速取穴：肩胛骨下角水平连线与脊柱相交椎体处，往上推2个椎体，下缘旁开4横指处。

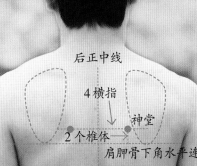

后正中线

4横指

神堂

2个椎体→

肩胛骨下角水平连线

后正中线

谚语 BL45

谚语,叹息声。取穴时,令患者发声,穴位局部能动应手指。

【主 治】咳嗽、气喘、肩背痛、季胁痛。

【针 刺】斜刺 0.5~0.8 寸,局部酸胀。

【配 伍】肩背痛:谚语配大椎、肩外俞。

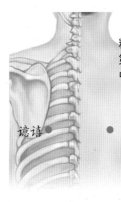

精准定位:在脊柱区,第六胸椎棘突下,后正中线旁开 3 寸。

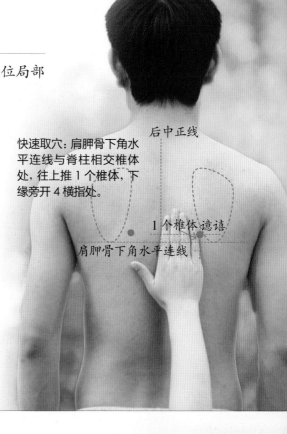

快速取穴:肩胛骨下角水平连线与脊柱相交椎体处,往上推 1 个椎体,下缘旁开 4 横指处。

后中正线

1 个椎体 谚语

肩胛骨下角水平连线

膈关 BL46

膈,横膈;关,关隘。本穴与膈俞平列,喻之为治疗横膈疾患的关隘。

【主 治】饮食不下、呕吐、嗳气、胸中噎闷、脊背强痛。

【针 刺】斜刺 0.5~0.8 寸,局部酸胀。

【配 伍】嗳气:膈关配内关。

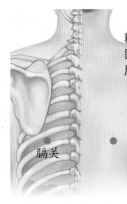

精准定位:在脊柱区,第七胸椎棘突下,后正中线旁开 3 寸。

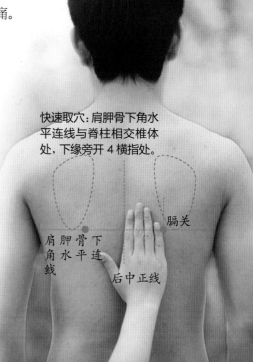

快速取穴:肩胛骨下角水平连线与脊柱相交椎体处,下缘旁开 4 横指处。

肩胛骨下角水平连线

膈关

后中正线

魂门 BL47

肝藏魂，穴如肝气出入之门户。

【主　治】胸胁胀痛、饮食不下、呕吐、肠鸣泄泻、背痛。

【针　刺】斜刺0.5~0.8寸，局部酸胀。

【配　伍】胸肋痛：魂门配阳陵泉、支沟。

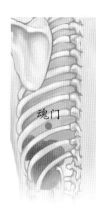

精准定位：在脊柱区，第九胸椎棘突下，后正中线旁开3寸。

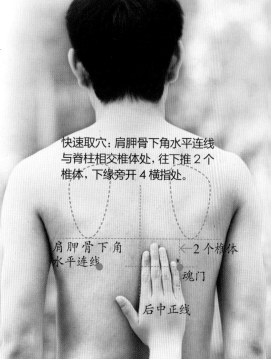

快速取穴：肩胛骨下角水平连线与脊柱相交椎体处，往下推2个椎体，下缘旁开4横指处。

肩胛骨下角水平连线

←2个椎体

魂门

后中正线

阳纲 BL48

阳，阴阳之阳；纲，纲要。胆属阳，穴与胆俞平列，为治疗胆病的要穴。

【主　治】泄泻、黄疸、腹痛、肠鸣、糖尿病。

【针　刺】斜刺0.5~0.8寸，局部酸胀。

【配　伍】腹胀：阳纲配气海。

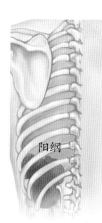

精准定位：在脊柱区，第十胸椎棘突下，后正中线旁开3寸。

快速取穴：肩胛骨下角水平连线与脊柱相交椎体处，往下推3个椎体，下缘旁开4横指处。

肩胛骨下角水平连线

←3个椎体

阳纲

意舍 BL49

意,意念;舍,宅舍。脾藏意;穴与脾俞平列,如脾气之宅舍。

【主 治】腹胀、泄泻、呕吐、纳呆。

【针 刺】斜刺 0.5~0.8 寸,局部酸胀。

【配 伍】腹胀:意舍配脾俞、胃俞。

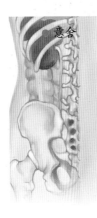

意舍

精准定位:在脊柱区,第十一胸椎棘突下,后正中线旁开 3 寸。

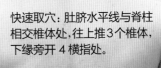

快速取穴:肚脐水平线与脊柱相交椎体处,往上推 3 个椎体,下缘旁开 4 横指处。

后正中线

意舍

3 个椎体

肚脐水平线

胃仓 BL50

胃,胃腑;仓,粮仓。穴犹如粮仓。

【主 治】胃痛、小儿积食、腹胀、水肿、脊背痛。

【针 刺】斜刺 0.5~0.8 寸,局部酸胀。

【配 伍】胃痛:胃仓配足三里。

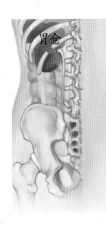

胃仓

精准定位:在脊柱区,第十二胸椎棘突下,后正中线旁开 3 寸。

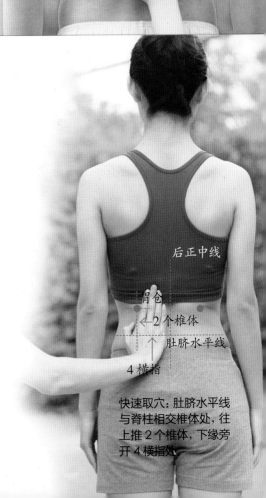

后正中线

胃仓

2 个椎体

肚脐水平线

4 横指

快速取穴:肚脐水平线与脊柱相交椎体处,往上推 2 个椎体,下缘旁开 4 横指处。

肓门 BL51

肓，肓膜；门，门户。穴与三焦俞平列，如肓膜之气出入的门户。

【主　治】痞块、乳腺炎、上腹痛、便秘。

【针　刺】斜刺0.5~0.8寸，局部酸胀。

【配　伍】便秘：肓门配气海、天枢。

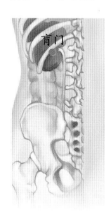

肓门

精准定位：在腰部，第一腰椎棘突下，后正中线旁开3寸。

快速取穴：肚脐水平线与脊柱相交椎体处，往上推1个椎体，下缘旁开4横指处。

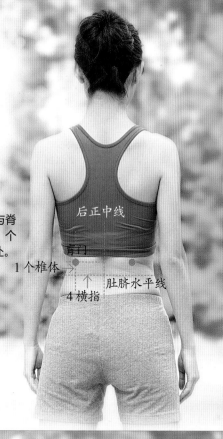

后正中线
肓门
1个椎体
肚脐水平线
4横指

志室 BL52

志，意志；室，房室。肾藏志，穴与肾俞平列，如肾气聚集之房室。

【主　治】遗精、阳痿、阴痛水肿、小便不利、腰脊强痛。

【针　刺】直刺0.5~1.0寸，局部酸胀，向臀部放射。

【配　伍】遗精：志室配命门。

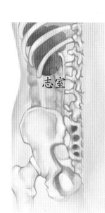

志室

精准定位：在腰部，第二腰椎棘突下，后正中线旁开3寸。

快速取穴：肚脐水平线与脊柱相交椎体处，下缘旁开4横指处。

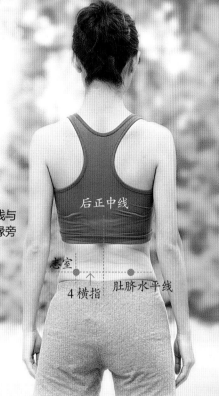

后正中线
志室
4横指
肚脐水平线

胞肓 BL53

胞，囊袋；肓，肓膜。胞，在此主要指膀胱；穴与膀胱俞平列，故名。

【主　治】小便不利、腰脊痛、腹胀、肠鸣、便秘。

【针　刺】直刺0.8~1.2寸。

【配　伍】腰痛：胞肓配委中。

快速取穴：两侧髂嵴连线与脊柱交点，往下推3个椎体，旁开4横指。

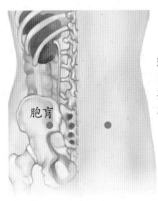

精准定位：在骶区，横平第二骶后孔，骶正中嵴旁开3寸。

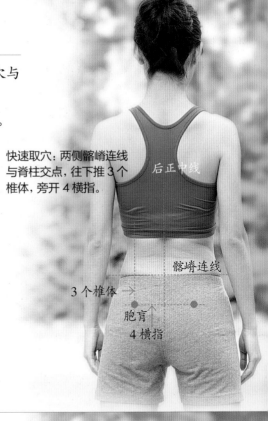

后正中线

髂嵴连线

3个椎体→

胞肓

4横指

秩边 BL54

秩，秩序；边，边缘。膀胱经背部诸穴，排列有序；本穴居其最下缘。

【主　治】腰骶痛、下肢痿痹、痔疾、大便不利、小便不利。

【针　刺】直刺1.5~3.0寸。

【配　伍】腰腿疼痛：秩边配委中、大肠俞。

快速取穴：两侧髂嵴连线与脊柱交点，往下推5个椎体，旁开4横指处。

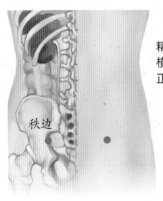

精准定位：在骶区，横平第四骶后孔，骶正中嵴旁开3寸。

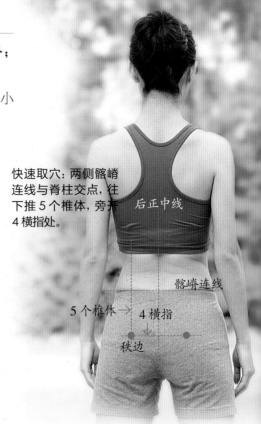

后正中线

髂嵴连线

5个椎体→

4横指

秩边

合阳 BL55

合，汇合；阳，阴阳之阳。本经自上而下分成两支，高而为阳。

【主　治】腰脊痛、下肢酸痛、痿痹、崩漏、带下。

【针　刺】直刺 1.0~2.0 寸，局部酸胀，可向足底放射。

【配　伍】腰痛：合阳配腰阳关。

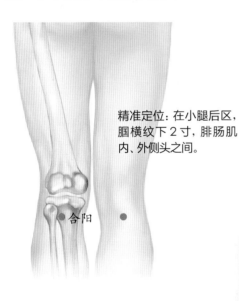

精准定位：在小腿后区，腘横纹下 2 寸，腓肠肌内、外侧头之间。

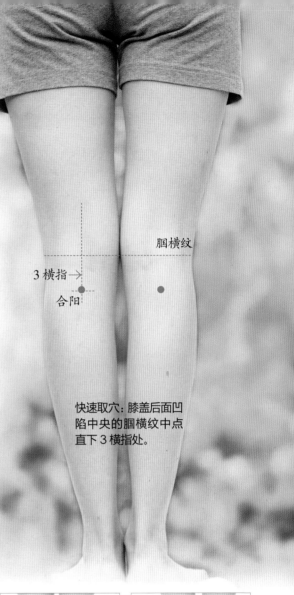

腘横纹

3 横指→

合阳

快速取穴：膝盖后面凹陷中央的腘横纹中点直下 3 横指处。

一穴多用

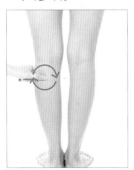

按摩：用拇指按揉或弹拨合阳 200 次，每天坚持，能治疗腰痛、小腹痛等疾病。

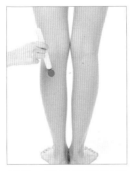

艾灸：用艾条温和灸 5~20 分钟，每天 1 次，可用于治疗腰腿痛、寒疝、崩漏等疾病。

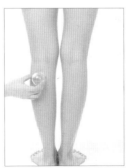

拔罐：用火罐留罐 5~10 分钟，隔天 1 次，可用于治疗腰腿痛、下肢痿痹。

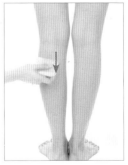

刮痧：从上向下刮拭 3~5 分钟，隔天 1 次，可用于治疗疝气、崩漏、阴部肿痛等疾病。

承筋 BL56

承，承受；筋，筋肉。穴在腓肠肌处；
这是小腿以下承受其以上部位的主要
筋肉。

【主　治】小腿痛、腰脊拘急、抽筋、痔疾。

【针　刺】直刺 1.0~1.2 寸，局部酸胀，
　　　　　可向足底放射。

【配　伍】下肢挛痛：承筋配委中。

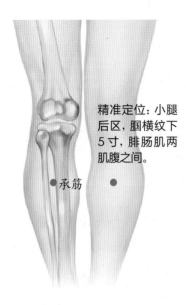

精准定位：小腿
后区，腘横纹下
5 寸，腓肠肌两
肌腹之间。

●承筋

快速取穴：小腿用力，后面
肌肉明显隆起，中央处按
压有酸胀感。

●承筋

一穴多用

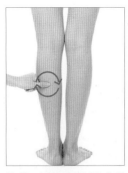

按摩：用拇指按揉或弹
拨承筋 200 次，每天坚
持，能治疗腰痛、小腿
痛等疾病。

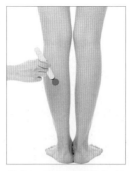

艾灸：用艾条温和灸
5~20 分钟，每天 1 次，
可用于治疗下肢挛痛。

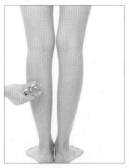

拔罐：用火罐留罐 5~10
分钟，隔天 1 次，可用
于治疗下肢痛、转筋。

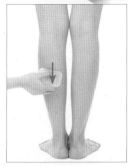

刮痧：从上向下刮拭
3~5 分钟，隔天 1 次，
可用于痔疾、下肢疼痛
等疾病。

承山 BL57

承，承受；山，山巅。腓肠肌之二肌腹高突如山，穴在其下，有承受之势。

【主 治】痔疾、便秘、腰背疼、腿痛。

【针 刺】直刺 1.0~2.0 寸，局部酸胀，针感可向足底放射。

【配 伍】下肢痿痹：承山配阳陵泉。

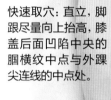

快速取穴：直立，脚跟尽量向上抬高，膝盖后面凹陷中央的腘横纹中点与外踝尖连线的中点处。

腘横纹

承山

外踝尖

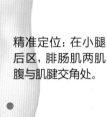

精准定位：在小腿后区，腓肠肌两肌腹与肌腱交角处。

承山

一穴多用

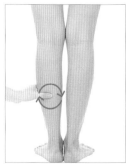

按摩：用拇指按揉或弹拨承山200次，每天坚持，能治疗小腿痛、便秘、腹痛、腰背痛等疾病。

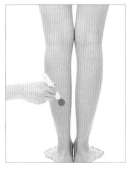

艾灸：用艾条温和灸5~20分钟，每天1次，可用于治疗下肢痛、疝气、腰背痛。

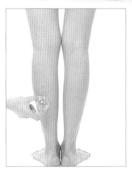

拔罐：用火罐留罐5~10分钟，隔天1次，可用于治疗下肢痛、转筋。

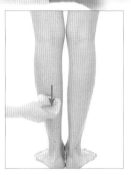

刮痧：从上向下刮拭3~5分钟，隔天1次，可用于治疗痔疾、鼻出血、脚气、下肢疼痛等疾病。

飞扬 BL58

飞，飞翔；扬，向上扬。外为阳，穴在小腿外侧，本经从此处飞离而去络肾经。

【主 治】腰腿痛、膝胫无力、小腿酸痛。

【针 刺】直刺 1.0~1.5 寸，局部酸胀，可向足底放射。

【配 伍】腿痛：飞扬配委中。

快速取穴：承山往下方外侧 1 横指处。

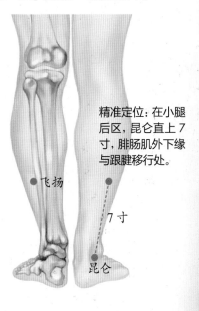

精准定位：在小腿后区，昆仑直上 7 寸，腓肠肌外下缘与跟腱移行处。

7寸

一穴多用

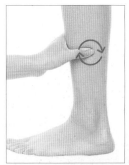

按摩：用拇指按揉或弹拨飞扬 200 次，每天坚持，能治疗腰痛、小腿痛等疾病。

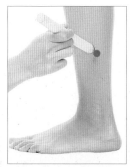

艾灸：用艾条温和灸 5~20 分钟，每天 1 次，可用于治疗下肢挛痛、头痛、风寒感冒等疾病。

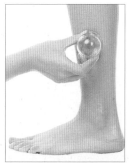

拔罐：用火罐留罐 5~10 分钟，隔天 1 次，可用于治疗下肢痛、转筋、风寒感冒、腿软无力。

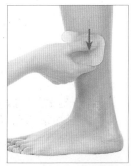

刮痧：从上向下刮拭 3~5 分钟，隔天 1 次，可用于治疗痔疾、小腿疼痛、风寒感冒等疾病。

跗阳 BL59

跗，足背；阳，阴阳之阳。外为阳，上为阳；穴在小腿外侧足背外上方。

【主　治】腰、骶、髋、股后外疼痛。

【针　刺】直刺 0.5~1.0 寸，局部酸胀，可向足底放射。

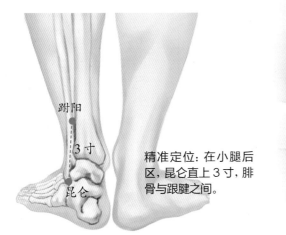

快速取穴：平足外踝向上 4 横指，按压有酸胀感处。

精准定位：在小腿后区，昆仑直上 3 寸，腓骨与跟腱之间。

昆仑 BL60

昆仑，山名。外踝高突，比作昆仑，穴在其后。

【主　治】头痛、腰骶疼痛。

【针　刺】直刺 0.5~0.8 寸，局部酸胀。

【配　伍】头痛、目眩：昆仑配风池。

快速取穴：正坐垂足，外踝尖与跟腱之间凹陷处。

精准定位：在踝区，外踝尖与跟腱之间的凹陷中。

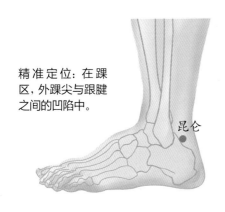

跟腱

外踝尖

昆仑

仆参 BL61

仆，仆从；参，参拜。穴在足跟外侧，参拜时此处易显露。

【主　治】下肢痿弱、足跟痛。

【针　刺】直刺0.3~0.5寸，局部酸胀。

【配　伍】足跟痛：仆参配太溪。

精准定位：在足外侧部，昆仑直下，跟骨外侧，赤白肉际处。

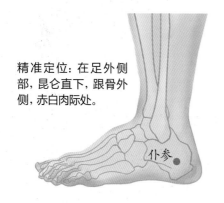

快速取穴：昆仑垂直向下1横指处。

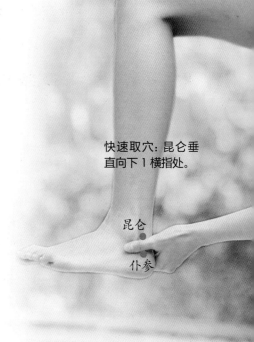

昆仑

仆参

申脉 BL62

申，伸展的意思；脉，经脉。指其可治经脉之屈伸不利、气郁而呻等症，且可内应膀胱之本府也。

【主　治】失眠、癫狂、痫证、中风、偏正头痛、眩晕。

【针　刺】直刺或略向下斜刺0.2~0.3寸，局部酸胀。

【配　伍】眩晕：申脉配肾俞、肝俞、百会。

精准定位：在足外侧部，外踝尖直下，外踝下缘与跟骨之间凹陷中。

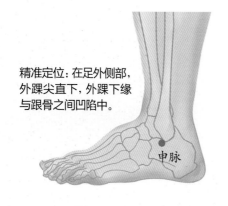

快速取穴：正坐垂足，外踝垂直向下可触及一凹陷，按压有酸胀感处。

申脉

申脉

金门 BL63

金，阳之称；门，门户。穴是阳维脉的始发点，故又被喻为进入阳维脉的门户。

【主　治】头风、足部扭伤。

【针　刺】直刺0.3~0.5寸，局部酸胀，针感可向足背部扩散。

【配　伍】头痛：金门配太阳、合谷。

快速取穴：正坐垂足，脚趾上翘，在脚外侧可见一骨头凸起，外侧凹陷处。

精准定位：在足外侧部，外踝前缘直下，第五跖骨粗隆后方，骰骨下缘凹陷中。

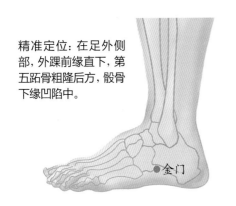

京骨 BL64

京骨，是第五跖骨粗隆的古称。穴在第五跖骨粗隆外侧。

【主　治】头痛、眩晕。

【针　刺】直刺0.3~0.5寸，局部酸胀，针感可向足背部扩散。

【配　伍】头痛：京骨配百会、太冲。

快速取穴：沿小趾长骨往后推，可摸到一凸起，下方皮肤颜色深浅交界处。

精准定位：在足外侧部，第五跖骨粗隆前下方，赤白肉际处。

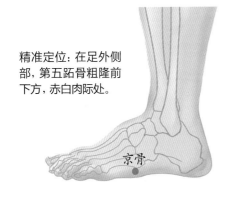

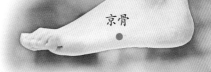

束骨 BL65

束骨，为第五跖骨小头之古称。穴在第五跖骨小头外下方。

【主 治】头痛、目赤、痔疾、下肢后侧痛。

【针 刺】直刺 0.3~0.5 寸。

【配 伍】目眩：束骨配太冲、肾俞。

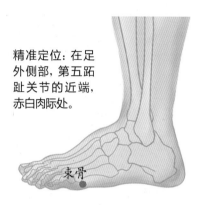

精准定位：在足外侧部，第五跖趾关节的近端，赤白肉际处。

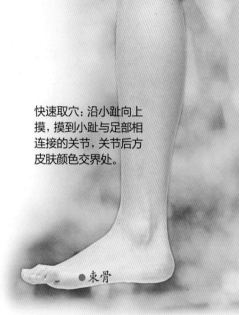

快速取穴：沿小趾向上摸，摸到小趾与足部相连接的关节，关节后方皮肤颜色交界处。

足通谷 BL66

足，足部；通，通过；谷，山谷。穴在足部，该处凹陷如谷，脉气由此而通过。

【主 治】头痛、哮喘、颈椎病、慢性胃炎。

【针 刺】直刺 0.2~0.3 寸。

【配 伍】痔疾：足通谷配金门。

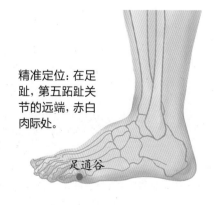

精准定位：在足趾，第五跖趾关节的远端，赤白肉际处。

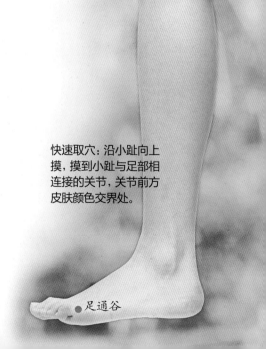

快速取穴：沿小趾向上摸，摸到小趾与足部相连接的关节，关节前方皮肤颜色交界处。

至阴 BL67

至，到达；阴，阴阳之阴。阴，在此指足少阴肾经。此穴为足太阳膀胱经末穴，从这里可到达足少阴肾经。

【主　治】胎位不正、难产、尿潴留、遗精、鼻塞。

【针　刺】浅刺 0.1~0.2 寸，或用三棱针点刺出血。

【配　伍】头痛：至阴配太冲、百会。

精准定位：在足趾，小趾末节外侧，趾甲根角侧后方 0.1 寸（指寸）。

快速取穴：足小趾外侧，趾甲外侧缘与下缘各做一垂线交点处。

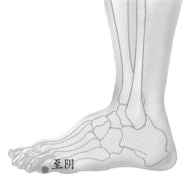

一穴多用

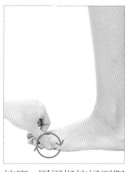
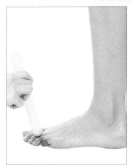
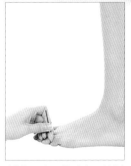
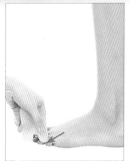

按摩：用拇指按揉至阴 200 次，每天坚持，能治疗头痛。

艾灸：用艾条温和灸 5~20 分钟，每天 1 次，可用于治疗胎位不正。

刺血：在至阴用三棱针点刺放血 1~2 毫升，可用于治疗胎衣不下、癫狂、烦热。

刮痧：从跖趾关节向足尖方向刮拭 3~5 分钟，隔天 1 次，可用于治疗热证无汗、小便不利、遗精等疾病。

8. 足少阴肾经经穴

17：00~19：00（酉时）是肾经当令，肾经是人体协调阴阳能量的经脉，也是维持体内水液平衡的主要经络，人体经过申时泻火排毒，肾在酉时进入贮藏精华的阶段。此时不适宜进行太强的运动，也不适宜大量喝水。

经穴歌诀

少阴经穴二十七，涌泉然谷与太溪，

大钟水泉与照海，复溜交信筑宾派，

阴谷膝内辅骨后，以上从足至膝求，

横骨大赫连气穴，四满中注肓俞脐，

商曲石关阴都密，通谷幽门一寸取，

步廊神封膺灵墟，神藏或中俞府毕。

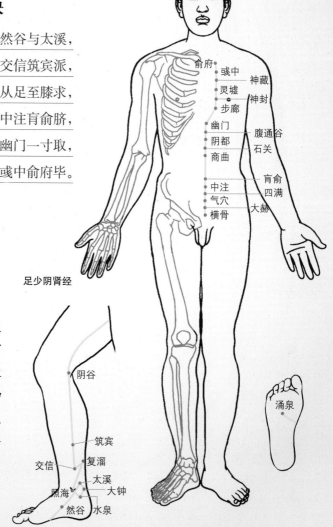

足少阴肾经

足少阴肾经一侧 27 个穴位，左右共 54 个穴位，其中 10 个分布于下肢，17 个位于胸腹部。首穴涌泉，末穴俞府。联系的脏腑和器官有肾、肝、肺、心、膀胱、舌、喉，所以能够治疗这些脏器和器官所在部位的疾病。

涌泉 KI1

涌，外涌而出也；泉，泉水也。穴居足心陷中，经气自下而上，如涌出之水泉。

【主　治】头痛、头晕、咽喉肿痛、足心热、下肢瘫痪。

【针　刺】直刺 0.5~1.0 寸，局部胀痛，针感可扩散至整个足底。

【配　伍】喉痹：涌泉配然谷。

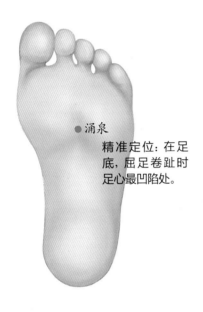

●涌泉

精准定位：在足底，屈足卷趾时足心最凹陷处。

1/3

●涌泉

快速取穴：卷足，足底前 1/3 处可见有一凹陷处。

2/3

一穴多用

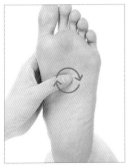

按摩：用拇指用力按揉涌泉 200 次，可用于治疗头晕、小便不利等。

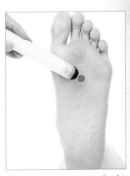

艾灸：用艾条温和灸 5~20 分钟，每天 1 次，可用于治疗喉痹、头顶痛。

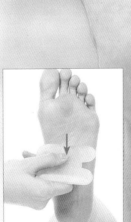

刮痧：从脚趾向足跟方向刮拭 3~5 分钟，隔天 1 次，可用于治疗头晕、喉痹、小儿惊风、足心热、小便不利等疾病。

然谷 KI2

然，然骨；谷，山谷。穴在然骨（舟骨粗隆）下陷中，如居山谷。

【主　治】月经不调、胸胁胀满。

【针　刺】直刺 0.5~1.0 寸，局部胀痛，针感可向足底部放射。

【配　伍】热病烦心、多汗：然谷配太溪。

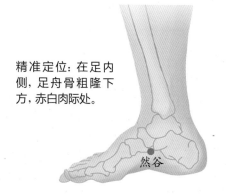

精准定位：在足内侧，足舟骨粗隆下方，赤白肉际处。

快速取穴：在脚内侧，足弓弓背中部靠前的位置，可以摸到一个骨节缝隙处。

然谷

太溪 KI3

太，甚大；溪，沟溪。穴在内踝与跟腱之间凹陷中，如巨大的沟溪。

【主　治】遗尿、遗精、阳痿、月经不调、失眠、头痛。

【针　刺】直刺 0.5~1.0 寸，局部酸胀。

【配　伍】心痛：太溪配支沟、然谷。

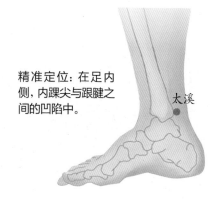

精准定位：在足内侧，内踝尖与跟腱之间的凹陷中。

太溪

快速取穴：坐位垂足，由足内踝向后推至与跟腱之间凹陷处。

内踝尖
太溪

大钟 KI4

大，大小之大；钟，同"踵"，即足跟。穴在足跟，其骨较大，故名大钟。

【主　治】咽喉肿痛、腰脊强痛。

【针　刺】直刺0.3~0.5寸，局部酸胀。

【配　伍】心悸：大钟配太溪、神门。

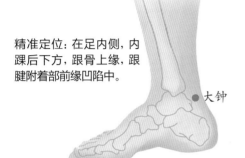

精准定位：在足内侧，内踝后下方，跟骨上缘，跟腱附着部前缘凹陷中。

快速取穴：正坐或垂足，与内踝下缘取平，靠跟腱前缘处。

水泉 KI5

水，水液；泉，水泉。水泉有水源之意，肾主水。穴属本经郄穴，能治小便淋漓。

【主　治】小便不利、足跟痛。

【针　刺】直刺0.3~0.5寸，局部酸胀。

【配　伍】肾虚：水泉配中极、水道。

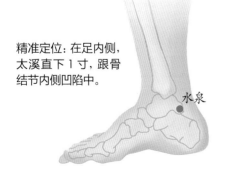

精准定位：在足内侧，太溪直下1寸，跟骨结节内侧凹陷中。

快速取穴：太溪直下1横指处，按压有酸胀感处。

太溪
1横指
水泉

照海 KI6

照，光照；海，海洋。穴属肾经，气盛如海，意为肾中真阳，可光照周身。

【主　治】咽喉肿痛、心痛、气喘、便秘、肠鸣泄泻、月经不调。

【针　刺】直刺 0.5~0.8 寸，局部酸胀，针感可扩散至整个踝部。

【配　伍】月经不调：照海配肾俞、关元、三阴交。

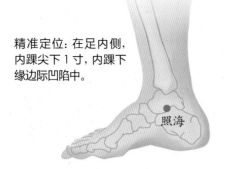

精准定位：在足内侧，内踝尖下 1 寸，内踝下缘边际凹陷中。

快速取穴：坐位垂足，由内踝尖垂直向下推，至下缘凹陷处，按压有酸痛感处。

复溜 KI7

复，同"伏"，深伏；溜，流动。穴居照海之上，在此指经气至"海"入而复出并继续溜注之意。

【主　治】水肿、腹胀、腰脊强痛、盗汗。

【针　刺】直刺 0.5~0.8 寸，局部酸胀，可有麻电感向足底放射。

【配　伍】盗汗不止：复溜配后溪、阴郄。

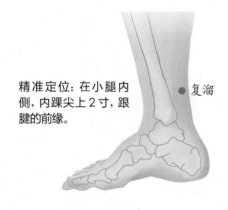

精准定位：在小腿内侧，内踝尖上 2 寸，跟腱的前缘。

快速取穴：太溪直上 3 横指，跟腱前缘处，按压有酸胀感处。

交信 KI8

交，交会；信，信用。信，五常之一，属土，指脾。
本经脉气在本穴交会脾经。

【主　治】月经不调、大便难、赤白痢。

【针　刺】直刺 0.6~1.2 寸，局部酸胀，有麻电感向
　　　　　足底放射。

【配　伍】月经不调：交信配三阴交。

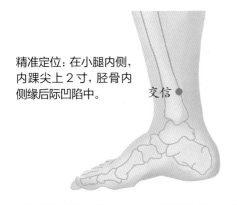

精准定位：在小腿内侧，
内踝尖上 2 寸，胫骨内
侧缘后际凹陷中。

交信

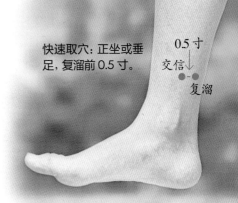

快速取穴：正坐或垂
足，复溜前 0.5 寸。

0.5寸
交信
复溜

筑宾 KI9

筑，强健；宾，同"膑"，泛指膝和小腿。穴在小腿内侧，
有使腿膝强健的作用。

【主　治】脚软无力、小腿内侧痛。

【针　刺】直刺 1.0~1.5 寸，局部酸胀，有麻电感向足底放射。

【配　伍】水肿：筑宾配肾俞、关元。

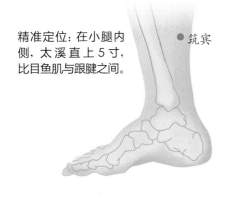

精准定位：在小腿内
侧，太溪直上 5 寸，
比目鱼肌与跟腱之间。

筑宾

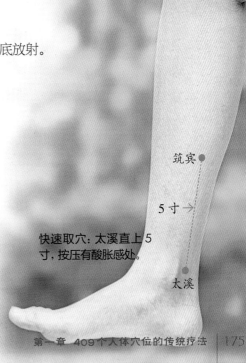

筑宾

5寸

快速取穴：太溪直上 5
寸，按压有酸胀感处。

太溪

阴谷 KI10

阴，阴阳之阴；谷，山谷。内为阴。
穴在膝关节内侧，局部凹陷如谷。

【主　治】遗精、阳痿。

【针　刺】直刺 1.0~1.5 寸。

【配　伍】阳痿：阴谷配关元、肾俞。

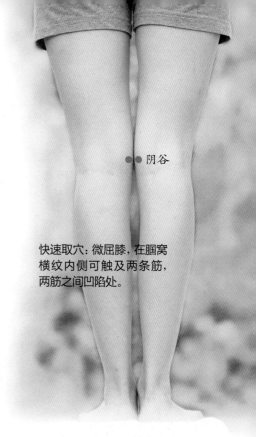

快速取穴：微屈膝，在腘窝
横纹内侧可触及两条筋，
两筋之间凹陷处。

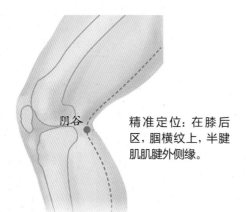

精准定位：在膝后
区，腘横纹上，半腱
肌肌腱外侧缘。

横骨 KI11

横骨，为耻骨之古称。穴在横骨上缘上方，
故称横骨。

【主　治】腹胀、腹痛、泄泻、便秘。

【针　刺】直刺 1.0~1.5 寸。

【配　伍】阳痿、遗精：横骨配关元、肾俞。

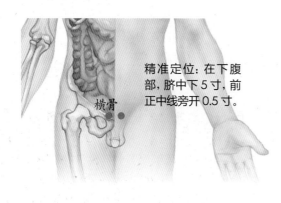

精准定位：在下腹
部，脐中下 5 寸，前
正中线旁开 0.5 寸。

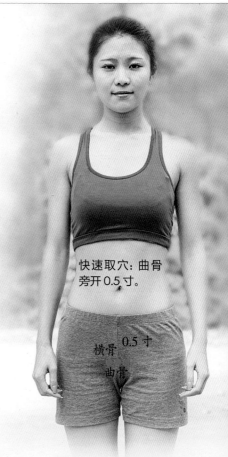

快速取穴：曲骨
旁开 0.5 寸。

横骨　0.5 寸
曲骨

大赫 KI12

大，大小之大；赫，显赫。显赫有盛大之意。本穴为足少阴冲脉之会，乃下焦元气充盛之处。

【主 治】遗精、月经不调、子宫脱垂、痛经。

【针 刺】直刺 1.0~1.5 寸。

【配 伍】男科病、不孕不育症：大赫配命门、肾俞、关元。

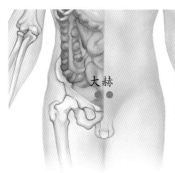

精准定位：在下腹部，脐中下 4 寸，前正中线旁开 0.5 寸。

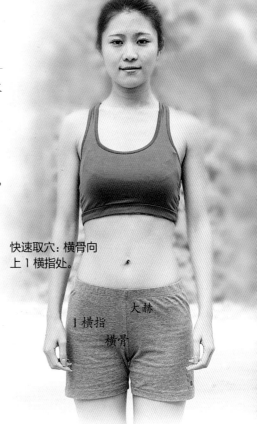

快速取穴：横骨向上 1 横指处。

气穴 KI13

气，气血之气，在此指肾气；穴，土室。穴在关元旁，为肾气藏聚之室。

【主 治】月经不调、痛经、小便不通、遗精、阳痿。

【针 刺】直刺 1.0~1.5 寸。

【配 伍】消化不良：气穴配天枢、大肠俞。

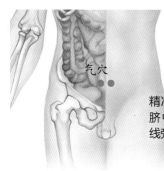

精准定位：在下腹部，脐中下 3 寸，前正中线旁开 0.5 寸。

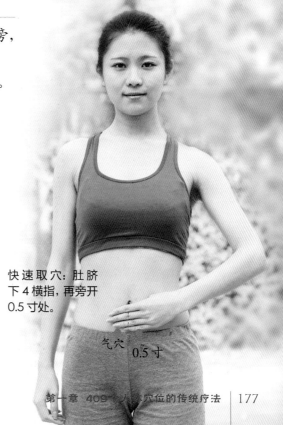

快速取穴：肚脐下 4 横指，再旁开 0.5 寸处。

四满 KI14

四，第四；满，充满。此乃肾经入腹的第四穴，可治腹部胀满。

【主　治】月经不调、遗尿、遗精、水肿、小腹痛、便秘。

【针　刺】直刺 1.0~1.5 寸。

【配　伍】月经不调、带下、遗精：四满配气海、三阴交、肾俞、血海。

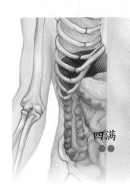

精准定位：在下腹部，脐中下2寸，前正中线旁开0.5寸。

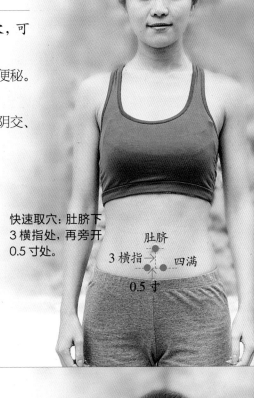

快速取穴：肚脐下3横指处，再旁开0.5寸处。

肚脐
3横指 四满
0.5寸

中注 KI15

中，中间；注，灌注。肾经之气由此灌注中焦。

【主　治】腹胀、呕吐、泄泻、痢疾。

【针　刺】直刺 1.0~1.5 寸。

【配　伍】腰背痛：中注配肾俞、气海俞。

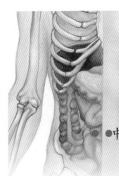

精准定位：在下腹部，脐中下1寸，前正中线旁开0.5寸。

快速取穴：肚脐下1寸，再旁开0.5寸处。

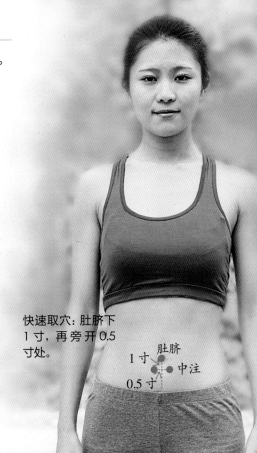

肚脐
1寸 中注
0.5寸

肓俞 KI16

肓，肓膜；俞，输注。肾经之气由此灌注中焦。

【主　治】腹痛绕脐、腹胀、呕吐、泄泻、痢疾、便秘。

【针　刺】直刺 1.0~1.5 寸。

【配　伍】便秘、痢疾：肓俞配天枢、足三里、大肠俞。

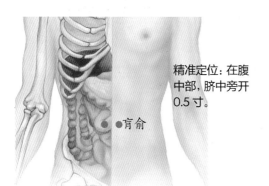

精准定位：在腹中部，脐中旁开 0.5 寸。

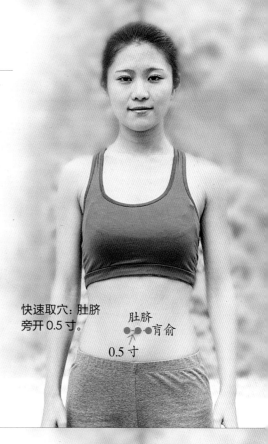

快速取穴：肚脐旁开 0.5 寸。

肚脐　肓俞

0.5 寸

商曲 KI17

商，漏刻也；曲，隐秘也。肾经冲脉气血在此吸热后缓慢上行。

【主　治】腹痛、泄泻、便秘，腹中积聚。

【针　刺】直刺 0.5~0.8 寸。

【配　伍】腹痛、腹胀：商曲配中脘。

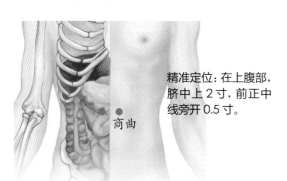

精准定位：在上腹部，脐中上 2 寸，前正中线旁开 0.5 寸。

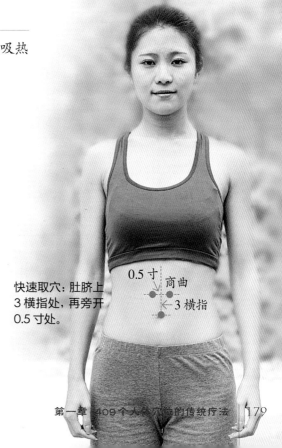

快速取穴：肚脐上 3 横指处，再旁开 0.5 寸处。

0.5 寸　商曲

3 横指

石关 KI18

石，石头；关，重要。石有坚实之意。本穴为治腹部坚实病症的要穴。

【主　治】经闭、带下症、产后恶露不止、阴门瘙痒。

【针　刺】直刺 1.0~1.5 寸。

【配　伍】胃痛、呕吐、腹胀：石关配中脘。

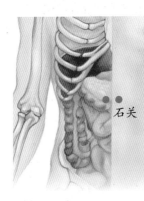

精准定位：在上腹部，脐中上 3 寸，前正中线旁开 0.5 寸。

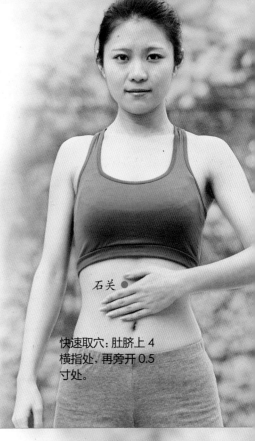

石关

快速取穴：肚脐上 4 横指处，再旁开 0.5 寸处。

阴都 KI19

阴，阴阳之阴；都，会聚。阴，指腹部，为水谷聚集之处。

【主　治】腹胀、肠鸣、腹痛、便秘、不孕。

【针　刺】直刺 1.0~1.5 寸。

【配　伍】闭经：阴都配三阴交、血海。

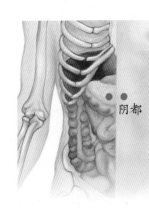

精准定位：在上腹部，脐中上 4 寸，前正中线旁开 0.5 寸。

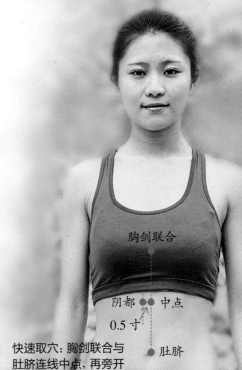

胸剑联合

阴都　　中点

0.5 寸

肚脐

快速取穴：胸剑联合与肚脐连线中点，再旁开 0.5 寸处。

腹通谷 KI20

腹，腹部；通，通过；谷，水谷。穴在腹部，为通过水谷之处。

【主　治】腹痛、腹胀、呕吐、胸痛、心痛、心悸。

【针　刺】直刺0.5~0.8寸。

【配　伍】癫痫、惊悸：腹通谷配申脉、照海。

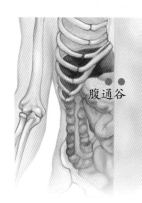

精准定位：在上腹部，脐中上5寸，前正中线旁开0.5寸。

快速取穴：先取阴都，再向上量1横指处即是。

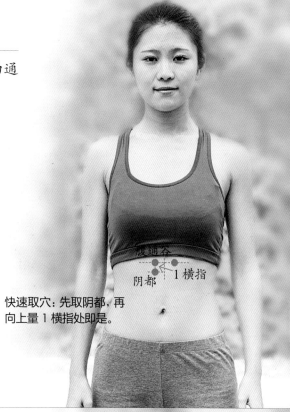

幽门 KI21

幽，隐藏在腹部深处；门，门户。胃之下口称幽门。穴之深部，邻近幽门。

【主　治】腹痛、呕吐、消化不良、泄泻、痢疾。

【针　刺】直刺0.5~1.0寸。

【配　伍】胃痛、呕吐：幽门配中脘、建里。

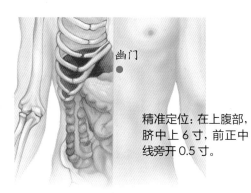

精准定位：在上腹部，脐中上6寸，前正中线旁开0.5寸。

快速取穴：胸剑联合直下3横指，再旁开0.5寸处。

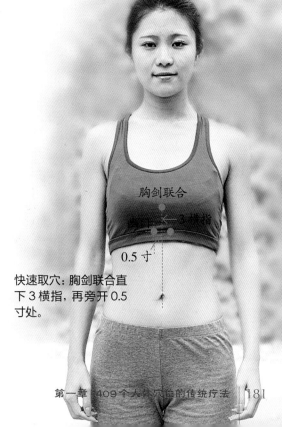

步廊 KI22

步，步行；廊，走廊。穴当中庭旁；经气自此，如步
行于庭堂之两廊。

【主　治】咳嗽、哮喘、胸痛、乳痛、鼻塞、胃炎、胸膜炎、
　　　　　肋间神经炎。

【针　刺】平刺0.5~0.8寸。

【配　伍】外感喘咳：步廊配定喘、列缺。

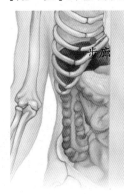

精准定位：在胸部，
第五肋间隙，前正中
线旁开2寸。

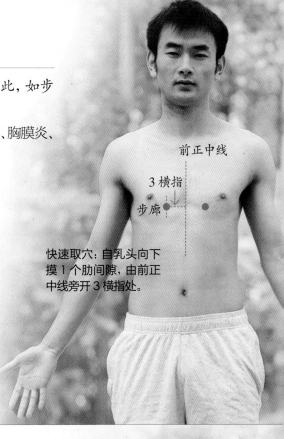

快速取穴：自乳头向下
摸1个肋间隙，由前正
中线旁开3横指处。

神封 KI23

神，指心；封，领属。穴之所在为心之所属。

【主　治】咳嗽、哮喘、呕吐、胸痛、乳痛、肋间
　　　　　神经痛、胸膜炎。

【针　刺】平刺或斜刺0.5~0.8寸。

【配　伍】胸胁胀痛：神封配阳陵泉。

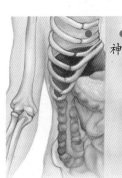

精准定位：在胸部，
第四肋间隙，前正
中线旁开2寸。

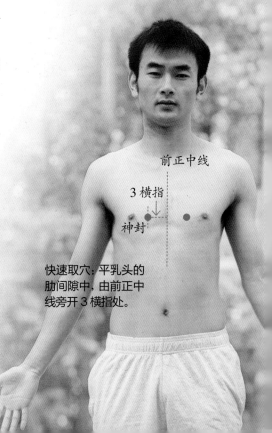

快速取穴：平乳头的
肋间隙中，由前正中
线旁开3横指处。

灵墟 KI24

灵,指心;墟,土堆。本穴内应心脏,外当肌肉隆起处,其隆起犹如土堆。

【主 治】咳嗽、哮喘、胸痛、乳痈、肋间神经痛、胸膜炎。

【针 刺】平刺或斜刺0.5~0.8寸。

【配 伍】失眠健忘:灵墟配神门、神藏。

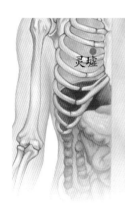

精准定位:在胸部,第三肋间隙,前正中线旁开2寸。

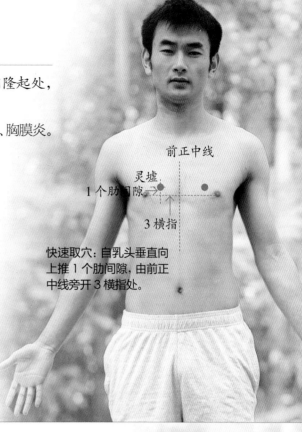

前正中线

灵墟

1个肋间隙

3横指

快速取穴:自乳头垂直向上推1个肋间隙,由前正中线旁开3横指处。

神藏 KI25

神,指心;藏,匿藏。穴当心神匿藏之处。

【主 治】咳嗽、哮喘、胸痛。

【针 刺】平刺或斜刺0.5~0.8寸。

【配 伍】心肌梗死:神藏配心俞、玉堂。

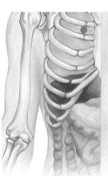

精准定位:在胸部,第二肋间隙,前正中线旁开2寸。

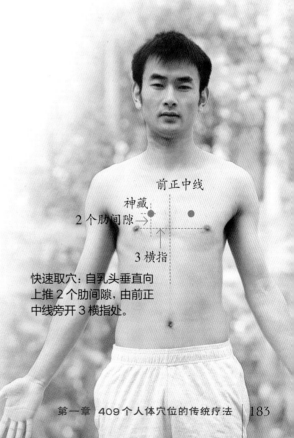

前正中线

神藏

2个肋间隙

3横指

快速取穴:自乳头垂直向上推2个肋间隙,由前正中线旁开3横指处。

彧中 KI26

彧,通"郁";中,中间。郁有茂盛之意,穴当肾气行于胸中大盛之处。

【主　治】咳嗽、哮喘、胸胁胀满。

【针　刺】平刺或斜刺0.5~0.8寸。

【配　伍】咽喉肿痛:彧中配天突、间使。

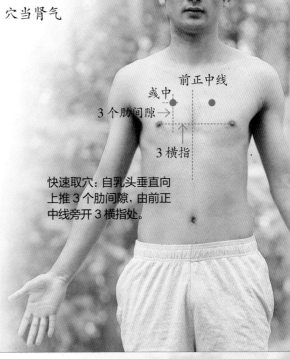

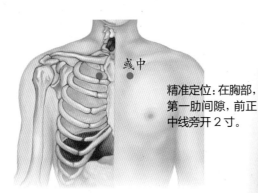

精准定位:在胸部,第一肋间隙,前正中线旁开2寸。

快速取穴:自乳头垂直向上推3个肋间隙,由前正中线旁开3横指处。

俞府 KI27

俞,输注;府,通"腑"。肾之经气由此输入内脏。

【主　治】咳嗽、哮喘、呕吐、胸胁胀满、不嗜食、肋间神经痛、胸膜炎。

【针　刺】平刺0.5~0.8寸。

【配　伍】咳嗽:俞府配天突、肺俞。

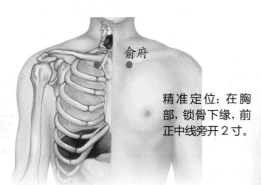

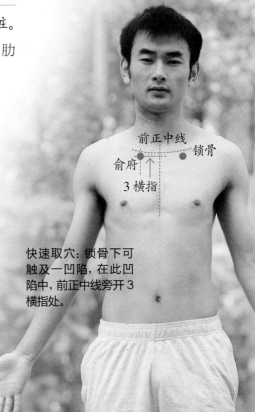

精准定位:在胸部,锁骨下缘,前正中线旁开2寸。

快速取穴:锁骨下可触及一凹陷,在此凹陷中,前正中线旁开3横指处。

9. 手厥阴心包经经穴

心包是心的保护组织，又是气血通道。心包经戌时最兴旺，心脏不好的人最好在19：00~21：00（戌时）循按心包经。此时还要给自己创造安然入眠的条件：保持心情舒畅，看书、听音乐或打太极，放松心情，从而释放压力；晚餐不要太过油腻，否则易生亢热而致胸中烦闷、恶心。

经穴歌诀

心包手厥阴九穴，起于天池中冲尽，

心胸肺胃效皆好，诸痛痒疮亦可寻，

天池乳外旁一寸，天泉腋下二寸循，

曲泽腱内横纹上，郄门去腕五寸寻，

间使腕后方三寸，内关掌后二寸停，

掌后纹中大陵在，两条肌腱标准明，

劳宫屈指掌心取，中指末端是中冲。

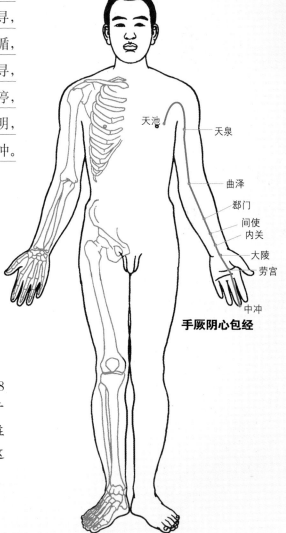

手厥阴心包经

手厥阴心包经一侧9个穴位，左右共18个穴位，其中8个分布于上肢，1个位于胸部。首穴天池，末穴中冲。联系的脏腑和器官有三焦、心包，所以能够治疗这些脏器和器官所在部位的疾病。

天池 PC1

天，天空；池，池塘。穴在乳旁，乳房之泌乳，有如水自天池而出。

【主　治】咳嗽、哮喘、呕吐、胸痛、胸闷。

【针　刺】斜刺或平刺0.5~0.8寸。

【配　伍】咳嗽：天池配列缺、丰隆。

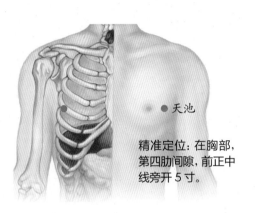

● 天池

精准定位：在胸部，第四肋间隙，前正中线旁开5寸。

快速取穴：自乳头沿水平线向外侧旁开1横指，按压有酸胀感处。

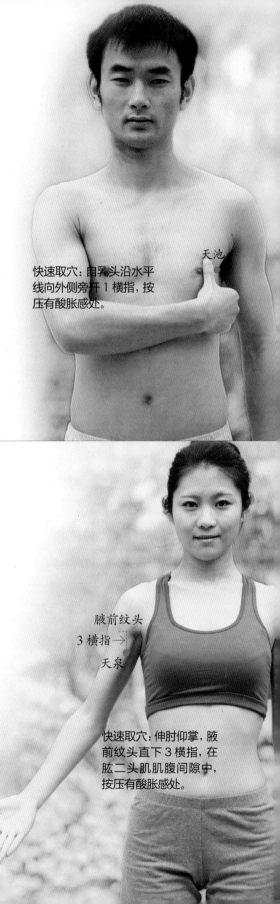

天池

天泉 PC2

天，天空；泉，泉水。源于天地的经气由此而下，如泉水从天而降。

【主　治】上臂内侧痛、胸胁胀满、胸背痛。

【针　刺】直刺0.5~0.8寸。

【配　伍】心痛、心悸：天泉配通里。

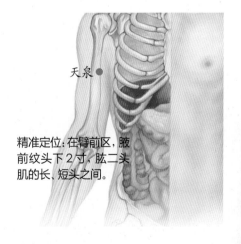

天泉 ●

精准定位：在臂前区，腋前纹头下2寸，肱二头肌的长、短头之间。

腋前纹头
3横指→
天泉

快速取穴：伸肘仰掌，腋前纹头直下3横指，在肱二头肌肌腹间隙中，按压有酸胀感处。

瞳子髎 GB1

瞳子，即瞳孔；髎，骨隙。穴在小眼角外方骨
隙中，横对瞳孔。

【主　治】头痛眩晕、口眼歪斜、目痛、迎风流泪、
　　　　　目生翳膜。

【针　刺】平刺0.3~0.5寸。

【配　伍】目生内障：瞳子髎配睛明。

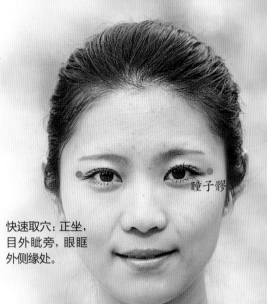

快速取穴：正坐，
目外眦旁，眼眶
外侧缘处。

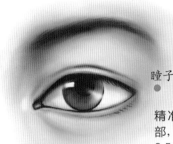

瞳子髎

精准定位：在面
部，目外眦外侧
0.5寸凹陷中。

听会 GB2

听，听觉；会，聚会。穴在耳前，功司耳闻，
为耳部经气聚会之处。

【主　治】头痛眩晕、口眼歪斜、耳鸣、耳聋。

【针　刺】直刺0.5~1.0寸，局部酸胀。

【配　伍】耳鸣、耳聋：听会配听宫。

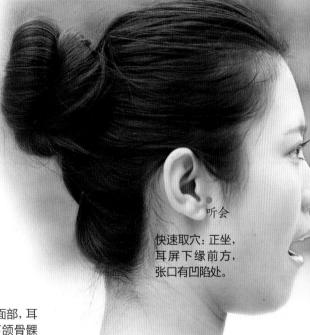

听会

快速取穴：正坐，
耳屏下缘前方，
张口有凹陷处。

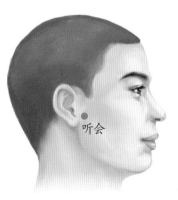

听会

精准定位：在面部，耳
屏间切迹与下颌骨髁
突之间的凹陷中。

上关 GB3

上，上方；关，关界。关，指颧骨弓，穴当其上缘。

【主　治】头痛眩晕、耳鸣、耳聋。

【针　刺】直刺 0.5~1.0 寸，局部酸胀，针感可放射至半侧耳部。

【配　伍】下颌关节炎、牙关紧闭：上关配耳门、合谷、颊车。

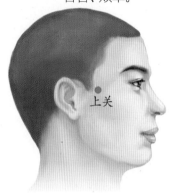

精准定位：在面部，颧弓上缘中央凹陷中。

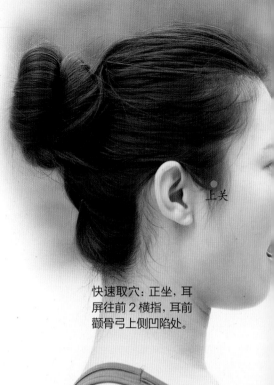

快速取穴：正坐，耳屏往前 2 横指，耳前颧骨弓上侧凹陷处。

颔厌 GB4

颔，下颌；厌，顺从。穴在颞颥处，随咀嚼顺从下颌运动。

【主　治】头痛眩晕、耳鸣、耳聋。

【针　刺】平刺 0.3~0.5 寸，局部酸胀。

【配　伍】偏头痛：颔厌配悬颅。

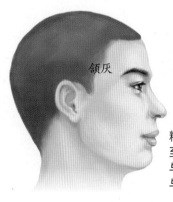

精准定位：在头部，从头维至曲鬓的弧形连线（其弧度与鬓发弧度相应）的上 1/4 与下 3/4 的交点处。

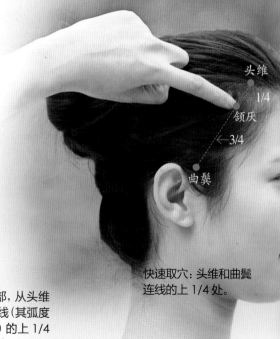

快速取穴：头维和曲鬓连线的上 1/4 处。

悬颅 GB5

悬，悬挂；颅，头颅。穴在颞颥部，如悬挂在头颅之两侧。

【主 治】偏头痛。

【针 刺】平刺 0.5~0.8 寸，局部酸胀。

【配 伍】偏头痛：悬颅配颔厌。

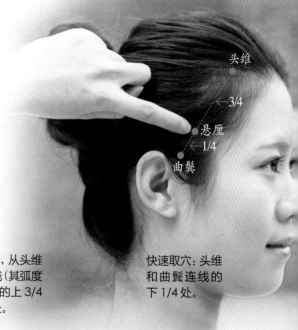

快速取穴：头维和曲鬓连线，中点处。

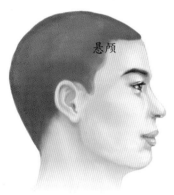

精准定位：在头部，头维至曲鬓的弧形连线（其弧度与鬓发弧度相应）的中点处。

悬厘 GB6

悬，悬垂；厘，同"毛"，指头发。穴在颞颥部，位于悬垂的长发之中。

【主 治】头痛眩晕。

【针 刺】平刺 0.5~0.8 寸，局部酸胀。

【配 伍】热病偏头痛：悬厘配鸠尾。

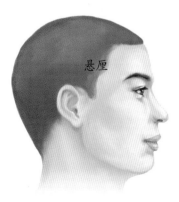

精准定位：在头部，从头维至曲鬓的弧形连线（其弧度与鬓发弧度相应）的上 3/4 与下 1/4 的交点处。

快速取穴：头维和曲鬓连线的下 1/4 处。

曲鬓 GB7

曲，弯曲；鬓，鬓发。穴在耳上鬓发边际的弯曲处。

【主　治】头痛眩晕。

【针　刺】平刺 0.5~0.8 寸，局部酸胀。

【配　伍】目赤肿痛：曲鬓配风池、太冲。

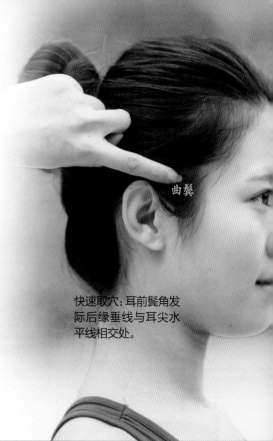

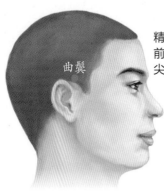

精准定位：在头部，耳前鬓角发际后缘与耳尖水平线的交点处。

快速取穴：耳前鬓角发际后缘垂线与耳尖水平线相交处。

率谷 GB8

率，统率；谷，山谷。穴在耳上，为以"谷"命名诸穴的最高者，如诸谷的统帅。

【主　治】头痛、眩晕、小儿惊风。

【针　刺】平刺 0.5~0.8 寸，局部酸胀，可扩散至颞侧头部。

【配　伍】小儿急慢惊风、眩晕、耳鸣：率谷配印堂、太冲、合谷。

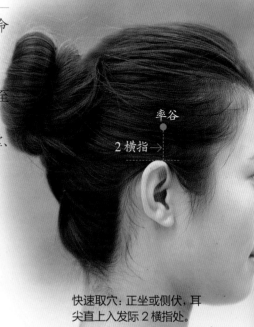

2 横指

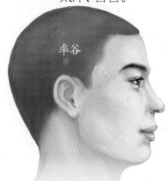

精准定位：在头部，耳尖直上入发际 1.5 寸。

快速取穴：正坐或侧伏，耳尖直上入发际 2 横指处。

天冲 GB9

天，天空；冲，冲出。天，指头部，穴在其两侧，胆经气血在本穴冲向巅顶。

【主 治】头痛眩晕。

【针 刺】平刺0.5~0.8寸，局部酸胀。

【配 伍】头痛：天冲配目窗、风池。

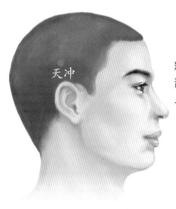

精准定位：在头部，耳根后缘直上，入发际2寸。

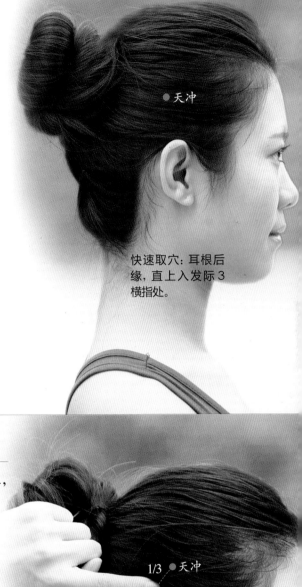

快速取穴：耳根后缘，直上入发际3横指处。

浮白 GB10

浮，浮浅；白，光明。穴位于体表浮浅部位，有清头明目之功。

【主 治】头痛、颈项强痛。

【针 刺】平刺0.5~0.8寸，局部酸胀。

【配 伍】耳鸣、耳聋：浮白配听会、中渚。

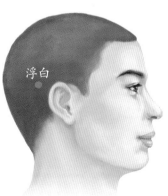

精准定位：在头部，耳后乳突的后上方，从天冲与完骨弧形连线（其弧度与耳郭弧度相应）的上1/3与下2/3交点处。

快速取穴：先找到天冲和完骨，两者弧形连线的上1/3处。

头窍阴 GB11

头，头部；窍，空窍；阴，阴阳之阴。肝肾属阴，开窍于耳目。穴在头部，可治疗耳目之疾。

【主　治】头痛眩晕、口眼歪斜、耳鸣、耳聋、齿痛、胸胁痛、口苦。

【针　刺】平刺 0.5~0.8 寸，局部酸胀，针感可扩散至头后侧部。

【配　伍】头痛：头窍阴配强间。

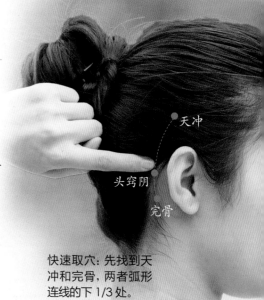

快速取穴：先找到天冲和完骨，两者弧形连线的下 1/3 处。

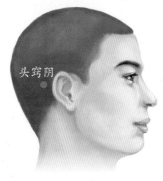

精准定位：在头部，耳后乳突的后上方，天冲与完骨的弧形连线（其弧度与耳郭弧度相应）的上 2/3 与下 1/3 交点处。

完骨 GB12

完骨，即颞骨乳突。穴在耳后颞骨乳突下缘。

【主　治】头痛眩晕、耳鸣、耳聋。

【针　刺】直刺 0.5~0.8 寸，局部酸胀，针感可扩散至头顶部。

【配　伍】疟疾：完骨配风池、大杼。

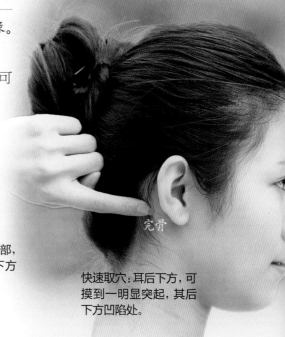

快速取穴：耳后下方，可摸到一明显突起，其后下方凹陷处。

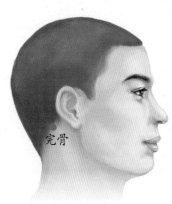

精准定位：在头部，耳后乳突的后下方凹陷中。

本神 GB13

本，根本；神，神志。穴在前发际神庭旁。内为脑之所在；脑为元神之府，主神志，为人之根本。

【主　治】头痛、眩晕、颈项强直。

【针　刺】平刺0.5~0.8寸，局部酸胀。

【配　伍】小儿惊痫：本神配前顶、囟会、天柱。

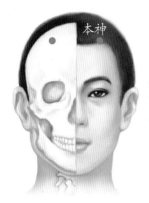

精准定位：在头部，前发际上0.5寸，头正中线旁开3寸。

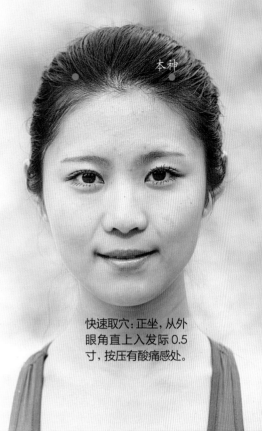

快速取穴：正坐，从外眼角直上入发际0.5寸，按压有酸痛感处。

阳白 GB14

阳，阴阳之阳；白，光明。头为阳，穴在头面部，有明目之功。

【主　治】头痛、眩晕、颈项强急、眼红肿疼痛、近视、夜盲症、面瘫。

【针　刺】平刺0.5~0.8寸。

【配　伍】目赤肿痛、视物昏花：阳白配太阳、睛明、鱼腰。

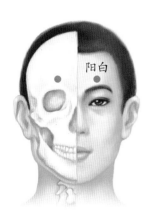

精准定位：在头部，眉上1寸，瞳孔直上。

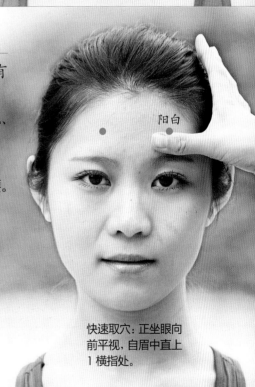

快速取穴：正坐眼向前平视，自眉中直上1横指处。

头临泣 GB15

头，头部；临，调治；泣，流泪。穴在头部，可调治迎风流泪等疾病。

【主 治】头痛目眩、目赤肿痛、耳鸣耳聋、中风不省人事。

【针 刺】平刺0.5~0.8寸。

【配 伍】疟疾：头临泣配大椎、间使、胆俞、肝俞。

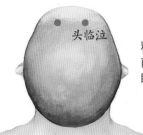

精准定位：在头部，前发际上0.5寸，瞳孔直上。

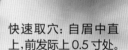

快速取穴：自眉中直上，前发际上0.5寸处。

目窗 GB16

目，眼睛；窗，窗户。穴在眼的上方，善治眼疾，犹如眼目之窗。

【主 治】头痛头晕、小儿惊痫。

【针 刺】平刺0.5~0.8寸，局部酸胀。

【配 伍】面目浮肿：目窗配陷谷。

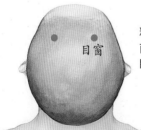

精准定位：在头部，前发际上1.5寸，瞳孔直上。

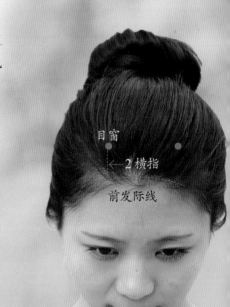

快速取穴：正坐低头，自眉中直上，前发际上2横指处。

正营 GB17

正，正当；营，同"荣"。正营，惶恐不安的意思。本穴主治惶恐不安等神志病。

【主　治】头痛头晕、面目浮肿、目赤肿痛。

【针　刺】平刺0.5~0.8寸。

【配　伍】头痛、眩晕、目赤肿痛：正营配阳白、太冲、风池。

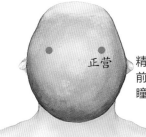

精准定位：在头部，前发际上2.5寸，瞳孔直上。

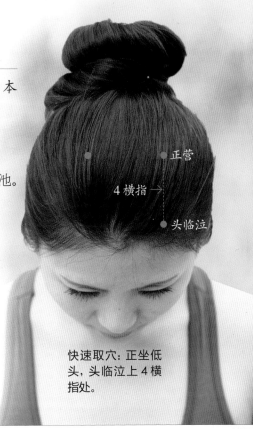

快速取穴：正坐低头，头临泣上4横指处。

承灵 GB18

承，承受；灵，神灵。脑主神灵，故脑上顶骨又称天灵骨，穴就在其外下方。

【主　治】头痛、眩晕、目痛。

【针　刺】平刺0.5~0.8寸。

【配　伍】鼻出血：承灵配风池、风门、后溪。

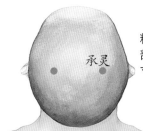

精准定位：在头部，前发际上4寸，瞳孔直上。

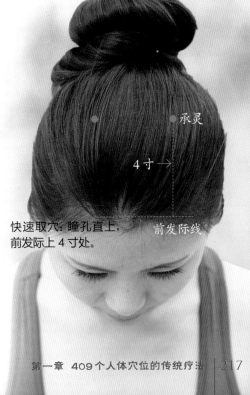

快速取穴：瞳孔直上，前发际上4寸处。

脑空 GB19

脑，脑髓；空，空窍。穴在枕骨外侧，内通脑窍，主治脑病。

【主　治】头痛、癫痫、惊悸。

【针　刺】平刺 0.3~0.5 寸，局部酸胀，针感可扩散至后头部。

【配　伍】颈项强痛：脑空配悬钟、后溪。

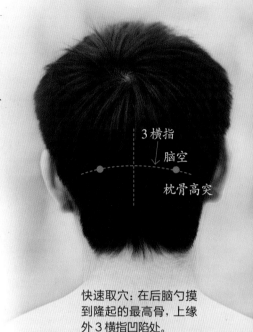

3横指
脑空
枕骨高突

快速取穴：在后脑勺摸到隆起的最高骨，上缘外3横指凹陷处。

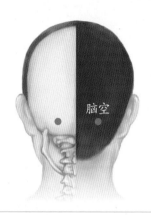

精准定位：在头部，横平枕外隆凸的上缘，风池直上。

脑空

风池 GB20

风，风邪；池，池塘。穴在枕骨下，局部凹陷如池，乃祛风之要穴。

【主　治】外感发热、颈项强痛、头痛头晕、失眠、中风昏迷、迎风流泪、耳鸣耳聋。

【针　刺】向对侧眼睛方向斜刺 0.5~0.8 寸。针刺本穴时不宜针刺过深，或针尖向内上斜刺，以免损伤延髓。

【配　伍】偏正头痛：风池配合谷。

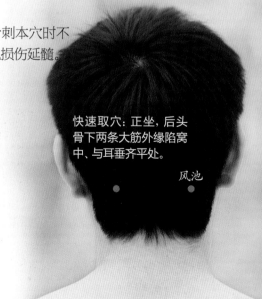

快速取穴：正坐，后头骨下两条大筋外缘陷窝中，与耳垂齐平处。

风池

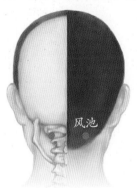

精准定位：在颈后区，枕骨之下，胸锁乳突肌上端与斜方肌上端之间的凹陷中。

风池

肩井 GB21

肩，肩部；井，水井。穴在肩上，局部凹陷
如井。

【主 治】肩臂疼痛、乳腺炎。

【针 刺】直刺 0.5~0.8 寸。针刺不易过深，
以防刺伤肺脏，造成气胸。

【配 伍】脚气酸痛：肩井配足三里、阳陵泉。

精准定位：在肩胛
区，第七颈椎棘突
与肩峰最外侧点
连线的中点。

● 肩井

大椎

肩井

锁骨肩峰端

快速取穴：大椎与
锁骨肩峰端连线的
中点。

一穴多用

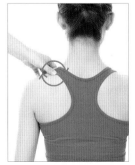

按摩：用拇指按揉肩井
200 次，每天坚持，能
治疗肩背痹痛。

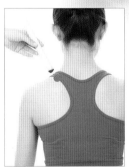

艾灸：用艾条温和灸
5~20 分钟，每天 1 次，
可用于治疗中风、脚气。

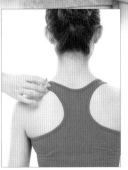

拔罐：用火罐留罐 5~10
分钟，或连续走罐 5 分
钟，隔天 1 次，可用于
治疗肩背痛、手臂不举。

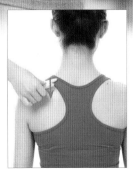

刮痧：从上向下刮拭
3~5 分钟，隔天 1 次，
可用于治疗乳痛、颈项
强痛、脚气等疾病。

备注：艾灸、拔罐应直接操作在皮肤上，此图仅为示意。

渊腋 GB22

渊，深潭；腋，腋部。穴在腋下。

【主　治】胸满、胁痛、腋下肿、臂痛不举。

【针　刺】斜刺 0.5~0.8 寸，局部酸胀。

【配　伍】胸胁痛：渊腋配大包、支沟。

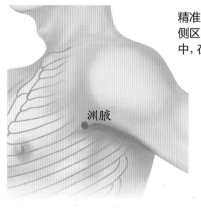

精准定位：在胸外侧区，第四肋间隙中，在腋中线上。

渊腋

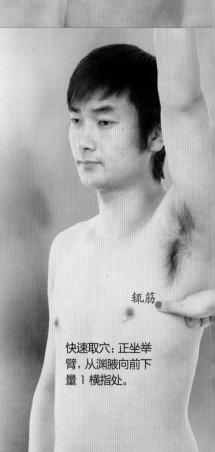

渊腋

快速取穴：正坐举臂，从腋横纹水平沿腋中线直下 4 横指处。

辄筋 GB23

辄，车耳，马车的护输板；筋，筋肉。两侧胁肋肌肉隆起，形如车耳，穴在其处。

【主　治】胸胁痛、腋肿咳嗽、气喘、呕吐、吞酸。

【针　刺】斜刺或平刺 0.5~0.8 寸，局部酸胀。

【配　伍】胸胁痛：辄筋配阳陵泉、支沟。

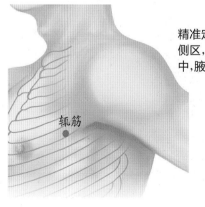

精准定位：在胸外侧区，第四肋间隙中，腋中线前 1 寸。

辄筋

辄筋

快速取穴：正坐举臂，从渊腋向前下量 1 横指处。

日月 GB24

日，太阳；月，月亮。日为阳，指胆；月为阴，指肝。此为治肝胆疾病的要穴。

【主 治】呃逆、反胃吞酸。

【针 刺】斜刺 0.5~0.8 寸，局部酸胀，可向胸胁部扩散。

【配 伍】胁胀痛：日月配支沟、丘墟。

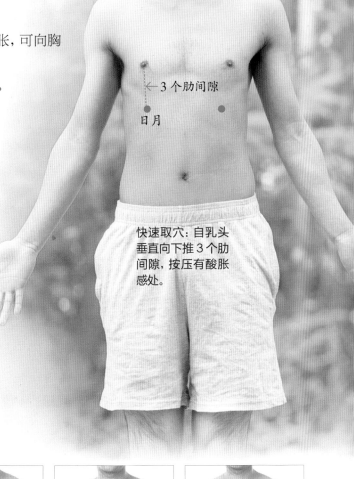

←3 个肋间隙

日月

快速取穴：自乳头垂直向下推 3 个肋间隙，按压有酸胀感处。

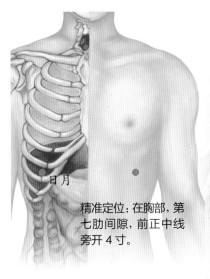

日月

精准定位：在胸部，第七肋间隙，前正中线旁开 4 寸。

一穴多用

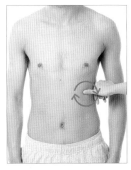

按摩：用拇指按揉日月 200 次，每天坚持，能治疗胸满胁痛、吞酸。

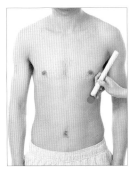

艾灸：用艾条温和灸 5~20 分钟，每天 1 次，可用于治疗胸胁痛。

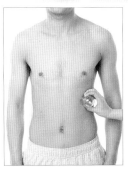

拔罐：用火罐留罐 5~10 分钟，或连续走罐 5 分钟，隔天 1 次，可用于治疗胸胁痛。

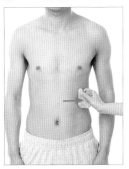

刮痧：从中间向两侧刮拭 3~5 分钟，隔天 1 次，可用于治疗胸满胁痛、呕吐、吞酸、黄疸等疾病。

京门 GB25

京，同"原"字；门，门户。此为肾之募穴。穴之所在为肾气出入的门户。

【主　治】胸胁痛、腹胀、腰脊痛。

【针　刺】斜刺 0.5~0.8 寸，局部酸胀，针感可扩散至季胁部。

【配　伍】脊强脊痛：京门配身柱、筋缩、命门。

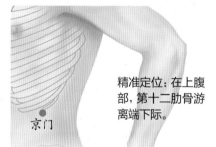

精准定位：在上腹部，第十二肋骨游离端下际。

京门

京门

章门

2横指

快速取穴：章门后2横指处。

带脉 GB26

带，腰带；脉，经脉。穴属胆经，交会在带脉之上。

【主　治】月经不调、赤白带下、闭经、痛经。

【针　刺】直刺 1.0~1.5 寸，局部酸胀，针感可扩散至侧腰部。

【配　伍】赤白带下：带脉配关元、气海、三阴交、白环俞、间使。

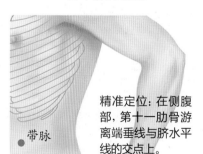

精准定位：在侧腹部，第十一肋骨游离端垂线与脐水平线的交点上。

带脉

腋中线

快速取穴：腋中线与肚脐水平线相交处。

带脉

肚脐水平线

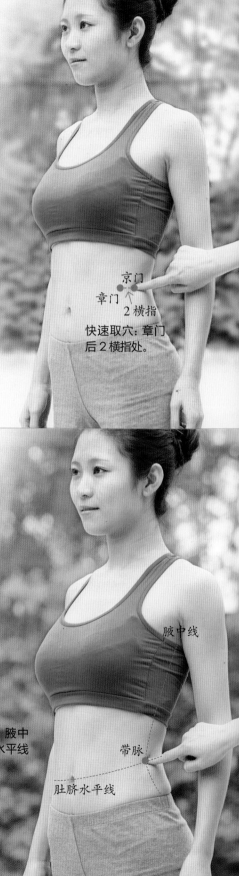

五枢 GB27

五, 五个; 枢, 枢纽。五为中数, 少阳主枢; 意指穴在人身体中部的枢要之处。

【主　治】小腹痛、月经不调、赤白带下。

【针　刺】直刺 1.0~1.5 寸, 局部酸胀, 针感可放射至腹股沟部。

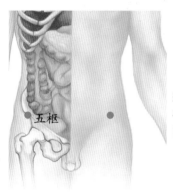

精准定位: 在下腹部, 横平脐下 3 寸, 髂嵴内侧。

快速取穴: 从肚脐向下 4 横指处做水平线, 与髂嵴相交处。

五枢

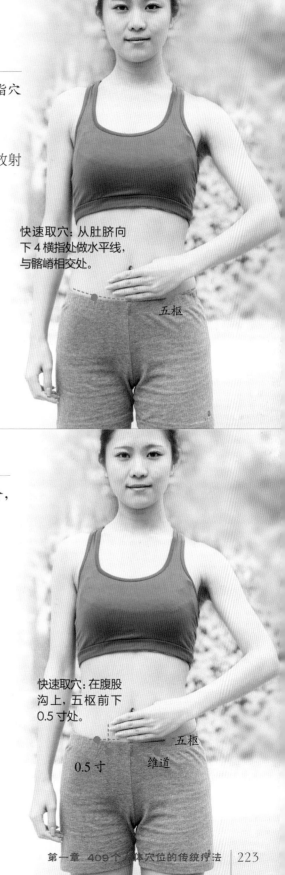

维道 GB28

维, 维系; 道, 通道。本穴为胆经与带脉之会, 带脉维系诸经。

【主　治】月经不调、赤白带下。

【针　刺】直刺或向前下方斜刺 1.0~1.5 寸。

【配　伍】月经不调: 维道配三阴交。

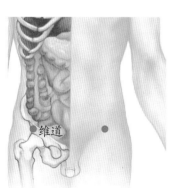

精准定位: 在下腹部, 髂嵴内下 0.5寸。

快速取穴: 在腹股沟上, 五枢前下 0.5 寸处。

五枢

0.5 寸　维道

居髎 GB29

居，居处；髎，近骨之凹陷处。穴居髋骨上凹陷处。

【主 治】腰腿痹痛、瘫痪、足痿、疝气。

【针 刺】直刺或斜刺 1.5~3.0 寸。

【配 伍】腿风湿痛：居髎配环跳、委中。

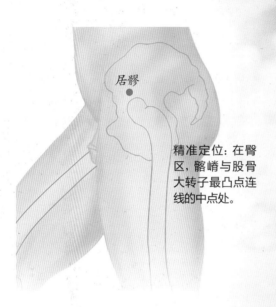

髂嵴

居髎

股骨大转子最凸点

快速取穴：髂嵴是侧腹隆起的骨性标志，股骨大转子是髋部最隆起处，两者连线中点。

精准定位：在臀区，髂嵴与股骨大转子最凸点连线的中点处。

一穴多用

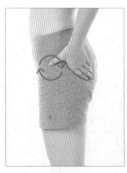

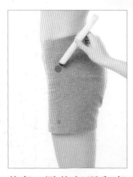

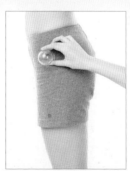

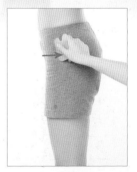

按摩：用拇指按揉居髎 200 次，每天坚持，能治疗腿痛、小腹痛。

艾灸：用艾条温和灸 5~20 分钟，每天 1 次，可用于治疗下肢痹痛、小腹冷痛。

拔罐：用火罐留罐 5~10 分钟，隔天 1 次，可用于治疗下肢痹痛、小腹冷痛。

刮痧：从中间向两侧刮拭 3~5 分钟，隔天 1 次，可用于治疗下肢痹痛、小腹冷痛。

备注：艾灸、拔罐应直接操作在皮肤上，此图仅为示意。

环跳 GB30

环，环曲；跳，跳跃。穴在髀枢中，髀枢为环曲跳跃的枢纽。

【主　治】腰胯疼痛、挫闪腰痛、下肢痿痹、膝踝肿痛、遍身风疹、半身不遂。

【针　刺】直刺或斜刺 1.5~2.0 寸。

【配　伍】风疹：环跳配风池、曲池。

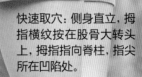

快速取穴：侧身直立，拇指横纹按在股骨大转头上，拇指指向脊柱，指尖所在凹陷处。

精准定位：在臀区，股骨大转子最凸点与骶管裂孔连线上的外 1/3 与内 2/3 交点处。

一穴多用

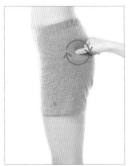

按摩：用拇指按揉或弹拨环跳 200 次，每天坚持，能治疗腰腿痛。

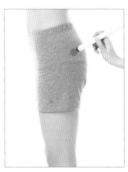

艾灸：用艾条温和灸 5~20 分钟，每天 1 次，可用于治疗下肢痹痛。

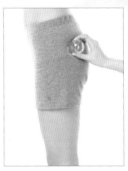

拔罐：用火罐留罐 5~10 分钟，隔天 1 次，可用于治疗下肢痹痛、风疹。

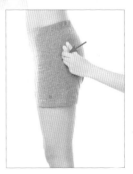

刮痧：从中间向两侧刮拭 3~5 分钟，隔天 1 次，可用于治疗风疹。

备注：艾灸、拔罐应直接操作在皮肤上，此图仅为示意。

风市 GB31

风，风邪；市，集市。集市有集散之意，此为疏散风邪之要穴。

【主　治】中风半身不遂、下肢痿痹、遍身瘙痒。

【针　刺】直刺 1.0~2.0 寸，局部酸胀，可向下扩散。

【配　伍】类风湿性关节炎：风市配大杼。

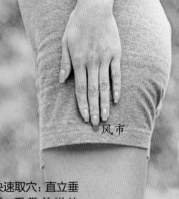

风市

快速取穴：直立垂手，手掌并拢伸直，中指尖处。

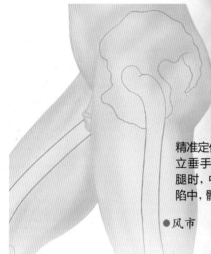

精准定位：在股部，直立垂手，掌心贴于大腿时，中指尖所指凹陷中，髂胫束后缘。

● 风市

一穴多用

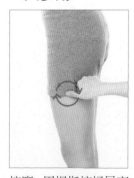

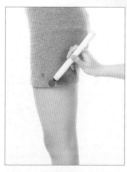

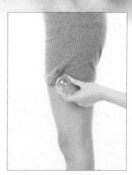

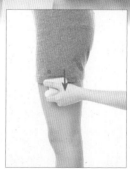

按摩：用拇指按揉风市200 次，每天坚持，能治疗下肢痹痛。

艾灸：用艾条温和灸5~20 分钟，每天 1 次，可用于治疗下肢痹痛、下肢偏瘫。

拔罐：用火罐留罐 5~10分钟，隔天 1 次，可用于治疗下肢痹痛、瘙痒。

刮痧：从上向下刮拭3~5 分钟，隔天 1 次，可用于治疗下肢痹痛、瘙痒。

备注：艾灸、拔罐应直接操作在皮肤上，此图仅为示意。

中渎 GB32

中，中间；渎，小的沟渠。穴在股外侧两筋之间，如在沟渎之中。

【主 治】下肢痿痹、麻木、半身不遂。

【针 刺】直刺 1.0~2.0 寸，局部酸胀，可向下扩散。

【配 伍】中风后遗症：中渎配环跳。

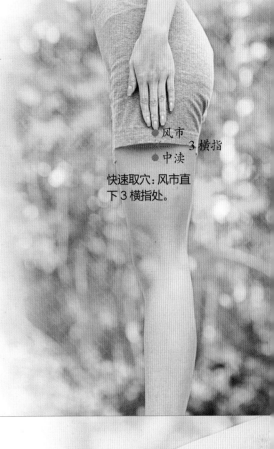

快速取穴：风市直下3横指处。

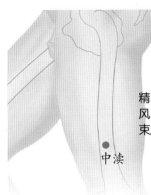

精准定位：在股部，风市下2寸，髂胫束后缘。

膝阳关 GB33

膝，膝部；阳，阴阳之阳；关，机关。外为阳。穴在膝关节外侧。

【主 治】膝髌肿痛、腘筋挛急、小腿麻木。

【针 刺】直刺 1.0~2.0 寸，局部酸胀，可放射至膝部和大腿外侧。

【配 伍】半身不遂：膝阳关配曲池。

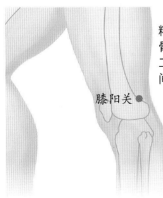

精准定位：在膝部，股骨外上髁后上缘，股二头肌腱与髂胫束之间的凹陷中。

快速取穴：屈膝90°，膝上外侧有一高骨，其上方有一凹陷处。

阳陵泉 GB34

阳，阴阳之阳；陵，丘陵；泉，水泉。外为阳，膝外侧
腓骨小头隆起如陵，穴在其下陷中，犹如水泉。

【主　治】头痛、耳鸣、耳聋、呕吐胆汁、寒热往来、黄疸、
　　　　　膝肿痛、下肢痿痹、麻木。

【针　刺】直刺 1.0~1.5 寸，局部酸胀，可有麻电感向
　　　　　下放射。

【配　伍】胸胁痛：阳陵泉配上廉。

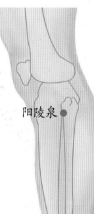

精准定位：在小
腿外侧，腓骨头
前下方凹陷中。

阳陵泉

快速取穴：屈膝 90°，
膝关节外下方，腓骨
小头前下方凹陷处。

一穴多用

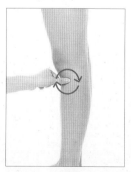

按摩：用拇指按揉阳陵
泉 200 次，每天坚持，
能治疗下肢痹痛、头痛、
耳鸣耳聋等。

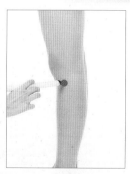

艾灸：用艾条温和灸
5~20 分钟，每天 1 次，
可用于治疗膝痛、下肢
痹痛、呕吐、胁肋痛。

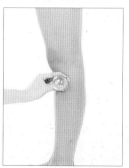

拔罐：用火罐留罐 5~10
分钟，隔天 1 次，可用
于治疗膝痛、下肢痹痛、
头痛。

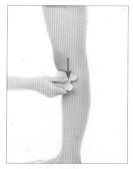

刮痧：从上向下刮拭
3~5 分钟，隔天 1 次，
可用于治疗头痛、黄疸、
疟疾、水肿等疾病。

阳交 GB35

阳,阴阳之阳;交,交会。外为阳,穴在小腿外侧,与膀胱经交会。

【主　治】膝痛、足胫痿痹。

【针　刺】直刺1.0~1.5寸,局部酸胀或向足部放射。

【配　伍】两足麻木:阳交配阳辅、行间、昆仑、丘墟。

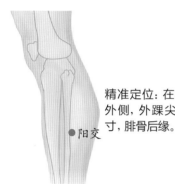

精准定位:在小腿外侧,外踝尖上7寸,腓骨后缘。

● 阳交

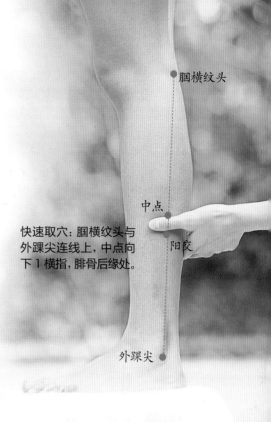

腘横纹头

中点

阳交

快速取穴:腘横纹头与外踝尖连线上,中点向下1横指,腓骨后缘处。

外踝尖

外丘 GB36

外,内外之外;丘,丘陵。穴在外踝上方,局部肌肉隆起如丘。

【主　治】癫痫。

【针　刺】直刺1.0~1.5寸,局部酸胀,有时可向下放射。

【配　伍】癫痫:外丘配间使、丰隆。

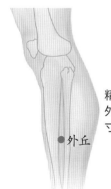

精准定位:在小腿外侧,外踝尖上7寸,腓骨前缘。

● 外丘

腘横纹头

快速取穴:腘横纹头与外踝尖连线上,中点向下1横指,腓骨前缘处。

中点

外丘

外踝尖

光明 GB37

光明,即明亮的意思。为胆经络穴,主治眼病,
使之重见光明。

【主 治】目赤肿痛、视物不明。

【针 刺】直刺 1.0~1.5 寸。

【配 伍】白内障:光明配合谷、睛明。

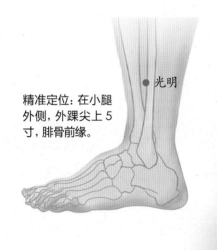

精准定位:在小腿
外侧,外踝尖上 5
寸,腓骨前缘。

快速取穴:外丘
沿腓骨前缘向下
3 横指处。

外丘

←3 横指

光明

一穴多用

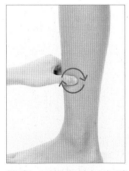

按摩:用拇指按揉光明
200 次,每天坚持,能
治疗下肢痹痛、目痛、
夜盲等疾病。

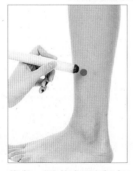

艾灸:用艾条温和灸
5~20 分钟,每天 1 次,
可用于治疗白内障。

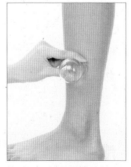

拔罐:用火罐留罐 5~10
分钟,隔天 1 次,可用
于治疗下肢痹痛、中风
下肢偏瘫。

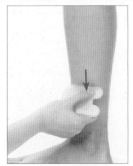

刮痧:从上向下刮拭
3~5 分钟,隔天 1 次,
可用于治疗白内障、目
赤肿痛等。

阳辅 GB38

阳，阴阳之阳；辅，辅助。外为阳，辅，指辅骨，即腓骨。穴在小腿外侧腓骨前。

【主 治】半身不遂、下肢麻痹、腰痛、偏头痛。

【针 刺】直刺 0.8~1.0 寸，局部酸胀，针感可向下扩散。

【配 伍】下肢痿痹之足内翻畸形：阳辅配飞扬、金门。

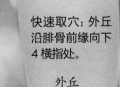

快速取穴：外丘沿腓骨前缘向下4横指处。

外丘

阳辅

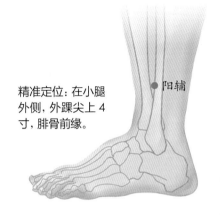

精准定位：在小腿外侧，外踝尖上 4 寸，腓骨前缘。

一穴多用

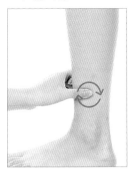

按摩：用拇指按揉阳辅200 次，每天坚持，能治疗下肢痹痛、偏头痛。

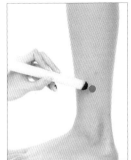

艾灸：用艾条温和灸5~20 分钟，每天 1 次，可用于治疗下肢痹痛、中风下肢偏瘫。

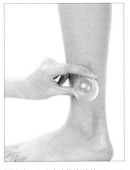

拔罐：用火罐留罐 5~10分钟，隔天 1 次，可用于治疗下肢痹痛、麻木。

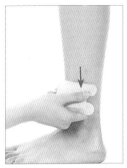

刮痧：从上向下刮拭3~5 分钟，隔天 1 次，可用于治疗喉痹、瘰疬、胸胁痛等疾病。

悬钟 GB39

悬，悬挂；钟，钟铃。穴当外踝上，是古时小儿悬挂脚铃处。别名绝骨。

【主　治】颈项僵硬、四肢关节酸痛、跟骨痛、头晕、失眠、记忆减退、耳鸣耳聋、高血压。

【针　刺】直刺 0.8~1.0 寸，局部酸胀，针感可放射至足底。

【配　伍】高脂血症：悬钟配丰隆。

精准定位：在小腿外侧，外踝尖上 3 寸，腓骨前缘。

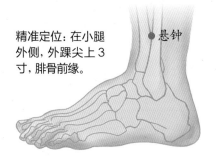

快速取穴：外踝尖直上 4 横指处，腓骨前缘处。

丘墟 GB40

丘，小土堆；墟，大土堆。本穴在外踝（如墟）与跟骨滑车突（如丘）之间。

【主　治】胸胁痛。

【针　刺】直刺 0.5~0.8 寸，局部酸胀。

【配　伍】踝跟足痛：丘墟配昆仑。

快速取穴：正坐垂足，外踝前下方，趾长伸肌腱外侧，与跟关节间凹陷处。

精准定位：在踝区，外踝的前下方，趾长伸肌腱的外侧凹陷中。

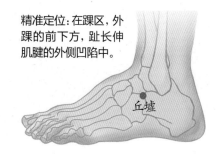

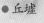

足临泣 GB41

足，足部；临，调治；泣，流泪。穴在足部，可调治迎风流泪等眼疾。

【主　治】头痛目眩、目赤肿痛、齿痛、咽肿、耳聋、乳痈、腋下肿、胸胁痛。

【针　刺】直刺 0.3~0.5 寸，局部酸胀。

【配　伍】月经不调：足临泣配三阴交。

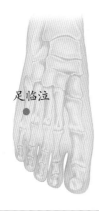

精准定位：在足背，第四、第五跖骨底结合部的前方，第五趾长伸肌腱外侧凹陷中。

快速取穴：坐位，小趾向上翘起，小趾长肌腱外侧凹陷中，按压有酸胀感处。

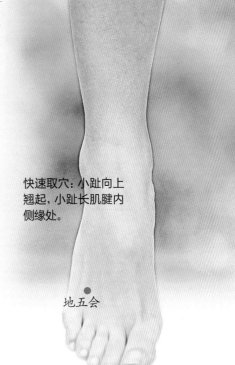

足临泣

地五会 GB42

地，土地；五，五个；会，会合。地在下，指足部。足部胆经穴有五，本穴居其中。

【主　治】头痛目眩、目赤肿痛、咽肿、耳聋。

【针　刺】直刺或向上刺 0.5~0.8 寸，局部酸胀。

【配　伍】耳鸣、腰痛：地五会配耳门、足三里。

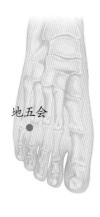

精准定位：在足背，第四、第五跖骨间，第四跖趾关节近端凹陷中。

地五会

快速取穴：小趾向上翘起，小趾长肌腱内侧缘处。

地五会

侠溪 GB43

侠，通"夹"字；溪，沟溪。穴在第四、第五
趾的夹缝间，局部犹如沟溪。

【主 治】头痛、耳鸣、耳聋、目痛、颊肿。

【针 刺】直刺 0.3~0.5 寸。

【配 伍】眩晕、耳鸣耳聋：侠溪配阳白、风池、
头临泣。

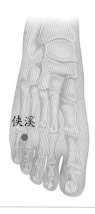

精准定位：在足背，第
四、第五趾间，趾蹼缘
后方赤白肉际处。

快速取穴：足背部第
四、第五趾缝端，赤白
肉际处。

足窍阴 GB44

足，足部；窍，孔窍；阴，阴阳之阴。肾肝属阴，
开窍于耳目。穴在足部，治疗耳目之疾。

【主 治】偏头痛、目赤肿痛、耳鸣、耳聋、胸胁痛。

【针 刺】浅刺 0.1~0.2 寸，或用三棱针点刺放血。

【配 伍】偏头痛：足窍阴配头维、太阳。

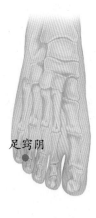

精准定位：在足趾，
第四趾末节外侧，
趾甲根角侧后方
0.1 寸(指寸)。

快速取穴：第四趾趾甲
外侧缘与下缘各做一
垂线交点处。

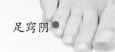

12. 足厥阴肝经经穴

中医理论认为"肝藏血","人卧则血归于肝"。1：00~3：00（丑时）保持熟睡是对肝最好的关怀。如果丑时不能入睡，肝脏还在输出能量支持人的思维和行动，就无法完成新陈代谢。所以丑时前未能入睡者，面色青灰，情志怠慢而躁，易生肝病，脸色晦暗易长斑。

经穴歌诀

足厥阴经十四穴，首穴大敦末期门，

前阴生殖肠胆病，气血五脏治最灵，

大敦大趾外甲角，行间两趾缝中讨，

太冲关节后凹陷，中封踝前腱内间，

蠡沟胫中踝上五，中都踝上七寸呼，

膝关阴陵后一寸，曲泉股骨内髁后，

阴包肌间膝上四，五里气下三寸司，

阴廉气下二寸中，急脉二五动脉动，

章门十一肋下端，期门乳下二肋全。

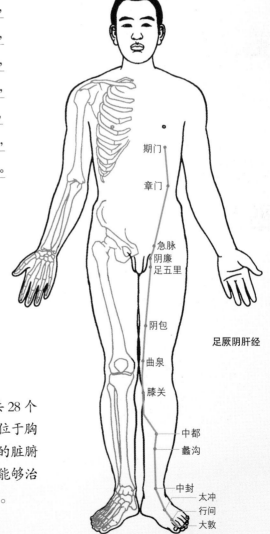

期门

章门

急脉
阴廉
足五里

阴包

足厥阴肝经

曲泉

膝关

中都
蠡沟

中封
太冲
行间
大敦

足厥阴肝经一侧 14 个穴位，左右共 28 个穴位，其中 12 个分布于下肢，2 个位于胸腹部。首穴大敦，末穴期门。联系的脏腑和器官有胃、肝、胆、目、肺，所以能够治疗这些脏器和器官所在部位的疾病。

大敦 LR1

大，大小之大；敦，敦厚。大，指大趾。穴在大趾外侧，肌肉敦厚。

【主　治】闭经、崩漏、阴挺、疝气、遗尿、癃闭。

【针　刺】斜刺0.1~0.2寸，或用三棱针点刺放血。

【配　伍】癫狂和中风：大敦配内关、水沟。

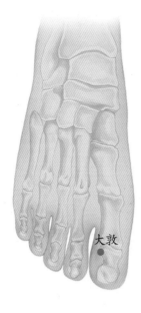

精准定位：在足趾，大趾末节外侧，趾甲根角侧后方0.1寸（指寸）。

快速取穴：坐位，足大趾趾甲外侧缘与下缘各做一垂线交点处。

大敦

一穴多用

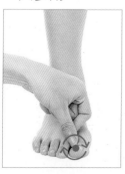

按摩：用拇指指尖用力掐揉大敦200次，可用于治疗疝气。

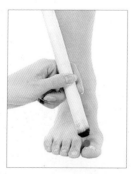

艾灸：用艾条温和灸5~20分钟，每天1次，可用于治疗闭经、崩漏、疝气、阴挺等疾病。

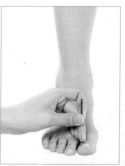

刺血：在大敦用三棱针点刺放血1~2毫升，可用于治疗失眠。

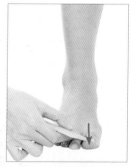

刮痧：从跖趾关节向足尖方向刮拭3~5分钟，隔天1次，可用于治疗小便不利、遗尿、癫痫。

行间 LR2

行，运行；间，中间。穴在第一、第二跖趾关节的前方陷中，经气运行其间。

【主　治】头痛、眩晕、耳鸣耳聋、胸胁胀痛、心烦、失眠、遗精、阳痿、外阴瘙痒、痛经、崩漏。

【针　刺】直刺 0.5~0.8 寸，局部酸胀，针感可放射至足背。

【配　伍】头痛：行间配太冲、合谷。

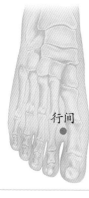

精准定位：在足背，第一、第二趾间，趾蹼缘后方赤白肉际处。

快速取穴：正坐垂足，足背第一、第二趾缝端凹陷处。

太冲 LR3

太，大；冲，重要部位，穴在足背，脉气盛大。为肝经要穴之处。

【主　治】头痛、头晕、心烦、失眠、精液不足、遗尿、淋病、呕吐、胸胁支满、腰脊疼痛、月经不调、痛经、闭经、崩漏、带下、乳痛。

【针　刺】直刺 0.5~1.0 寸。

【配　伍】头痛、头晕：太冲配合谷。

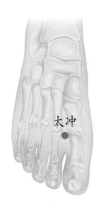

精准定位：在足背，第一、第二跖骨间，跖骨底结合部前方凹陷中，或触及动脉搏动。

快速取穴：在足背，沿第一、第二趾间横纹向足背上推，感到有一凹陷即是。

中封 LR4

中，中间；封，聚土成堆，穴在两踝之间，如土堆之中。

【主　治】内踝肿痛、足冷、小腹痛、嗌干。

【针　刺】直刺0.5~0.8寸，局部酸胀，可向足背部放射。

【配　伍】肝炎：中封配肝俞、足三里。

精准定位：在踝区，内踝前，胫骨前肌腱的内侧缘凹陷处。

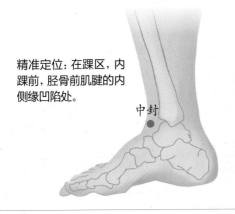

快速取穴：坐位，趾上翘，足背可见一大筋，其内侧、足内踝前下方凹陷处。

●中封

蠡沟 LR5

蠡，贝壳；沟，水沟。腓肠肌外形酷似贝壳，穴在其前方沟中。

【主　治】疝气、遗尿、癃闭、阴痛阴痒、月经不调、赤白带下、阴挺、崩漏。

【针　刺】平刺0.5~0.8寸，局部酸胀。

【配　伍】睾丸炎：蠡沟配中极、关元。

●蠡沟

精准定位：在小腿内侧，内踝尖上5寸，胫骨内侧面的中央。

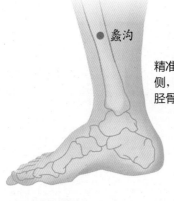

快速取穴：坐位垂足，内踝尖垂直向上5寸，胫骨内侧凹陷处。

●蠡沟

←5寸

内踝尖

中都 LR6

中，中间；都，会聚。穴在小腿内侧中间，为肝经之气深聚之处。

【主　治】疝气、遗精、崩漏、恶露不尽。

【针　刺】平刺 0.5~0.8 寸，局部酸胀。

【配　伍】痛经：中都配合谷、三阴交。

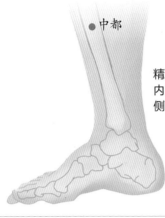

精准定位：在小腿内侧，内踝尖上 7 寸，胫骨内侧面的中央。

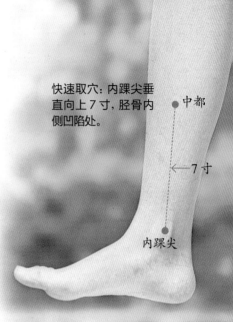

快速取穴：内踝尖垂直向上 7 寸，胫骨内侧凹陷处。

●中都

←7 寸

内踝尖

膝关 LR7

膝，膝部；关，关节。穴在膝关节附近。

【主　治】膝髌肿痛、历节风痛、下肢痿痹。

【针　刺】直刺 0.8~1.0 寸，局部酸胀，有麻电感向足底放射。

【配　伍】膝关节炎：膝关配梁丘、犊鼻。

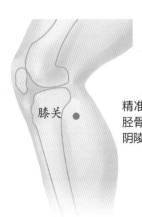

精准定位：在膝部，胫骨内侧髁的下方，阴陵泉后 1 寸。

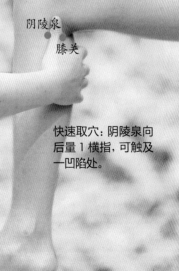

阴陵泉
膝关

快速取穴：阴陵泉向后量 1 横指，可触及一凹陷处。

曲泉 LR8

曲，弯曲；泉，水泉。穴在腘窝横纹内侧端，屈膝时局部呈凹陷如泉。

【主　治】阳痿。

【针　刺】直刺 1.0~1.5 寸，局部酸胀，针感可向周围放射。

【配　伍】疝痛、阴茎痛：曲泉配关元、中极、太冲、三阴交。

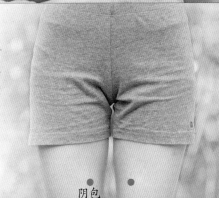

快速取穴：膝内侧，屈膝时可见膝关节内侧面横纹端，其横纹头凹陷处。

精准定位：在膝部，腘横纹内侧端，半腱肌肌腱内缘凹陷中。

阴包 LR9

阴，阴阳之阴；包，通"胞"。内为阴。包，在此指子宫。穴在大腿内侧，主子宫疾病。

【主　治】月经不调、腰骶痛、小腹痛。

【针　刺】直刺 0.8~1.0 寸。

【配　伍】月经不调：阴包配肾俞、关元、三阴交。

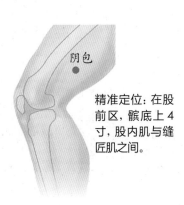

精准定位：在股前区，髌底上 4 寸，股内肌与缝匠肌之间。

快速取穴：大腿内侧，膝盖内侧上端的骨性标志，直上 4 寸处。

足五里 LR10

足，下肢；五，数词；里，古代有以里为寸之说。

【主　治】小便不通。

【针　刺】直刺 1.0~1.5 寸。注意针刺时避开股动、静脉。

【配　伍】阴囊湿疹：足五里配中极。

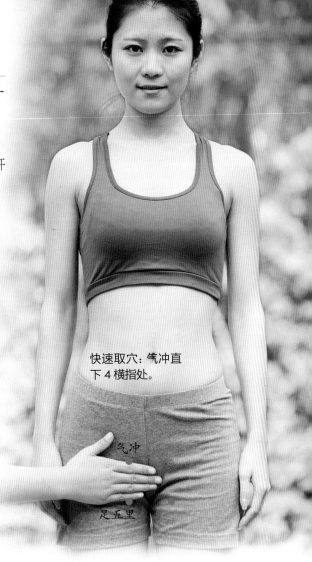

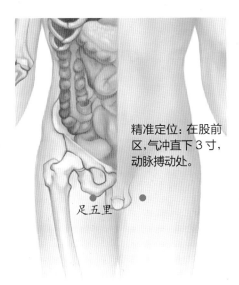

精准定位：在股前区，气冲直下 3 寸，动脉搏动处。

足五里

快速取穴：气冲直下 4 横指处。

气冲

足五里

一穴多用

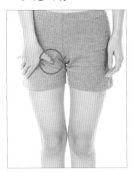

按摩：用拇指按揉足五里 200 次，可用于治疗腹痛。

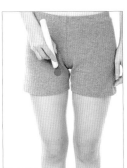

艾灸：用艾条温和灸 5~20 分钟，每天 1 次，可用于治疗腹痛等。

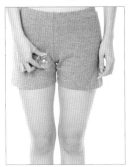

拔罐：用火罐留罐 5~10 分钟，隔天 1 次，可用于治疗小便不利。

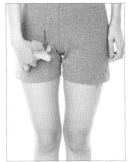

刮痧：从上向下刮拭 3~5 分钟，隔天 1 次，可用于治疗阴痒、阴囊湿疹、小便不利等疾病。

备注：艾灸、拔罐应直接操作在皮肤上，此图仅为示意。

阴廉 LR11

阴，阴阳之阴；廉，边缘。内为阴。穴在大腿内侧阴器的边缘。

【主　治】月经不调、赤白带下、小腹疼痛。

【针　刺】直刺 1.0~1.5 寸，局部酸胀，针感可放射至大腿内侧及膝关节部。

【配　伍】月经不调：阴廉配曲骨、次髎、三阴交。

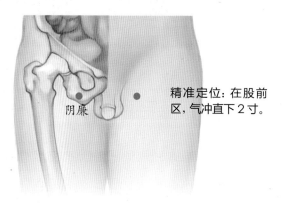

精准定位：在股前区，气冲直下 2 寸。

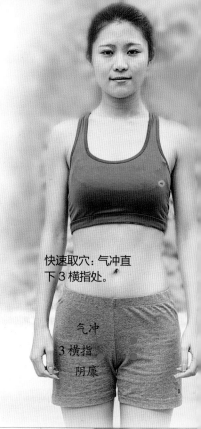

快速取穴：气冲直下 3 横指处。

急脉 LR12

急，急促；脉，脉气。肝经气血在此吸热后化为强劲的风气。

【主　治】少腹痛、疝气、阴茎痛。

【针　刺】直刺 0.5~0.8 寸。

【配　伍】股内侧部肿痛：急脉配血海。

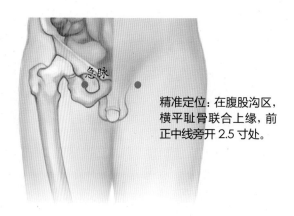

精准定位：在腹股沟区，横平耻骨联合上缘，前正中线旁开 2.5 寸处。

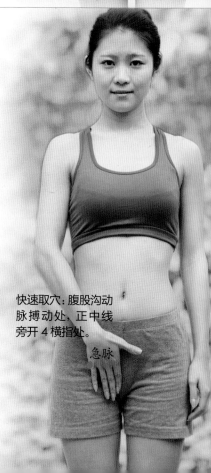

快速取穴：腹股沟动脉搏动处，正中线旁开 4 横指处。

章门 LR13

章，同"障"字；门，门户。穴在季肋下，如同屏障内脏之门户。

【主　治】脘腹胀满、胸胁支满。

【针　刺】斜刺 0.5~0.8 寸，侧腹部酸胀，可向腹后壁传导。

【配　伍】腹胀、腹痛：章门配中脘、气海、足三里。

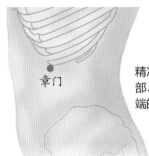

章门

精准定位：在侧腹部，第十一肋游离端的下际。

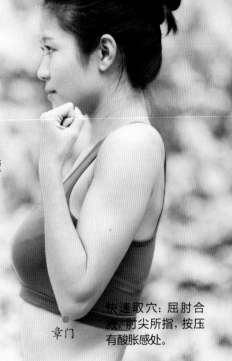

快速取穴：屈肘合腋，肘尖所指，按压有酸胀感处。

章门

期门 LR14

期，周期；门，门户。两侧胁肋如敞开之门户。穴在胁肋部，经气运行至此为一周期，故称期门。

【主　治】胸胁支满、呕吐呃逆。

【针　刺】斜刺 0.5~0.8 寸，局部酸胀，可向腹后壁放射。

【配　伍】肝炎：期门配膈俞、肝俞。

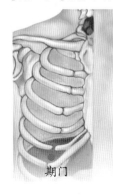

精准定位：在胸部，第六肋间隙，前正中线旁开 4 寸。

期门

←2 个肋间隙

期门

快速取穴：自乳头垂直向下推 2 个肋间隙，按压有酸胀感处。

13. 任脉穴

任脉上有几个重要的穴位，对它们进行重点刺激，可以对任脉起到保养作用。选取中脘、气海、关元三个穴位，用中指指腹进行按摩，每次5分钟左右，有微微的麻胀感为佳。也可以用艾条进行温和灸，每次10~15分钟。对于女性生殖系统有良好的保健养生作用，能保养整个生殖系统，预防早衰。

经穴歌诀

任脉经穴二十四，起于会阴承浆停，
强壮为主次分段，泌尿生殖作用宏，
会阴二阴中间取，曲骨耻骨联合从，
中极关元石门穴，每穴相距一寸均，
气海脐下一寸半，脐下一寸阴交明，
肚脐中央名神阙，脐上诸穴一寸匀，
水分下脘与建里，中脘上脘巨阙行，
鸠尾歧骨下一寸，中庭胸剑联合中，
膻中正在两乳间，玉堂紫宫华盖重，
再上一肋璇玑穴，胸骨上缘天突通，
廉泉颌下舌骨上，承浆唇下宛宛中。

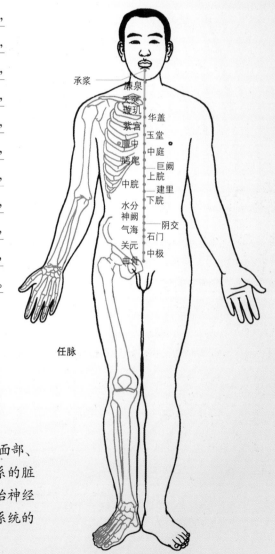

任脉

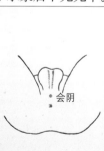

会阴

任脉一名一穴，共计24个穴位，分布于面部、颈部、胸部和腹部的前正中线上。联系的脏腑和器官有胞中、咽喉、唇口、目，主治神经系统、呼吸系统、消化系统、泌尿生殖系统的疾病，以及本经所经过部位的病症。

会阴 CV1

会，交会；阴，在此指下部两阴窍。两阴之间名会阴，穴当其中。

【主　治】阴痒、阴痛、阴部汗湿、阴门肿痛、小便难、大便秘结、闭经、
　　　　　疝气、溺水窒息、产后昏迷不醒、癫狂。

【针　刺】直刺0.5~1.0寸，局部胀痛，针感可放射至前、后阴。

【配　伍】便秘：会阴配支沟、上巨虚。

快速取穴：双腿分开，男性在阴囊根部与肛门连线的中点，女性在大阴唇后联合与肛门连线的中点。

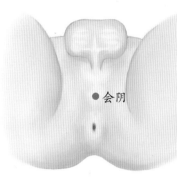

精准定位：在会阴部，男性在阴囊根部与肛门连线的中点，女性在大阴唇后联合与肛门连线的中点。

曲骨 CV2

曲，弯曲；骨，骨头。曲骨，指耻骨，穴在耻骨联合上缘。

【主　治】遗精、阳痿、月经不调、痛经、遗尿、带下、
　　　　　少腹胀满。

【针　刺】直刺0.5~1.0寸。

【配　伍】泌尿生殖系统疾病：曲骨配肾俞、三阴交。

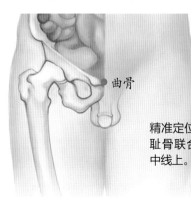

精准定位：在下腹部，耻骨联合上缘，前正中线上。

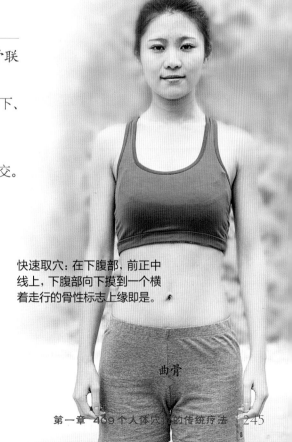

快速取穴：在下腹部，前正中线上，下腹部向下摸到一个横着走行的骨性标志上缘即是。

曲骨

中极 CV3

中，中间；极，正是。穴位正是在人体上下左右之中间。

【主　治】疝气偏坠、遗精、阴痛、阴痒。

【针　刺】直刺 0.5~1.0 寸。

【配　伍】阳痿、月经不调：中极配肾俞、关元、三阴交。

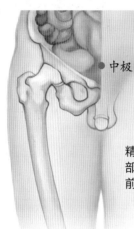

精准定位：在下腹部，脐中下 4 寸，前正中线上。

快速取穴：在下腹部，前正中线上，曲骨向上 1 横指处。

中极
曲骨　　1 横指

一穴多用

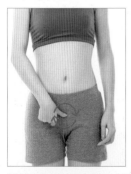

按摩：用拇指按揉中极 200 次，每天坚持，能治疗月经不调、阳痿。

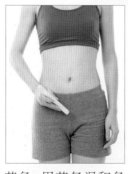

艾灸：用艾条温和灸 5~20 分钟，每天 1 次，可用于治疗阳痿、疝气、月经不调、癃闭等疾病。

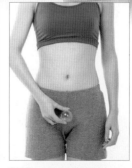

拔罐：用火罐留罐 5~10 分钟，隔天 1 次，可用于治疗癃闭、淋证。

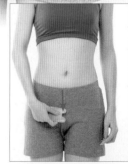

刮痧：从上向下刮拭 3~5 分钟，隔天 1 次，可用于治疗癃闭、淋证等疾病。

备注：艾灸、拔罐应直接操作在皮肤上，此图仅为示意。

关元 CV4

关，关藏；元，元气。穴在脐下 3 寸，为关藏人身元气之处。

【主 治】小腹疾患、妇人疾病、肠胃疾患、虚证。

【针 刺】直刺 1.0~2.0 寸，局部酸胀，针感可放射至外生殖器及会阴部。

【配 伍】泌尿生殖系统疾病：关元配肾俞、三阴交、足三里。

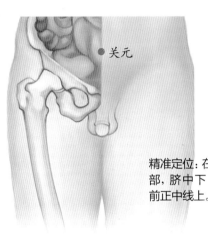

精准定位：在下腹部，脐中下 3 寸，前正中线上。

快速取穴：在下腹部，前正中线上，肚脐中央向下 4 横指处。

关元

一穴多用

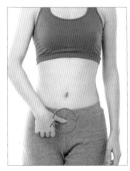

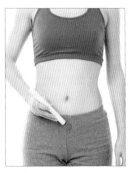

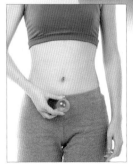

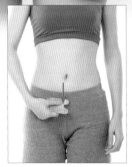

按摩：用拇指按揉关元 200 次，每天坚持，能治疗疝气、阳痿。

艾灸：用艾条温和灸或隔姜灸 5~20 分钟，每天 1 次，可用于治疗各种虚劳。

拔罐：用火罐留罐 5~10 分钟，隔天 1 次，可用于治疗癃闭、淋证。

刮痧：从上向下刮拭 3~5 分钟，隔天 1 次，可用于治疗淋证、痢疾、糖尿病等疾病。

备注：艾灸、拔罐应直接操作在皮肤上，此图仅为示意。

石门 CV5

石，岩石；门，门户。石有坚实之意。本穴能治下腹坚实之证。

【主　治】闭经、带下异常。

【针　刺】直刺 1.0~2.0 寸，局部酸胀，针感可放射至会阴部。

【配　伍】生殖系统疾病：石门配关元。

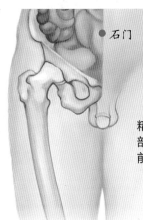

精准定位：在下腹部，脐中下 2 寸，前正中线上。

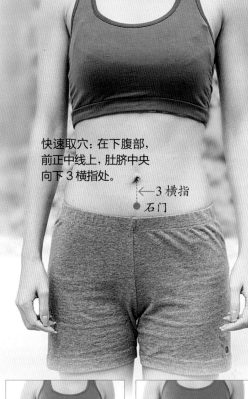

快速取穴：在下腹部，前正中线上，肚脐中央向下 3 横指处。

←3 横指

石门

一穴多用

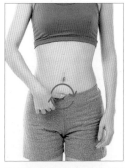

按摩：用拇指按揉石门 200 次，每天坚持，能治疗腹胀、腹痛、泄泻。

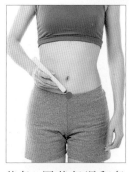

艾灸：用艾条温和灸 5~20 分钟，每天 1 次，可用于治疗疝气、闭经、带下异常等疾病。

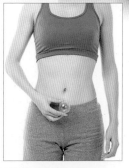

拔罐：用火罐留罐 5~10 分钟，隔天 1 次，可用于治疗癃闭、水肿。

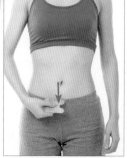

刮痧：从上向下刮拭 3~5 分钟，隔天 1 次，可用于治疗腹痛、泄泻、淋证等疾病。

备注：艾灸、拔罐应直接操作在皮肤上，此图仅为示意。

气海 CV6

气，元气；海，海洋。穴在脐下，为人体元气之海。

【主　治】小腹疾患、妇人疾病、肠胃疾患、虚证。

【针　刺】直刺 1.0~2.0 寸，局部酸胀，针感可放射
　　　　至会阴部。

【配　伍】泌尿生殖系统疾病：气海配足三里、三阴
　　　　交、肾俞。

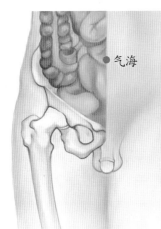

精准定位：在下
腹部，脐中下 1.5
寸，前正中线上。

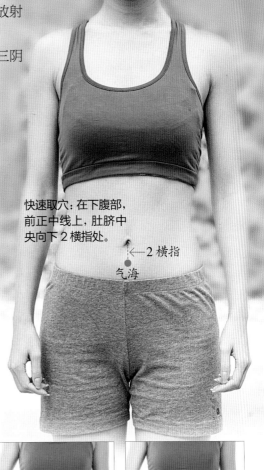

快速取穴：在下腹部，
前正中线上，肚脐中
央向下 2 横指处。

←2 横指

气海

一穴多用

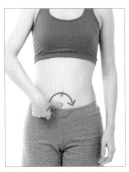

按摩：用拇指按揉气海
200 次，每天坚持，能
治疗四肢乏力、月经不
调、痛经。

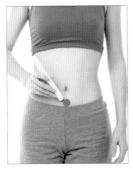

艾灸：用艾条温和灸 5~20
分钟，每天 1 次，可用于
治疗各种气虚证候及痛
经、月经不调等疾病。

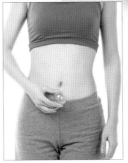

拔罐：用火罐留罐 5~10
分钟，隔天 1 次，可用
于治疗癃闭、水肿、水
谷不化。

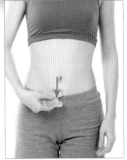

刮痧：从上向下刮拭
3~5 分钟，隔天 1 次，
可用于治疗遗精、阳痿、
形体羸瘦等疾病。

阴交 CV7

阴，阴阳之阴；交，交会。穴在脐下 1 寸，为任脉、冲脉和肾经交会处。

【主 治】血崩、带下异常。

【针 刺】直刺 1.0~2.0 寸，局部酸胀，针感可放射至脐部。

【配 伍】泌尿生殖系统疾病：阴交配三焦俞、肾俞、三阴交。

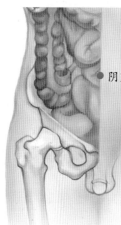

● 阴交

精准定位：在下腹部，脐中下 1 寸，前正中线上。

快速取穴：在下腹部，正中线上，肚脐中央向下 1 横指处。

←1 横指
阴交

一穴多用

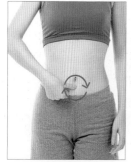

按摩：用拇指按揉阴交 200 次，每天坚持，能治疗月经不调、腹痛。

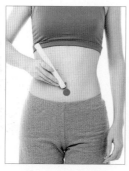

艾灸：用艾条温和灸 5~20 分钟，每天 1 次，可用于治疗月经不调、崩漏、带下、疝气等疾病。

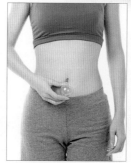

拔罐：用火罐留罐 5~10 分钟，隔天 1 次，可用于治疗肠鸣泄泻、腹痛。

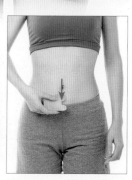

刮痧：从上向下刮拭 3~5 分钟，隔天 1 次，可用于治疗腹胀、水肿等疾病。

神阙 CV8

神，神气；阙，宫门。穴在脐中。脐为胎儿气血运行之要道，如神气出入之宫门。

【主　治】各种脱证、月经不调、崩漏、遗精、不孕、小便不禁。

【针　刺】不宜针。

【配　伍】腹痛、腹胀：神阙配天枢、内关、足三里。

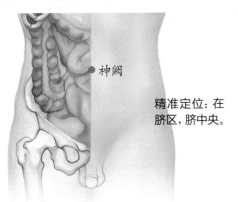

神阙

精准定位：在脐区，脐中央。

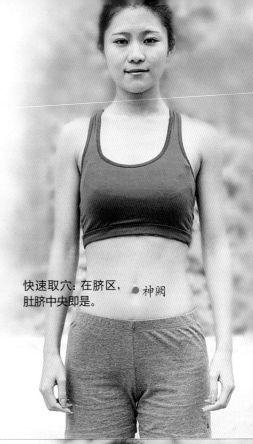

快速取穴：在脐区，肚脐中央即是。　神阙

水分 CV9

水，水谷；分，分别。穴在脐上1寸，内应小肠，水谷至此分别清浊。

【主　治】水肿、泄泻、腹痛。

【针　刺】直刺1.0~2.0寸，局部酸胀。

【配　伍】腹水：水分配天枢、地机。

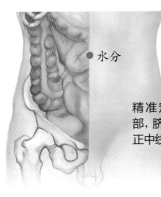

水分

精准定位：在上腹部，脐中上1寸，前正中线上。

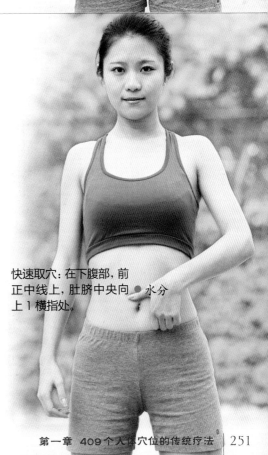

快速取穴：在下腹部，前正中线上，肚脐中央向上1横指处。　水分

下脘 CV10

下，下方；脘，胃脘。穴当胃脘之下部。

【主　治】腹痛、腹胀、呕吐、呃逆、泄泻。

【针　刺】直刺 1.0~2.0 寸，局部酸胀。

【配　伍】消化不良：下脘配天枢、梁门。

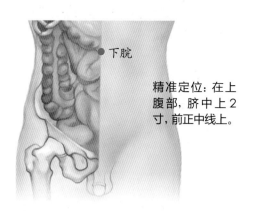

精准定位：在上腹部，脐中上 2 寸，前正中线上。

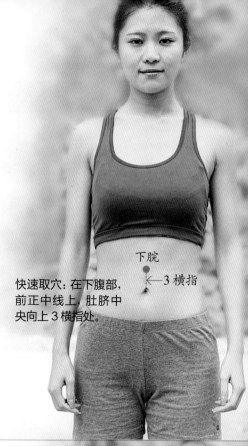

快速取穴：在下腹部，前正中线上，肚脐中央向上 3 横指处。

建里 CV11

建，建立；里，里部。当胃脘部，有助于建立中焦里气。

【主　治】胃痛、呕吐、食欲不振、肠中切痛。

【针　刺】直刺 1.0~2.0 寸，局部酸胀。

【配　伍】浮肿：建里配水分。

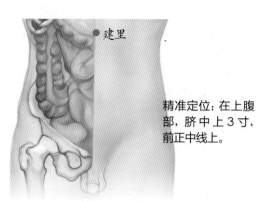

精准定位：在上腹部，脐中上 3 寸，前正中线上。

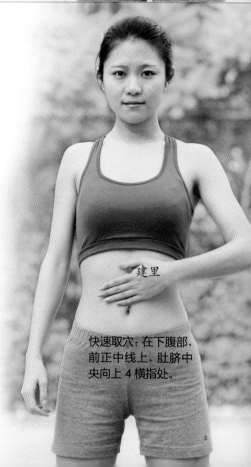

快速取穴：在下腹部，前正中线上，肚脐中央向上 4 横指处。

中脘 CV12

中，中间；脘，胃脘。穴当胃脘之中部。

【主　治】脾胃疾患、神志疾病。

【针　刺】直刺 1.0~1.5 寸，局部酸胀沉重，胃部有收缩感。

【配　伍】哮喘：中脘配膻中、天突、丰隆。

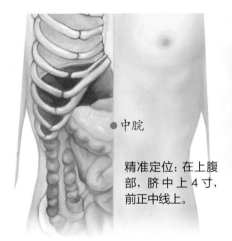

精准定位：在上腹部，脐中上 4 寸，前正中线上。

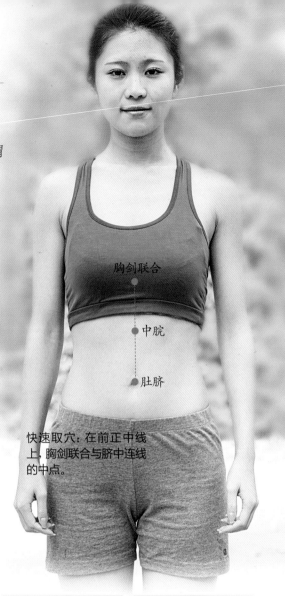

快速取穴：在前正中线上，胸剑联合与脐中连线的中点。

一穴多用

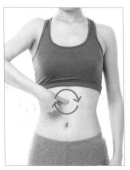

按摩：用拇指按揉中脘 200 次，每天坚持，能治各种肠胃病。

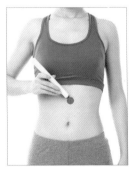

艾灸：用艾条温和灸 5~20 分钟，每天 1 次，可用于治疗泄泻、腹胀等疾病。

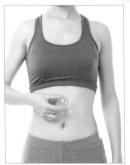

拔罐：用火罐留罐 5~10 分钟，隔天 1 次，可用于治疗腹痛、减肥、疳积、哮喘等疾病。

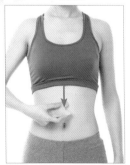

刮痧：从上向下刮拭 3~5 分钟，隔天 1 次，可用于治疗呕吐、泛酸、黄疸、惊悸等疾病。

上脘 CV13

上，上方；脘，胃脘。穴当胃脘之上部。

【主　治】胃痛、呕吐、呃逆、纳呆、痢疾。

【针　刺】直刺 1.0~1.5 寸，局部酸胀，针感可放射至上腹部。

【配　伍】腹胀、腹泻：上脘配天枢、中脘。

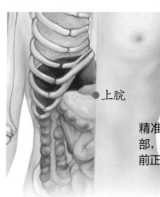

上脘

精准定位：在上腹部，脐中上 5 寸，前正中线上。

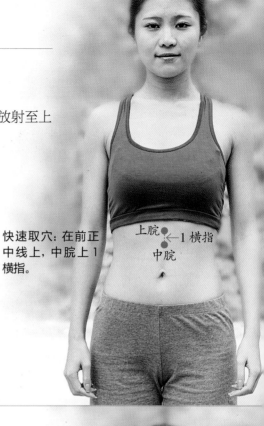

快速取穴：在前正中线上，中脘上 1 横指。

上脘
1 横指
中脘

巨阙 CV14

巨，巨大；阙，宫门。此为心之募穴，如心气出入的大门。

【主　治】胸痛、心痛。

【针　刺】直刺 0.3~0.6 寸，局部酸胀，针感可向上或向下放射。

【配　伍】呃逆：巨阙配章门、合谷、中脘、内关。

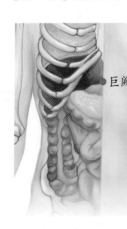

巨阙

精准定位：在上腹部，脐中上 6 寸，前正中线上。

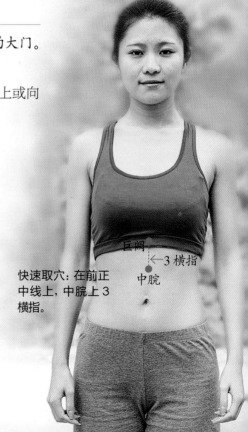

巨阙
3 横指
中脘

快速取穴：在前正中线上，中脘上 3 横指。

鸠尾 CV15

鸠，鸠鸟；尾，尾巴。胸骨剑突形如鸠鸟之尾，穴在其下。

【主　治】胸满咳逆。

【针　刺】向下斜刺 0.5~1.0 寸，不可深入腹腔或胸腔。

【配　伍】胃痛：鸠尾配梁门、足三里。

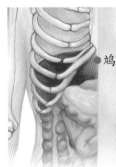

● 鸠尾

精准定位：在上腹部，胸剑结合部下 1 寸，前正中线上。

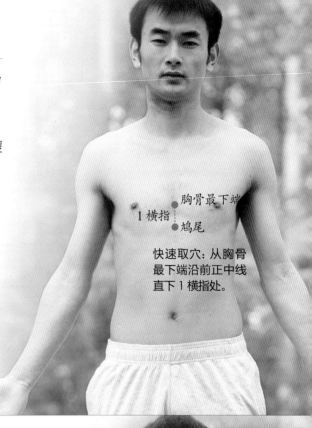

胸骨最下端
1 横指
鸠尾

快速取穴：从胸骨最下端沿前正中线直下 1 横指处。

中庭 CV16

中，中间；庭，庭院。穴在心下，犹如在宫殿前的庭院之中。

【主　治】心痛、胸满、噎嗝、呕吐。

【针　刺】平刺 0.3~0.5 寸，局部酸胀。

【配　伍】呕吐：中庭配俞府、意舍。

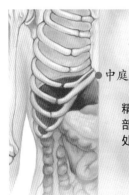

● 中庭

精准定位：在胸部，胸剑结合中点处，前正中线上。

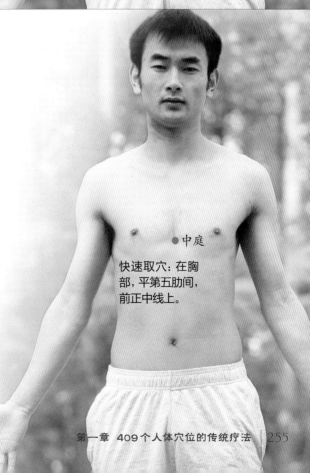

中庭

快速取穴：在胸部，平第五肋间，前正中线上。

膻中 CV17

膻，袒露；中，中间。胸部袒露出的中间部位古称膻中，穴当其处。

【主　治】胸闷、气短、咳喘、噎嗝、产妇乳少、小儿吐乳。

【针　刺】平刺或斜刺0.3~0.5寸。

【配　伍】产后乳汁不足：膻中配乳根、少泽。

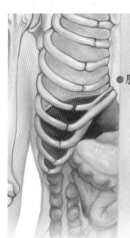

膻中

精准定位：在胸部，横平第四肋间隙，前正中线上。

膻中

快速取穴：在胸部，平第四肋间，前正中线上（约是两乳头连线中点）。

一穴多用

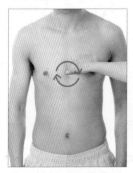

按摩：用拇指按揉膻中200次，每天坚持，能治胸痛、气短咳嗽。

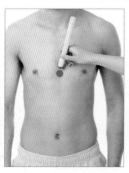

艾灸：用艾条温和灸5~20分钟，每天1次，可用于治疗胸痛、咳嗽。

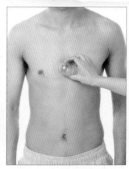

拔罐：用火罐留罐5~10分钟，隔天1次，可用于治疗胸痛、心痛。

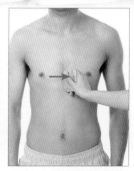

刮痧：从中间向两边刮拭3~5分钟，隔天1次，可用于治疗产后缺乳，向下刮拭可用于治疗咳嗽、呃逆等疾病。

玉堂 CV18

玉，玉石；堂，殿堂。玉有贵重之意。穴位所在相当于心的部位，因其重要故比之为玉堂。

【主　治】咳嗽、气短喘息。

【针　刺】平刺0.3~0.5寸。

【配　伍】呃逆上气、心烦：玉堂配太溪。

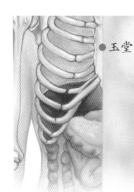

●玉堂

精准定位：在胸部，横平第三肋间隙，前正中线上。

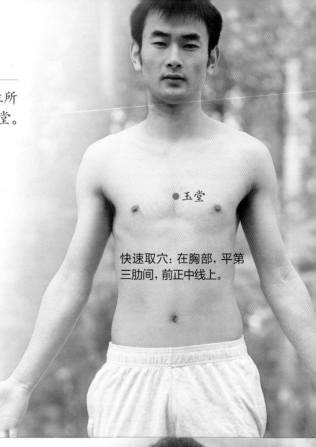

●玉堂

快速取穴：在胸部，平第三肋间，前正中线上。

紫宫 CV19

紫，紫色；宫，宫殿。紫宫，星名，代表帝王所居之处。穴对心的部位，心为君主之官，故名。

【主　治】咳嗽、气喘、胸胁支满、胸痛。

【针　刺】平刺0.3~0.5寸，局部酸胀。

【配　伍】呃逆上气、心烦：紫宫配玉堂、太溪。

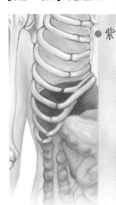

●紫宫

精准定位：在胸部，横平第二肋间隙，前正中线上。

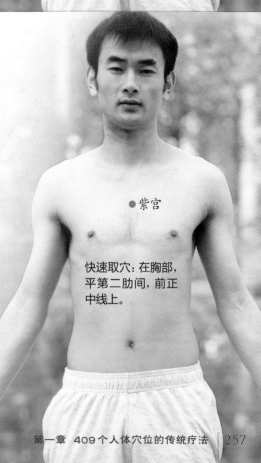

●紫宫

快速取穴：在胸部，平第二肋间，前正中线上。

华盖 CV20

华盖古指帝王所用的盖伞。穴位所在相当于肺脏部位；肺布心君之上，犹如心之华盖。

【主　治】咳嗽、气喘、胸胁支满、胸痛。

【针　刺】平刺0.3~0.5寸，局部酸胀。

【配　伍】胸胁疼痛：华盖配气户。

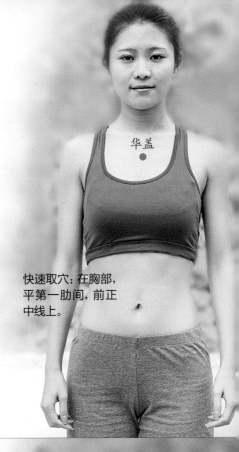

快速取穴：在胸部，平第一肋间，前正中线上。

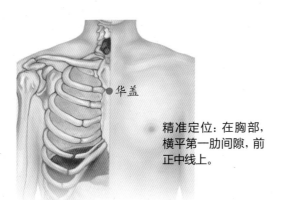

精准定位：在胸部，横平第一肋间隙，前正中线上。

璇玑 CV21

璇，同"旋"；玑，同"机"。璇玑，为北斗星的第二至第三星，与紫宫星相对，故名。

【主　治】咳嗽、气喘、胸胁支满、胸痛、咽喉肿痛。

【针　刺】平刺0.3~0.5寸，局部酸胀。

【配　伍】喉痹咽肿：璇玑配鸠尾。

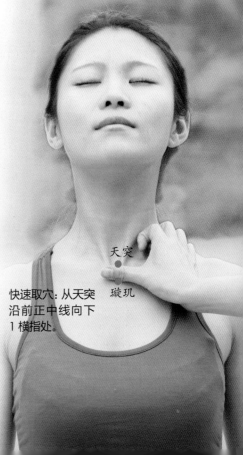

天突

璇玑

快速取穴：从天突沿前正中线向下1横指处。

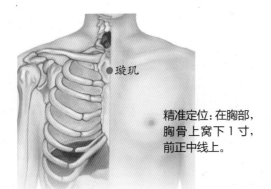

精准定位：在胸部，胸骨上窝下1寸，前正中线上。

天突 CV22

天, 天空; 突, 突出。穴位于气管上段, 喻为肺气上通于天的部位。

【主 治】哮喘、咳嗽、咳吐脓血、暴喑、咽喉肿痛、瘿气、梅核气、心与背相控而痛、瘾疹。

【针 刺】先直刺进针 0.2~0.3 寸, 然后沿胸骨柄后缘、气管前缘缓慢刺入 0.5~1.0 寸。针刺本穴有一定危险, 需较好掌握针刺技巧后, 方可针刺。

【配 伍】咳嗽、哮喘: 天突配膻中。

快速取穴: 由喉结直下可摸到一凹窝, 中央处。

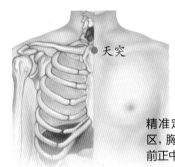

● 天突

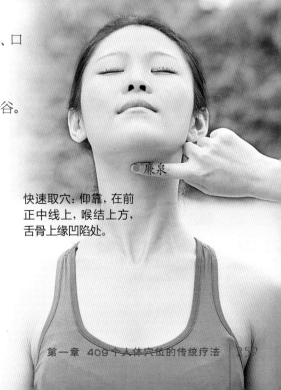

● 天突

精准定位: 在颈前区, 胸骨上窝中央, 前正中线上。

廉泉 CV23

廉, 清; 泉, 水泉。舌下两脉古名廉泉, 在喉结上缘。廉泉靠近此脉。

【主 治】舌下肿痛、舌纵涎下、舌强不语、暴喑、口舌生疮。

【针 刺】直刺 0.5~0.8 寸。

【配 伍】扁桃体炎、急慢性咽炎: 廉泉配少商、合谷。

快速取穴: 仰靠, 在前正中线上, 喉结上方, 舌骨上缘凹陷处。

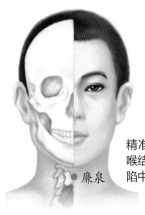

● 廉泉

廉泉

精准定位: 在颈前区, 喉结上方, 舌骨上缘凹陷中, 前正中线上。

承浆 CV24

承，承受；浆，水浆。穴在颏唇正中的凹陷中，为承受从口流出的水浆之处。

【主　治】中风昏迷、口眼歪斜、流涎。

【针　刺】斜刺 0.3~0.5 寸。

【配　伍】头项强痛、牙痛：承浆配风府。

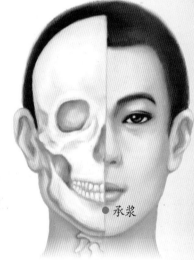

精准定位：在面部，颏唇沟的正中凹陷处。

快速取穴：正坐仰靠，下唇下正中按压有凹陷处。

一穴多用

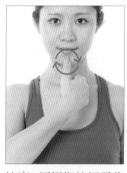

按摩：用拇指按揉承浆 200 次，每天坚持，能治疗口角流涎、面瘫。

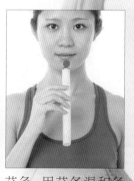

艾灸：用艾条温和灸 5~20 分钟，每天 1 次，可用于治疗面瘫、糖尿病等疾病。

14. 督脉穴

保养督脉，可用刮痧板沿督脉进行刮痧，可以缓解头痛、热病、颈背腰痛。督脉上的命门、腰阳关为重要的养生穴位，用艾条温和灸两穴，每次 10~15 分钟，对整个督脉有很好的保养作用，还可以提升人体阳气，增加抵抗力。

经穴歌诀

督脉经穴二十九，起长强止龈交上，
脑病为主次分段，急救热病及肛肠，
尾骨之端是长强，骶管裂孔取腰俞，
十六阳关平髋量，命门十四三悬枢，
十一椎下脊中藏，十椎中枢九筋缩，
七椎之下乃至阳，六灵台五神道穴，
三椎之下身柱藏，陶道一椎之下取，
大椎就在一椎上，哑门入发五分处，
风府一寸宛中当，粗隆上缘寻脑户，
强间户上寸半量，后顶再上一寸半，
百会七寸顶中央，前顶囟会距寸五，
上星入发一寸量，神庭五分入发际，
素髎鼻尖准头乡，水沟人中沟上取，
兑端唇上尖端藏，龈交上唇系带底。

督脉共 29 个穴，分布在头、面、项、背、腰、骶部后正中线上。首穴长强，末穴龈交。

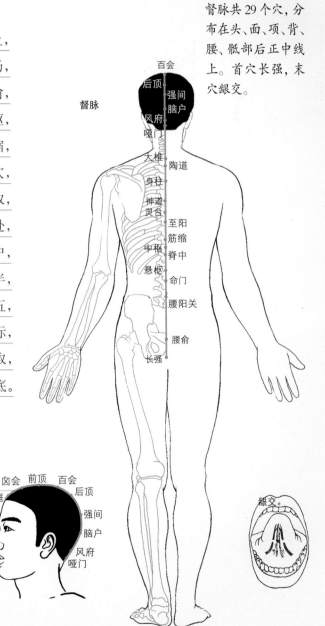

长强 GV1

长，长短之长；强，强弱之强。肾为生命之源。脊柱长而强韧，穴在其下端。

【主 治】泄泻、便秘、便血、痔疾、脱肛。

【针 刺】针向上与骶骨平行刺入 0.5~1.0 寸，不得刺穿直肠。

【配 伍】脱肛：长强配百会、大肠俞、承山。

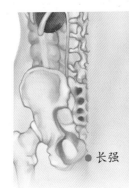

精准定位：在会阴区，尾骨下方，尾骨端与肛门连线的中点处。

长强

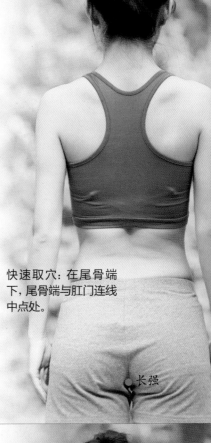

快速取穴：在尾骨端下，尾骨端与肛门连线中点处。

长强

腰俞 GV2

腰，腰部；俞，输注。穴在腰部，是经气输注之处。

【主 治】泄泻、便秘、便血、痔疾、尾骶痛。

【针 刺】向上斜刺 0.5~1.0 寸。

【配 伍】腰背疼痛：腰俞配肾俞、环跳。

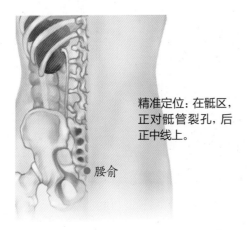

精准定位：在骶区，正对骶管裂孔，后正中线上。

腰俞

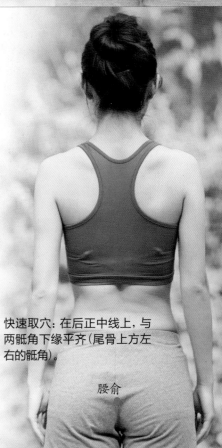

快速取穴：在后正中线上，与两骶角下缘平齐（尾骨上方左右的骶角）。

腰俞

腰阳关 GV3

腰，腰部；阳，阴阳之阳；关，机关。督脉为阳。穴属督脉，位于腰部转动处，如腰之机关。

【主 治】腰骶痛、下肢痿痹、遗精、阳痿、月经不调。

【针 刺】针尖直刺或向上斜刺 0.5~1.0 寸，局部酸胀。

【配 伍】坐骨神经痛：腰阳关配肾俞、环跳、足三里、委中。

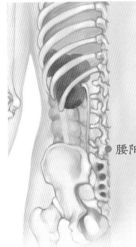

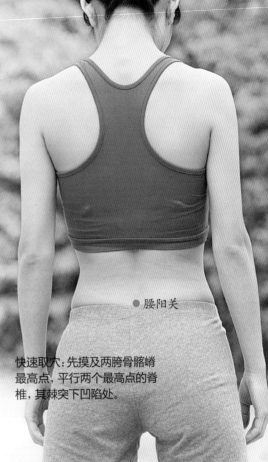

精准定位：在脊柱区，第四腰椎棘突下凹陷中，后正中线上。

快速取穴：先摸及两胯骨髂嵴最高点，平行两个最高点的脊椎，其棘突下凹陷处。

一穴多用

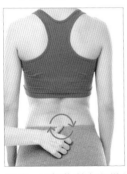

按摩：用拇指按揉腰阳关 200 次，每天坚持，能治疗腰腿痛。

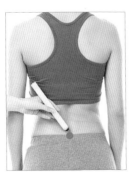

艾灸：用艾条温和灸 5~20 分钟，每天 1 次，可用于治疗月经不调、小便不利、腰脊冷痛、遗精、阳痿等。

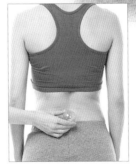

拔罐：用火罐留罐 5~10 分钟，或连续走罐 5 分钟，隔天 1 次，可用于治疗腰腿痛、坐骨神经痛。

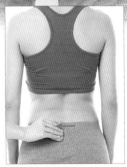

刮痧：从中间向外侧刮拭 3~5 分钟，隔天 1 次，可用于治疗小便不利、腰痛等。

备注：艾灸、拔罐应直接操作在皮肤上，此图仅为示意。

命门 GV4

命，生命；门，门户。肾为生命之源。穴在肾俞之间，相当于肾气出入之门户。

【主　治】 遗精、阳痿、遗尿、小便不利、泄泻、腰脊强痛、下肢痿痹。

【针　刺】 直刺 0.5~1.0 寸。

【配　伍】 泌尿生殖系统疾病：命门配肾俞、八髎、关元、三阴交。

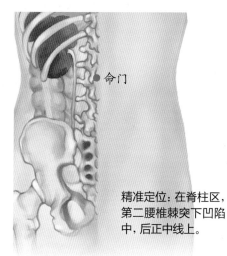
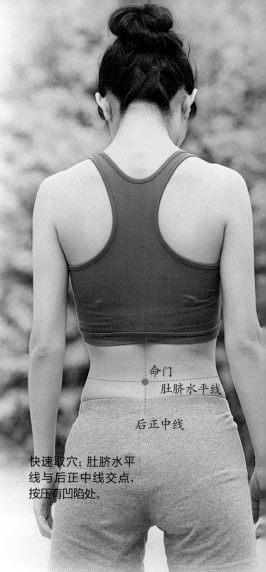

命门

精准定位：在脊柱区，第二腰椎棘突下凹陷中，后正中线上。

命门
肚脐水平线
后正中线

快速取穴：肚脐水平线与后正中线交点，按压有凹陷处。

一穴多用

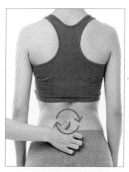
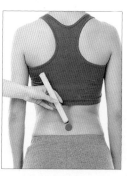
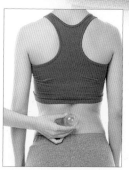
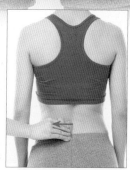

按摩：用拇指按揉命门 200 次，每天坚持，能治疗腰腿痛、遗精、遗尿等。

艾灸：用艾条温和灸 5~20 分钟，每天 1 次，可用于治疗月经不调、腰脊冷痛、遗精、遗尿等疾病。

拔罐：用火罐留罐 5~10 分钟，或连续走罐 5 分钟，隔天 1 次，用于腰腿痛、下肢痹痛。

刮痧：从中间向外侧刮拭 3~5 分钟，隔天 1 次，可用于治疗骨蒸烦热、赤白带下等疾病。

悬枢 GV5

悬，悬挂；枢，枢纽。穴在腰部，仰卧时局部悬起，是腰部活动的枢纽。

【主　治】腹痛、腹胀、泄泻、腰脊强痛。

【针　刺】直刺 0.5~1.0 寸。

【配　伍】腰脊强痛：悬枢配委中、肾俞。

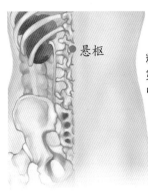

精准定位：在脊柱区，第一腰椎棘突下凹陷中，后正中线上。

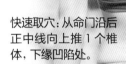

快速取穴：从命门沿后正中线向上推1个椎体，下缘凹陷处。

脊中 GV6

脊，脊柱；中，中间。脊柱古作二十一椎；穴在第十一椎下，正当其中。

【主　治】腹泻、痢疾、痔疾。

【针　刺】斜刺 0.5~1.0 寸。

【配　伍】腹胀胃痛：脊中配足三里、中脘。

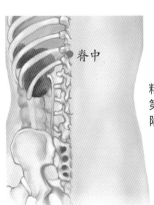

精准定位：在脊柱区，第十一胸椎棘突下凹陷中，后正中线上。

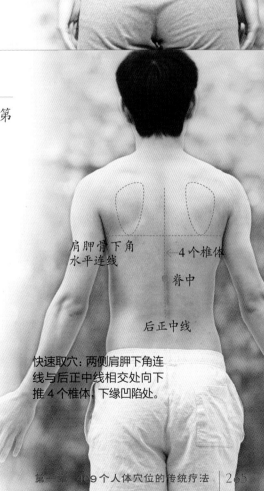

快速取穴：两侧肩胛下角连线与后正中线相交处向下推4个椎体，下缘凹陷处。

中枢 GV7

中，中间；枢，枢纽。穴在第十胸椎下，相当于脊柱中部之枢纽。

【主 治】呕吐、腹满、胃痛、食欲不振、腰背痛。

【针 刺】斜刺 0.5~1.0 寸。

【配 伍】腰脊痛：中枢配命门、腰眼。

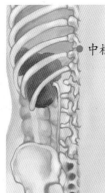

中枢

精准定位：在脊柱区，第十胸椎棘突下凹陷中，后正中线上。

肩胛骨下角
水平连线

3 个椎体
中枢

后正中线

快速取穴：两侧肩胛下角连线与后正中线相交处向下推 3 个椎体，下缘凹陷处。

一穴多用

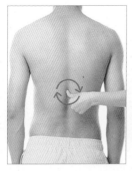

按摩：用拇指按揉中枢 200 次，每天坚持，能治疗腹胀、食欲不振等。

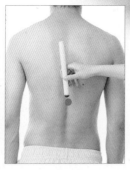

艾灸：用艾条温和灸 5~20 分钟，每天 1 次，可用于治疗腰背冷痛。

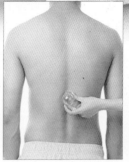

拔罐：用火罐留罐 5~10 分钟，或连续走罐 5 分钟，隔天 1 次，用于治疗腰脊痛。

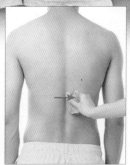

刮痧：从中间向外侧刮拭 3~5 分钟，隔天 1 次，可用于治疗发热、食欲不振等疾病。

筋缩 GV8

筋，筋肉；缩，挛缩。本穴能治筋肉挛缩。

【主　治】抽搐、脊强、四肢不收、筋挛拘急、癫痫、
　　　　　惊痫。

【针　刺】斜刺0.5~1.0寸。

【配　伍】癫痫：筋缩配通里。

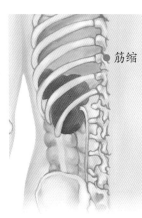

精准定位：在脊柱区，
第九胸椎棘突下凹陷
中，后正中线上。

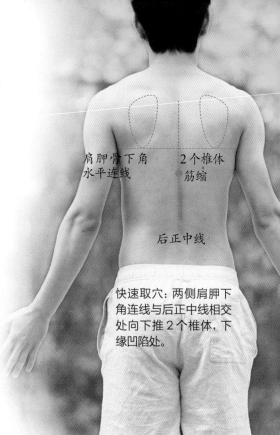

肩胛骨下角
水平连线

2个椎体
筋缩

后正中线

快速取穴：两侧肩胛下
角连线与后正中线相交
处向下推2个椎体，下
缘凹陷处。

至阳 GV9

至，到达；阳，阴阳之阳。本穴与横膈平。经气自
此从膈下的阳中之阴到达膈上的阳中之阳。

【主　治】胸胁胀痛、黄疸、腰脊疼痛、脊强。

【针　刺】向上斜刺0.5~1.0寸，局部酸胀，针感可向
　　　　　下背或前胸放射。

【配　伍】心律不齐：至阳配心俞、内关。

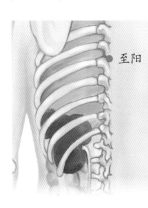

精准定位：在脊柱区，
第七胸椎棘突下凹陷
中，后正中线上。

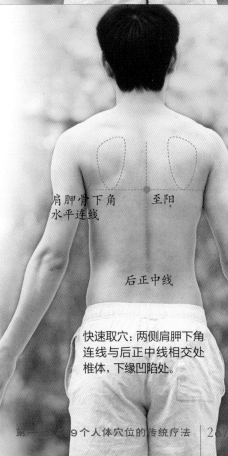

肩胛骨下角
水平连线

至阳

后正中线

快速取穴：两侧肩胛下角
连线与后正中线相交处
椎体，下缘凹陷处。

灵台 GV10

灵,神灵;台,亭台。穴在神道与心俞两穴之下,故喻为心灵之台。

【主 治】疔疮、咳嗽、气喘、颈项僵硬、背痛。

【针 刺】向上斜刺0.5~1.0寸,局部酸胀,针感可向下背部或前胸部放射。

【配 伍】胸胁痛:灵台配阳陵泉、支沟。

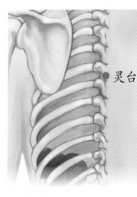

精准定位:在脊柱区,第六胸椎棘突下凹陷中,后正中线上。

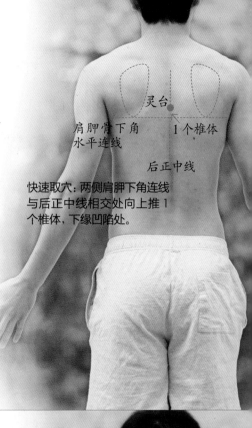

灵台

肩胛骨下角水平连线　1个椎体

后正中线

快速取穴:两侧肩胛下角连线与后正中线相交处向上推1个椎体,下缘凹陷处。

神道 GV11

神,心神;道,通道。心藏神,穴在心俞旁,如同心神之通道。

【主 治】失眠健忘、肩背痛。

【针 刺】斜刺0.5~1.0寸,局部酸胀,针感可放射至胸背部。

【配 伍】身热头痛:神道配关元。

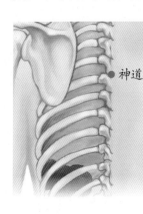

精准定位:在脊柱区,第五胸椎棘突下凹陷中,后正中线上。

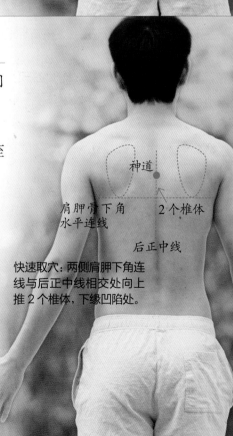

神道

肩胛骨下角水平连线　2个椎体

后正中线

快速取穴:两侧肩胛下角连线与后正中线相交处向上推2个椎体,下缘凹陷处。

身柱 GV12

身，身体；柱，支柱。穴在第三胸椎下，上连头项，下通背腰，如一身之支柱。

【主 治】咳嗽、气喘、疔疮发背。

【针 刺】向下斜刺 0.5~1.0 寸，局部酸胀，针感可放射至胸背部。

【配 伍】咳嗽：身柱配大椎、肺俞。

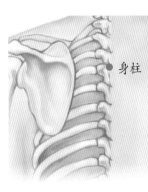

精准定位：在脊柱区，第三胸椎棘突下凹陷中，后正中线上。

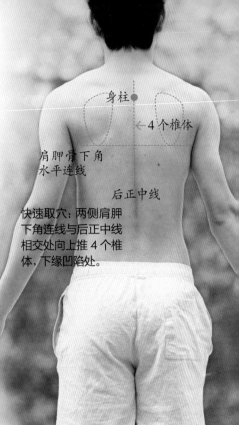

快速取穴：两侧肩胛下角连线与后正中线相交处向上推 4 个椎体，下缘凹陷处。

陶道 GV13

陶，陶冶；道，通道。比喻脏腑之气汇聚于督脉，由此路上升。

【主 治】恶寒发热。

【针 刺】向上斜刺 0.5~1.0 寸，局部酸胀，针感可放射至胸背部。

【配 伍】疟疾：陶道配间使、曲池、内关。

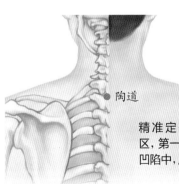

精准定位：在脊柱区，第一胸椎棘突下凹陷中，后正中线上。

快速取穴：从后颈部隆起最高点，垂直向下推 1 个椎体，下缘凹陷处。

大椎 GV14

大，巨大；椎，椎骨。古称第一胸椎棘突为大椎，穴适在其上方，故名。

【主　治】发热恶寒、头项强痛、肩背痛、风疹、咳嗽喘急、小儿惊风。

【针　刺】直刺 0.5~1.0 寸，或用三棱针点刺放血。

【配　伍】头痛：大椎配曲池、合谷。

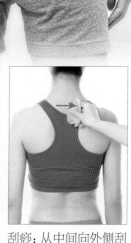

●大椎

快速取穴：后颈部隆起最高点，下缘凹陷处。

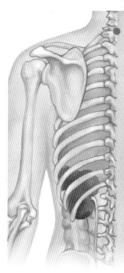

●大椎

精准定位：在脊柱区，第七颈椎棘突下凹陷中，后正中线上。

一穴多用

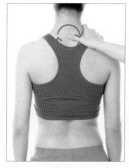

按摩：用拇指按揉大椎200 次，每天坚持，能治疗颈项痛。

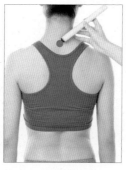

艾灸：用艾条温和灸5~20 分钟，每天 1 次，可用于治疗颈项冷痛。

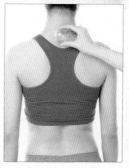

拔罐：用火罐留罐 5~10分钟，或连续走罐5分钟，隔天 1 次，可用于治疗肩背痛、中风、鼻出血。

刮痧：从中间向外侧刮拭 3~5 分钟，隔天 1 次，可用于治疗心烦、热病。

哑门 GV15

哑，音哑；门，门户。本穴深刺可以致哑，也可治哑，故比喻为音哑的门户。

【主　治】喑哑、舌缓不语、重舌、失语。

【针　刺】直刺或向下斜刺 0.5~0.8 寸，局部酸胀，针感可扩散至胸背部。

【配　伍】聋哑：哑门配廉泉、耳门、听宫、翳风、合谷。

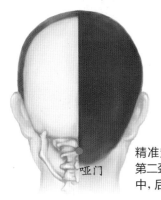

哑门

精准定位：在颈后区，第二颈椎棘突上际凹陷中，后正中线上。

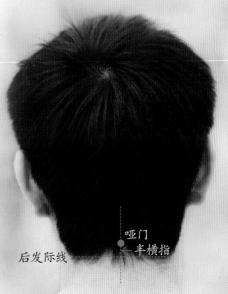

后发际线

哑门
半横指

快速取穴：沿脊柱向上，入后发际上半横指处。

风府 GV16

风，风邪；府，处所。本穴为治风邪之处。

【主　治】中风、头痛、振寒汗出、颈项强痛、目眩、鼻塞、鼻出血、咽喉肿痛。

【针　刺】伏案正坐，头微前倾，使颈部肌肉放松，向下颌方向缓慢刺入 0.5~1.0 寸。不可向上刺，以免刺入枕骨大孔刺伤延髓。

【配　伍】头痛：风府配百会、太阳。

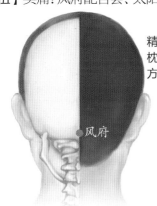

风府

精准定位：在颈后区，枕外隆突直下，两侧斜方肌之间凹陷中。

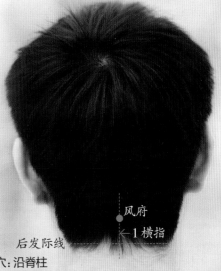

后发际线

风府
1横指

快速取穴：沿脊柱向上，入后发际上1横指处。

脑户 GV17

脑，脑髓；户，门户。督脉循脊上行入脑。穴在枕部，相当于脉气入脑的门户。

【主　治】癫狂、痫证、眩晕、头重、头痛、颈项僵硬。

【针　刺】平刺0.5~0.8寸，局部酸胀。

【配　伍】眼病：脑户配肝俞、太阳、睛明、太冲。

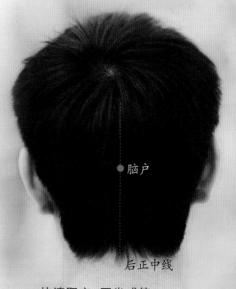

后正中线

快速取穴：正坐或俯卧，在后正中线上，枕外粗隆上缘的凹陷处。

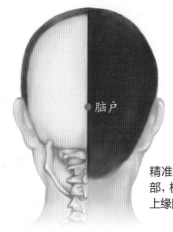

脑户

精准定位：在头部，枕外隆凸的上缘凹陷中。

强间 GV18

强，强硬；间，中间。穴当顶骨与枕骨结合之中间，能治头项强痛。

【主　治】头痛、目眩、口歪、痫证。

【针　刺】平刺0.5~0.8寸，局部酸胀。

【配　伍】头痛难忍：强间配丰隆。

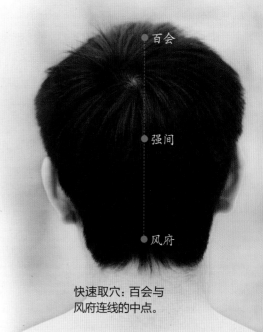

百会

强间

风府

快速取穴：百会与风府连线的中点。

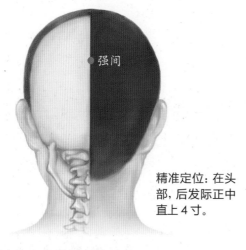

强间

精准定位：在头部，后发际正中直上4寸。

后顶 GV19

后，后方；顶，头顶。穴在头顶之后方。

【主　治】颈项僵硬、头痛、眩晕、心烦、失眠。

【针　刺】平刺 0.5~0.8 寸，局部酸胀。

【配　伍】偏头痛：后顶配率骨、太阳。

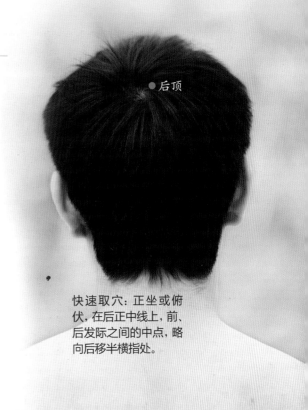

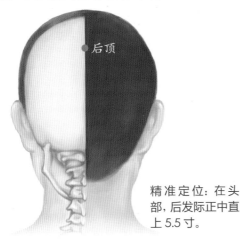

精准定位：在头部，后发际正中直上 5.5 寸。

快速取穴：正坐或俯伏，在后正中线上，前、后发际之间的中点，略向后移半横指处。

百会 GV20

百，多的意思；会，交会。穴在巅顶部，是足三阳经、肝经和督脉等多经之交会处。

【主　治】中风、惊悸、头痛、头晕、失眠、健忘、耳鸣、眩晕、脱肛、痔疾。

【针　刺】平刺 0.5~0.8 寸，局部酸胀，针感可扩散至头顶部。

【配　伍】休克：百会配水沟、内关。

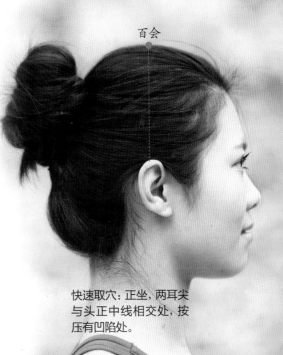

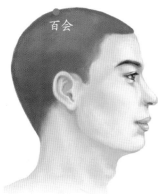

精准定位：在头部，前发际正中直上 5 寸。

快速取穴：正坐，两耳尖与头正中线相交处，按压有凹陷处。

前顶 GV21

前，前方；顶，头顶。穴在头顶直前方。

【主　治】癫痫、小儿惊风、头痛、头晕。

【针　刺】平刺0.3~0.5寸，局部酸胀。

【配　伍】风眩、偏头痛：前顶配后顶、颔厌。

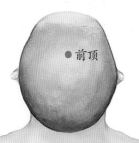

精准定位：在头部，前发际正中直上3.5寸。

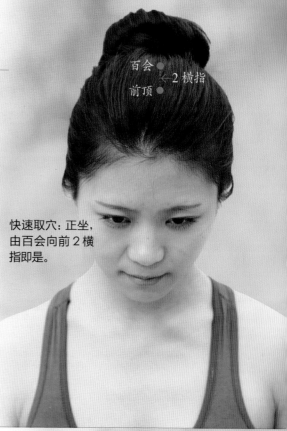

快速取穴：正坐，由百会向前2横指即是。

囟会 GV22

囟，囟门；会，在此作"闭合"讲。穴当大囟门的闭合处。

【主　治】头痛、目眩。

【针　刺】平刺0.3~0.5寸，局部酸胀，小儿前囟未闭者禁针。

【配　伍】头风头痛：囟会配玉枕。

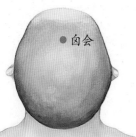

精准定位：在头部，前发际正中直上2寸。

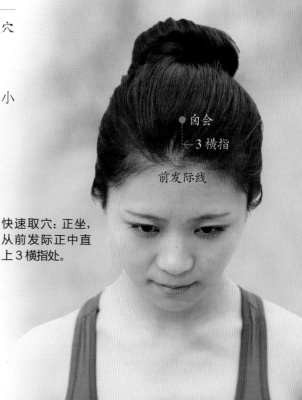

快速取穴：正坐，从前发际正中直上3横指处。

上星 GV23

上，上方；星，星球。人头像天，穴在头上，如星在天。

【主　治】头痛、眩晕、目赤肿痛、鼻出血、鼻痛。

【针　刺】平刺0.3~0.8寸，局部酸胀。

【配　伍】鼻出血、鼻炎：上星配迎香、素髎、合谷。

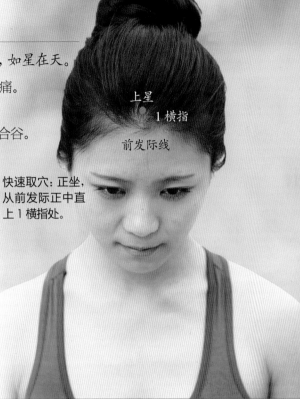

快速取穴：正坐，从前发际正中直上1横指处。

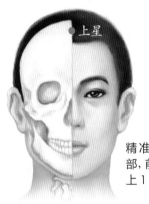

精准定位：在头部，前发际正中直上1寸。

神庭 GV24

神，神明；庭，前庭。脑为元神之府，神在此指脑。穴在前额部，如脑室之前庭。

【主　治】失眠、头晕、目眩、鼻渊、鼻出血、鼻塞、流泪、目赤肿痛、目翳。

【针　刺】平刺0.3~0.5寸，局部酸胀。

【配　伍】目赤肿痛：神庭配上星、睛明、前顶、太阳。

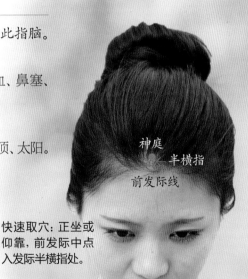

快速取穴：正坐或仰靠，前发际中点入发际半横指处。

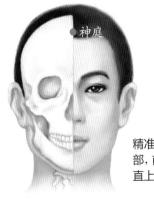

精准定位：在头部，前发际正中直上0.5寸。

素髎 GV25

素，鼻茎；髎，骨隙。穴在鼻茎下端的骨隙中。

【主　治】惊厥、昏迷、新生儿窒息、鼻塞。

【针　刺】向上斜刺 0.3~0.5 寸。

【配　伍】鼻出血、鼻塞：素髎配上星、迎香、合谷。

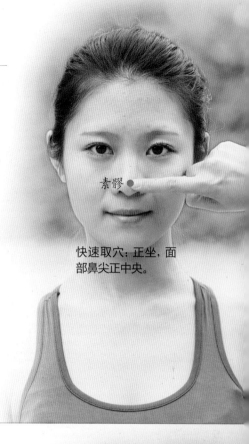

快速取穴：正坐，面部鼻尖正中央。

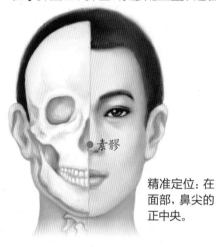

精准定位：在面部，鼻尖的正中央。

水沟 GV26

水，水液；沟，沟渠。穴在人中沟中，人中沟形似水沟。

【主　治】昏迷、晕厥、中暑、癫痫、急慢性惊风、牙关紧闭。

【针　刺】向上斜刺 0.3~0.5 寸。

【配　伍】休克：水沟配内关、涌泉。

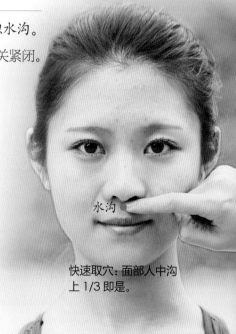

快速取穴：面部人中沟上 1/3 即是。

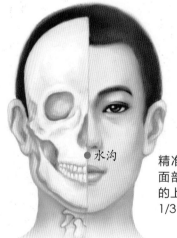

精准定位：在面部，人中沟的上 1/3 与中 1/3 交点处。

兑端 GV27

兑，指口；端，尖端。穴在口的上唇尖端。

【主　治】昏迷、鼻塞。

【针　刺】向上斜刺 0.2~0.3 寸。

【配　伍】口内生疮：兑端配内关、支沟、承浆、十宣。

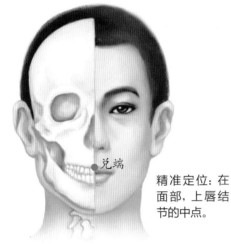

精准定位：在面部，上唇结节的中点。

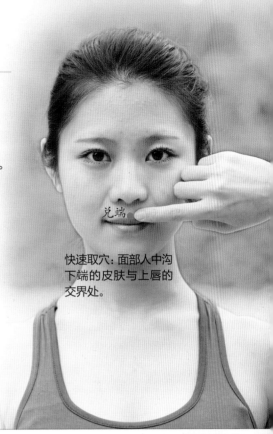

快速取穴：面部人中沟下端的皮肤与上唇的交界处。

龈交 GV28

龈，齿龈；交，交会。上齿龈中缝，为督脉和任脉的交会处。

【主　治】癫狂、心烦、癔症。

【针　刺】向上斜刺 0.2~0.3 寸。

【配　伍】口臭：龈交配承浆。

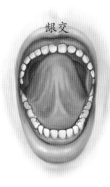

精准定位：在上唇内，上唇系带与上牙龈的交点。

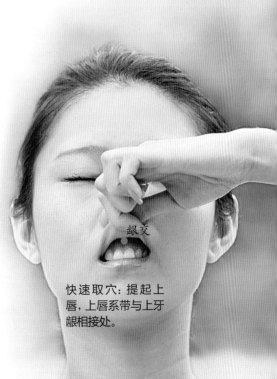

快速取穴：提起上唇，上唇系带与上牙龈相接处。

印堂 GV29

印，泛指图章；堂，厅堂。古代指额部两眉头之间为"阙"，星相家称之为印堂，穴位在其上，故名。

【主　治】失眠、健忘、癫痫、头痛、眩晕、鼻出血、目赤肿痛、三叉神经痛。

【针　刺】提捏进针，从上向下平刺0.3~0.5寸。

【配　伍】高血压：印堂配曲池、足三里、丰隆。

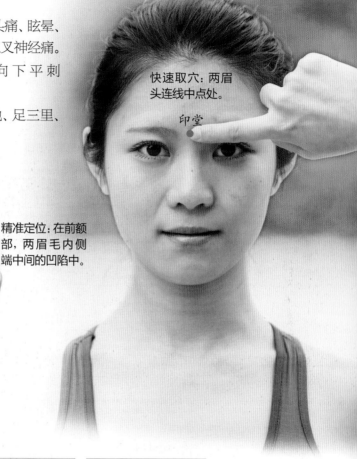

快速取穴：两眉头连线中点处。

印堂

精准定位：在前额部，两眉毛内侧端中间的凹陷中。

一穴多用

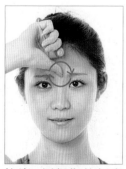

按摩：用拇指按揉印堂，能治疗头晕、失眠、健忘、各种鼻病。

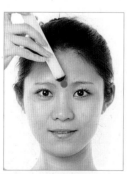

艾灸：用艾条温和灸5~20分钟，每天1次，可用于治疗面瘫、三叉神经痛。

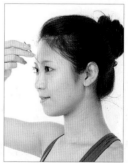

刺血：用三棱针在印堂点刺放血1~2毫升，可用于治疗目赤肿痛、高血压等疾病。

15. 经外奇穴

四神聪 EX-HN1

四,四个、四周;神,神志;聪,聪明。此穴一名四穴,能主治神志失调、耳目不聪等病症,故名四神聪。

【主　治】失眠、健忘、癫痫、头痛、眩晕、脑积水、大脑发育不全。

【针　刺】平刺 0.5~0.8 寸。

【配　伍】半身不遂:四神聪配曲池、合谷、足三里。

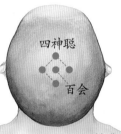

精准定位:在头部,百会前、后、左、右各旁开 1 寸,共 4 穴。

快速取穴:仰靠,从百会穴向前、后、左、右各旁开 1 横指即是。

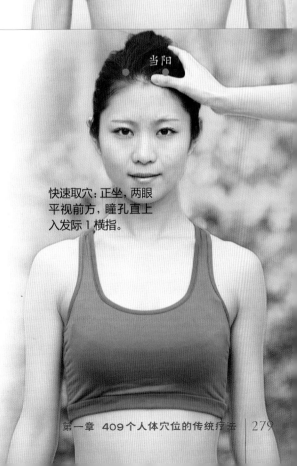

当阳 EX-HN2

当,向着;阳,阴阳之阳。穴在头前部,头前部为阳,故名。

【主　治】失眠、健忘、癫痫、头痛、眩晕。

【针　刺】平刺 0.5~0.8 寸。

【配　伍】鼻塞:当阳配上星、迎香。

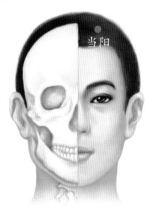

精准定位:在头部,瞳孔直上,前发际上 1 寸。

快速取穴:正坐,两眼平视前方,瞳孔直上入发际 1 横指。

鱼腰 EX-HN4

鱼，生活在水中的脊椎动物；腰，泛指物体中部。
人的眼眉状如小鱼形，穴在其中央处，故名。

【主　治】眼睑动、口眼歪斜、眼睑下垂、鼻出血、
　　　　　目赤肿痛、三叉神经痛。

【针　刺】平刺0.3~0.5寸。

【配　伍】目赤肿痛、青少年假性近视：鱼腰配风池、
　　　　　睛明、太阳、攒竹、合谷。

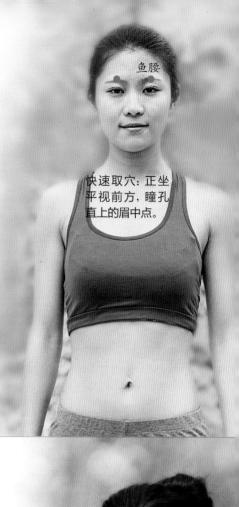

快速取穴：正坐
平视前方，瞳孔
直上的眉中点。

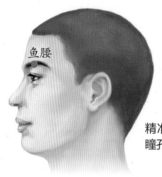

精准定位：在额部，
瞳孔直上，眉毛中。

太阳 EX-HN5

太，高、大、极、最之意；阳，阴阳之阳。头颞
部之微凹陷处，俗称太阳。

【主　治】失眠、健忘、癫痫、头痛、眩晕、鼻出血、
　　　　　目赤肿痛、三叉神经痛。

【针　刺】直刺或斜刺0.3~0.5寸，或用三棱针点
　　　　　刺出血。

【配　伍】偏头痛、头痛：太阳配风池、头维、合谷。

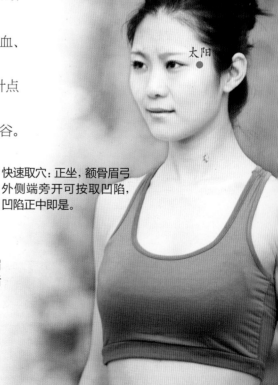

快速取穴：正坐，额骨眉弓
外侧端旁开可按取凹陷，
凹陷正中即是。

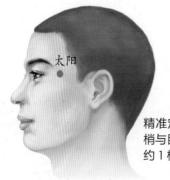

精准定位：在颞部，眉
梢与目外眦之间，向后
约1横指的凹陷中。

耳尖 EX-HN6

耳，耳郭；尖，顶端、顶点。耳郭之顶端称为耳尖，其上有耳尖穴。

【主　治】急性结膜炎、麦粒肿、沙眼、头痛、咽喉炎、高热。

【针　刺】直刺 0.1~0.2 寸。

【配　伍】目赤肿痛、急性结膜炎：耳尖配太阳、睛明、合谷。

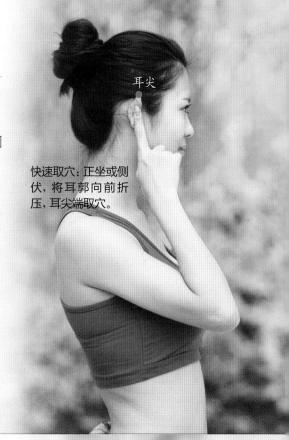

快速取穴：正坐或侧伏，将耳郭向前折压，耳尖端取穴。

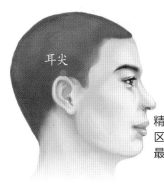

精准定位：在耳区，在外耳轮的最高点。

球后 EX-HN7

球，眼球；后，后部。此穴位置较深，在眼球后部，故名。

【主　治】视神经炎、青光眼、内斜视、虹膜睫状体炎等各种眼病。

【针　刺】左手向上推动眼球固定，右手持针沿眶下缘略向内上方朝视神经方向缓慢刺入 0.5~1.5 寸。

【配　伍】视神经萎缩：球后配肝俞、风池、太阳、攒竹、合谷。

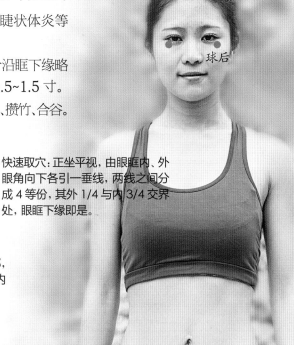

快速取穴：正坐平视，由眼眶内、外眼角向下各引一垂线，两线之间分成 4 等份，其外 1/4 与内 3/4 交界处，眼眶下缘即是。

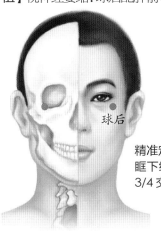

精准定位：在面部，眶下缘外 1/4 与内 3/4 交界处。

上迎香 EX-HN8

上，上下之上；迎，迎接；香，香味，泛指气味。穴在鼻部，大肠经迎香穴之上方，故名。

【主 治】过敏性鼻炎、鼻窦炎、鼻出血、嗅觉减退。

【针 刺】针尖向内上方斜刺 0.5~0.8 寸。

【配 伍】感冒鼻塞不通：上迎香配太阳、上星、合谷。

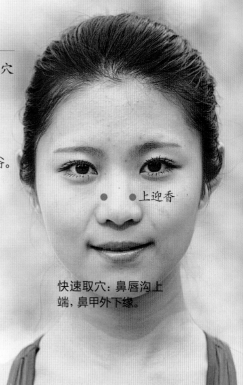

快速取穴：鼻唇沟上端，鼻甲外下缘。

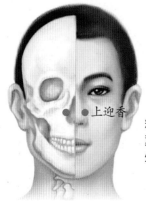

精准定位：在面部，鼻翼软骨与鼻甲的交界处，近鼻唇沟上端处。

内迎香 EX-HN9

内，内外之内；迎，迎接；香，香味，泛指气味。穴在鼻腔内，与迎香穴隔鼻翼相对，故名。

【主 治】头痛、眩晕、目赤肿痛、鼻炎、咽喉炎、中暑。

【针 刺】针尖由鼻孔向内直刺 0.1~0.2 寸，或用三棱针点刺出血。

【配 伍】热病：内迎香配太阳。

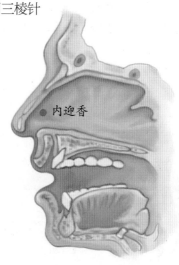

精准定位：在鼻孔内，鼻翼软骨与鼻甲交界的黏膜处。

聚泉 EX-HN10

聚，聚集；泉，泉水。穴在舌背面中缝之中点处，古人认为口腔内之津液出自此处，如泉水之会聚，故名。

【主　治】咳嗽、哮喘、脑血管意外后遗症语言障碍。

【针　刺】直刺0.1~0.2寸，或用三棱针点刺出血。

【配　伍】舌肌麻痹：聚泉配海泉。

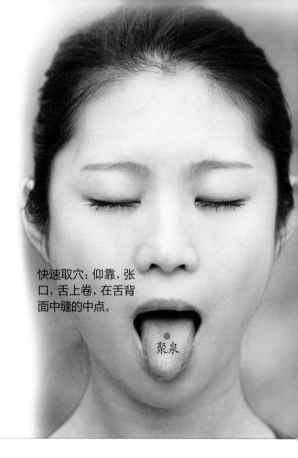

快速取穴：仰靠，张口，舌上卷，在舌背面中缝的中点。

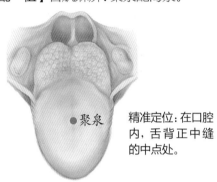

●聚泉　　精准定位：在口腔内，舌背正中缝的中点处。

海泉 EX-HN11

海，海洋之海；泉，泉水。穴在口腔舌系带中点上。古人认为，口腔内之津液由此出来，状如海水、泉水，永不间断。

【主　治】口舌生疮、呕吐、腹泻、咽喉炎、脑血管意外后遗症语言障碍、糖尿病。

【针　刺】直刺0.1~0.2寸，或用三棱针点刺出血。

【配　伍】舌肌麻痹：海泉配聚泉。

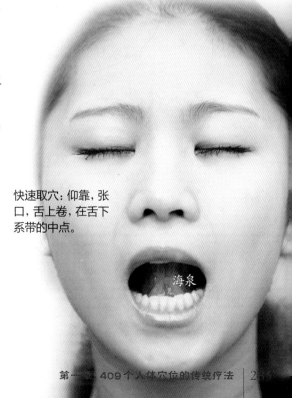

快速取穴：仰靠，张口，舌上卷，在舌下系带的中点。

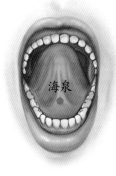

海泉　　精准定位：在口腔内，舌下系带中点处。

金津 EX-HN12

金，在此比喻贵重；津，唾液。穴在口腔舌系带左侧，约对左舌下腺管之开口处，为唾液进入口腔之重要部位，故取名金津。

【主　治】口腔炎、咽喉炎、扁桃体炎、脑血管病后遗症语言障碍、呕吐、腹泻。

【针　刺】三棱针点刺出血。

【配　伍】咽喉肿痛：金津配少商、合谷。

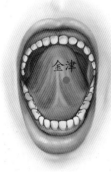

精准定位：在口腔内，舌下系带左侧的静脉上。

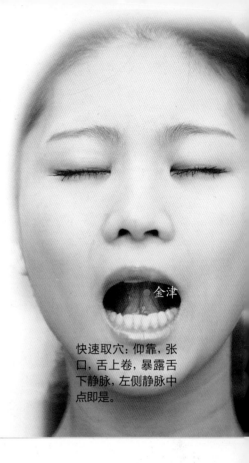

快速取穴：仰靠，张口，舌上卷，暴露舌下静脉，左侧静脉中点即是。

玉液 EX-HN13

玉，玉石，在此比喻贵重；液，津液。穴在口腔舌系带右侧，约对右舌下腺管开口处。口腔内唾液是津液之精华，故名玉液。

【主　治】口腔炎、咽喉炎、扁桃体炎、脑血管病后遗症语言障碍、呕吐、腹泻。

【针　刺】三棱针点刺出血。

【配　伍】咽喉肿痛：玉液配少商、合谷。

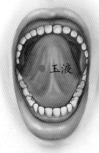

精准定位：在口腔内，舌下系带右侧的静脉上。

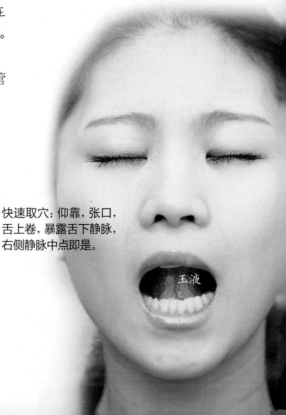

快速取穴：仰靠，张口，舌上卷，暴露舌下静脉，右侧静脉中点即是。

翳明 EX-HN14

翳，遮蔽，白翳；明，光明。穴在翳风后1寸，
能治眼目病症，如拨开云雾见光明，故名。

【主　治】远视、近视、夜盲症、白内障、青光眼、
　　　　　视神经萎缩、耳鸣、头痛、眩晕、失眠。

【针　刺】直刺0.5~1.0寸。

【配　伍】早期白内障、视神经萎缩：翳明配肝
　　　　　俞、太阳、睛明、球后。

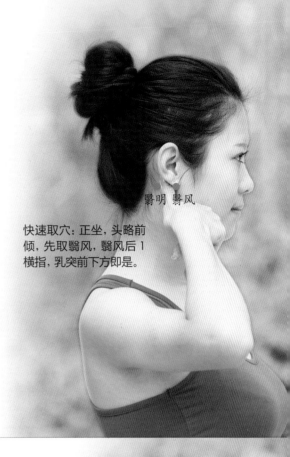

翳明 翳风

快速取穴：正坐，头略前
倾，先取翳风，翳风后1
横指，乳突前下方即是。

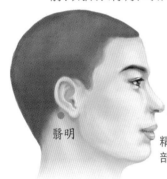

翳明

精准定位：在项
部，翳风后1寸。

颈百劳 EX-HN15

颈，颈部；百，基数词；劳，劳伤。能治疗肺结核、
颈淋巴结核。

【主　治】支气管炎、支气管哮喘、肺结核、颈椎病。

【针　刺】直刺0.5~1.0寸。

【配　伍】颈淋巴结核：颈百劳配肘尖。

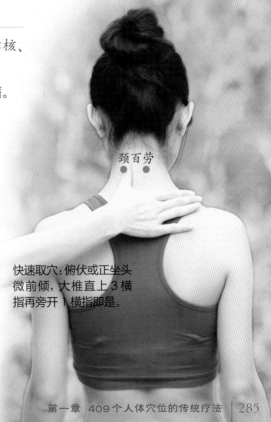

颈百劳

快速取穴：俯伏或正坐头
微前倾，大椎直上3横
指再旁开1横指即是。

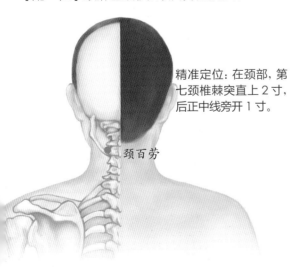

精准定位：在颈部，第
七颈椎棘突直上2寸，
后正中线旁开1寸。

颈百劳

子宫 EX-CA1

子，古代指儿女；宫，宫室，古时房屋的总称。子宫是现代解剖学名词，中医叫胞宫，是女子孕育胎儿的器官。

【主　治】月经不调、痛经、子宫脱垂、功能性子宫出血、不孕症、子宫内膜炎、盆腔炎、肾盂肾炎、膀胱炎。

【针　刺】直刺 0.8~1.2 寸。

【配　伍】盆腔炎：子宫配肾俞、关元、血海、三阴交。

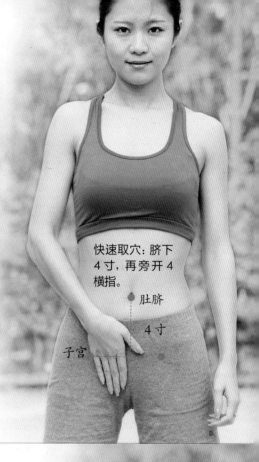

快速取穴：脐下4寸，再旁开4横指。

肚脐

4寸

子宫

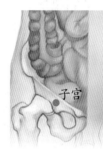

精准定位：在下腹部，脐中下4寸，前正中线旁开3寸。

子宫

定喘 EX-B1

定，平定；喘，哮喘。本穴有平定哮喘的作用。

【主　治】支气管炎、支气管哮喘、百日咳、麻疹、肩背软组织疾患、落枕。

【针　刺】直刺 0.5~1.0 寸。

【配　伍】咳嗽、哮喘：定喘配肺俞、风门、膻中、尺泽、合谷。

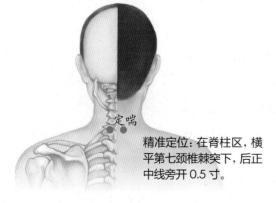

精准定位：在脊柱区，横平第七颈椎棘突下，后正中线旁开0.5寸。

定喘

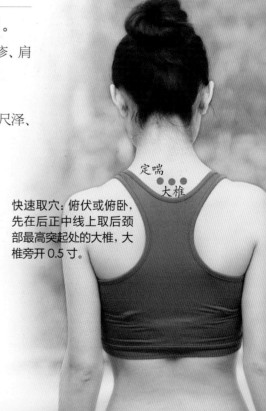

定喘
大椎

快速取穴：俯伏或俯卧，先在后正中线上取后颈部最高突起处的大椎，大椎旁开0.5寸。

夹脊 EX-B2

夹，从两个相对的方向加压，使物体固定不动；脊，脊柱。本穴在脊柱两旁各0.5寸，将脊柱夹在其中，故名。

【主　治】上胸部穴位治疗心、肺、上肢疾患，下胸部穴位治疗胃肠疾患，腰部穴位治疗腰、腹、下肢疾病。

【针　刺】直刺0.3~0.5寸。

【配　伍】下肢麻痹：夹脊配环跳。

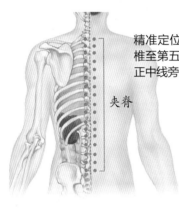

精准定位：在脊柱区，第一胸椎至第五腰椎棘突下两侧，后正中线旁开0.5寸，一侧17穴。

快速取穴：颈背交界椎骨高突处椎体，向下推共有17个椎体，旁开0.5寸。

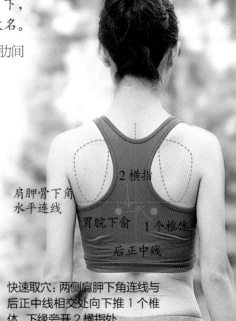
夹脊

胃脘下俞 EX-B3

胃脘，中医学名词，泛指肋弓以下之腹上部；下，下方；俞，气血转输之处。穴能治胃脘部疼痛，故名。

【主　治】胃炎、胰腺炎、支气管炎、肋间胸膜炎、肋间神经痛。

【针　刺】向内斜刺0.3~0.5寸。

【配　伍】胃痛：胃脘下俞配膈俞、中脘、足三里。

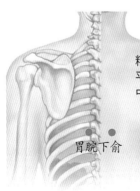

精准定位：在脊柱区，横平第八胸椎棘突下，后正中线旁开1.5寸。

胃脘下俞

2横指
肩胛骨下角水平连线
胃脘下俞　　1个椎体
后正中线

快速取穴：两侧肩胛下角连线与后正中线相交处向下推1个椎体，下缘旁开2横指处。

痞根 EX-B4

痞，痞块；根，根部。此穴有治疗肝脾肿大的作用，犹如能截断痞块根部，故名。

【主　治】胃痉挛、胃炎、胃扩张、肝炎、肝脾肿大、肾下垂、腰肌劳损。

【针　刺】直刺0.5~1.0寸。

【配　伍】肝脾肿大：痞根配膈俞、脾俞。

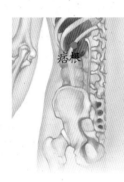

精准定位：在腰区，横平第一腰椎棘突下，后正中线旁开3.5寸。

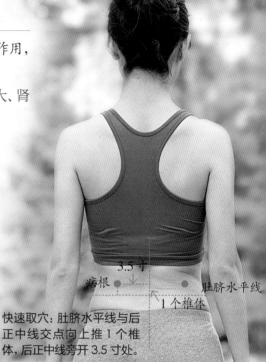

快速取穴：肚脐水平线与后正中线交点向上推1个椎体，后正中线旁开3.5寸处。

下极俞 EX-B5

下，下部；极，端；俞，腧穴，气血输注之处。

【主　治】肾炎、遗尿、肠炎、腰肌劳损。

【针　刺】直刺0.5~1.0寸。

【配　伍】腰背痛、阳痿：下极俞配肾俞、志室、三阴交。

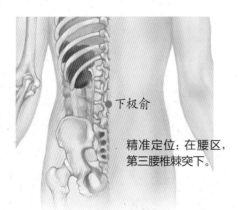

精准定位：在腰区，第三腰椎棘突下。

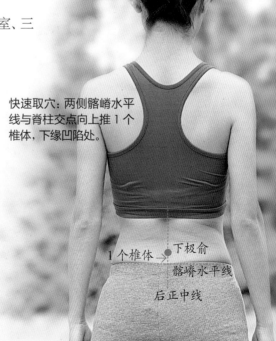

快速取穴：两侧髂嵴水平线与脊柱交点向上推1个椎体，下缘凹陷处。

腰宜 EX-B6

腰，腰部；宜，适宜。穴在腰部，所以能强腰健肾、安神定志、止痛、通便，是治疗腰部病症宜选用的穴位之一。

【主　治】睾丸炎、遗尿、肾炎、腰肌劳损、腰椎间盘突出症。

【针　刺】直刺 0.5~1.0 寸。

【配　伍】腰腿痛：腰宜配肾俞、环跳。

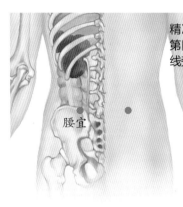

精准定位：在腰区，横平第四腰椎棘突下，后正中线旁开约 3 寸凹陷中。

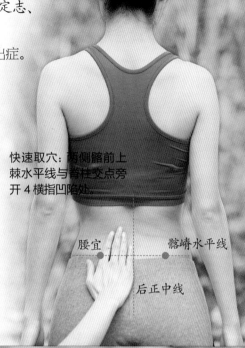

快速取穴：两侧髂前上棘水平线与脊柱交点旁开 4 横指凹陷处。

腰宜　　髂嵴水平线

后正中线

腰眼 EX-B7

腰，腰部；眼，眼窝。本穴在腰部脊柱与髂嵴构成的凹陷处，俗称腰眼。

【主　治】睾丸炎、遗尿、肾炎、腰肌劳损。

【针　刺】直刺 0.5~1.0 寸。

【配　伍】腰痛：腰眼配肾俞、关元俞。

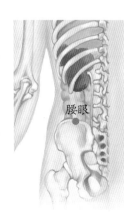

精准定位：在腰区，横平第四腰椎棘突下，后正中线旁开约 3.5 寸凹陷中。

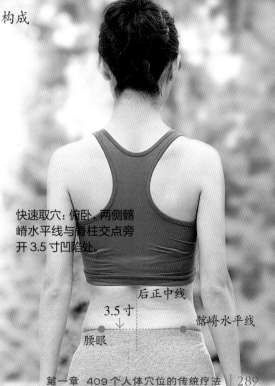

快速取穴：俯卧，两侧髂嵴水平线与脊柱交点旁开 3.5 寸凹陷处。

后正中线

3.5 寸

腰眼　　髂嵴水平线

十七椎 EX-B8

十七，基数词；椎，椎骨。本穴是以解剖部位命名的。

【主　治】月经不调、痛经、痔疾、坐骨神经痛、小儿麻痹
　　　　　后遗症、腰骶部疼痛。

【针　刺】直刺 0.5~1.0 寸。

【配　伍】中心型类风湿：十七椎配风市。

快速取穴：两侧髂嵴水平线与脊柱交点向下推 1 个椎体，棘突下。

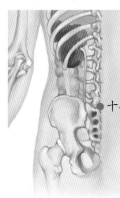

精准定位：在腰区，后正中线上，第五腰椎棘突下凹陷中。

十七椎

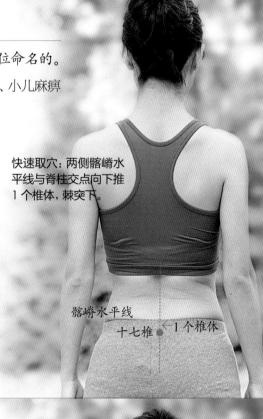

髂嵴水平线

十七椎　1 个椎体

腰奇 EX-B9

腰，腰部；奇，奇特的。能够强腰健肾、安神定志、止痛通便，治疗便秘、头痛等症有明显效果。

【主　治】癫痫、失眠、头痛、便秘。

【针　刺】向上平刺 1.0~1.5 寸。

【配　伍】癫痫：腰奇配大椎、间使。

快速取穴：顺着脊柱向下触，尾骨端直上 3 横指凹陷处。

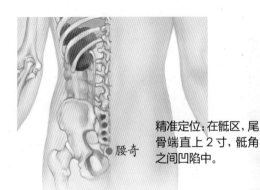

精准定位：在骶区，尾骨端直上 2 寸，骶角之间凹陷中。

腰奇

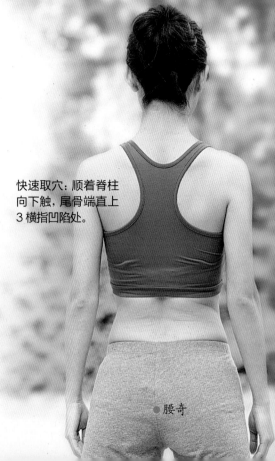

腰奇

肘尖 EX-UE1

肘，肘部；尖，尖端、顶点。指尺骨鹰嘴之突出部分，穴在其上，故名。肘尖是中医解剖学名词。

【主　治】颈淋巴结结核、痈疔疮疡。

【针　刺】沿皮向上刺0.1~0.3寸。

【配　伍】颈淋巴结核：肘尖配曲池。

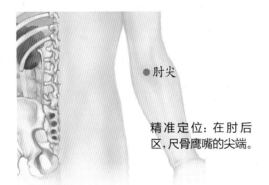

精准定位：在肘后区，尺骨鹰嘴的尖端。

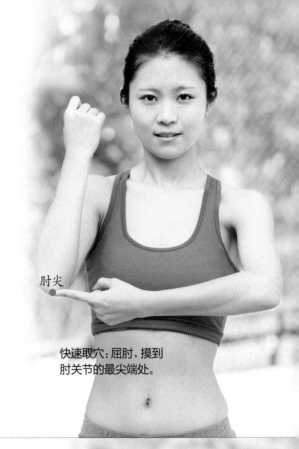

快速取穴：屈肘，摸到肘关节的最尖端处。

二白 EX-UE2

二，基数词；白，白色。屈肌腱外侧的临近肺经，肺在色为白，故名二白。

【主　治】脱肛、痔疾。

【针　刺】直刺0.5~0.8寸。

【配　伍】痔疾、脱肛：二白配长强、中髎、承山。

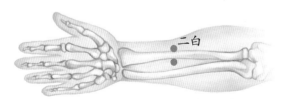

（手臂内侧）

精准定位：在前臂前区，腕掌侧远端横纹上4寸，桡侧腕屈肌腱的两侧，一肢2穴。

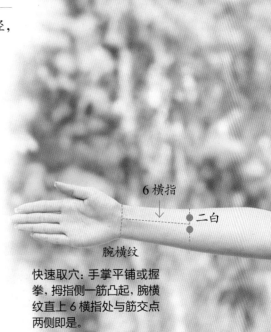

6横指

二白

腕横纹

快速取穴：手掌平铺或握拳，拇指侧一筋凸起，腕横纹直上6横指处与筋交点两侧即是。

中泉 EX-UE3

中，中间；泉，泉眼，在此指体表之凹陷处。穴在腕背面中央凹陷处，故名。

【主　治】支气管炎、支气管哮喘、胃炎、肠炎。

【针　刺】直刺 0.3~0.5 寸。

【配　伍】目翳：中泉配鱼腰、耳尖。

精准定位：在腕背侧远端横纹上，指总伸肌腱桡侧的凹陷中。

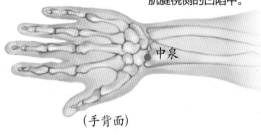

（手背面）

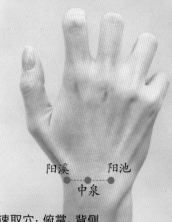

快速取穴：俯掌，背侧腕横纹上，阳溪与阳池连线的中点即是。

中魁 EX-UE4

中，中指；魁，为首的、突出的。握拳时，手中指第一指间关节较为突出，穴在其上，故名。

【主　治】急性胃炎、贲门梗阻、鼻出血。

【针　刺】直刺 0.2~0.3 寸。

【配　伍】呃逆：中魁配气户。

精准定位：在手指，中指背面，近侧指间关节的中点处。

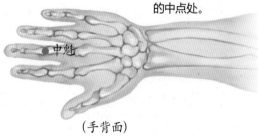

（手背面）

快速取穴：握拳手掌向心，中指背侧近端指骨关节横纹中点即是。

大骨空 EX-UE5

大，大小之大；骨，骨头；空，空隙。穴在大拇指背面指骨关节处，故名。

【主　治】结膜炎、角膜炎、白内障、鼻出血、急性胃肠炎。

【针　刺】禁针。

【配　伍】目痛、目翳：大骨空配风池、肝俞、瞳子髎。

精准定位：在手指，拇指背面，指间关节的中点处。

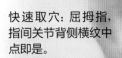

快速取穴：屈拇指，指间关节背侧横纹中点即是。

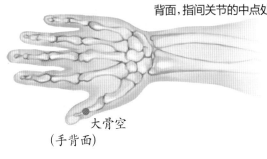

大骨空

（手背面）

小骨空 EX-UE6

小，大小之小；骨，骨头；空，空隙。穴在小指背面指骨关节处，故名。

【主　治】眼病、咽喉炎、掌指关节痛。

【针　刺】直刺 0.1~0.3 寸。

【配　伍】眼肿痛、目生翳膜：小骨空配风池、太阳、睛明、肝俞。

精准定位：在手指，小指背面，近侧指间关节的中点处。

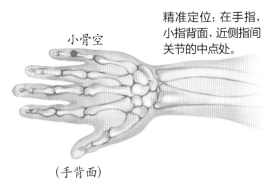

小骨空

（手背面）

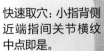

快速取穴：小指背侧近端指间关节横纹中点即是。

腰痛点 EX-UE7

腰,腰部;痛,疼痛;点,很小的部位。能活血化瘀、止痛,是治疗腰痛的特效穴。

【主　治】急性腰扭伤。

【针　刺】直刺 0.3~0.5 寸。

【配　伍】腰扭伤:腰痛点配肾俞、委中。

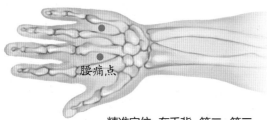

（手背面）

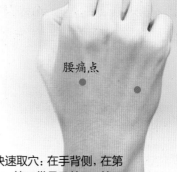

精准定位:在手背,第二、第三掌骨及第四、第五掌骨间,腕背侧远端横纹与掌指关节中点处,一手2穴。

快速取穴:在手背侧,在第二、第三掌骨及第四、第五掌骨之间,腕横纹与掌指关节中点处。

外劳宫 EX-UE8

外,内外之外,指手背;劳,劳动;宫,宫室。人劳动主要靠手,此穴在手背,适对手心的劳宫,故得名。

【主　治】颈椎病、落枕、偏头痛、咽喉炎。

【针　刺】直刺 0.3~0.5 寸。

【配　伍】风寒感冒:外劳宫配风门。

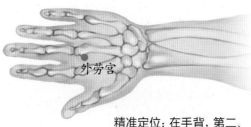

（手背面）

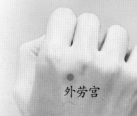

精准定位:在手背,第二、第三掌骨间,掌指关节后 0.5 寸(指寸)凹陷中。

快速取穴:俯掌,位于手背中央,与劳宫相对应(第二、第三掌骨间指掌关节后约 0.5 寸)的骨缝凹陷。

八邪 EX-UE9

八，基数词；邪，泛指引起疾病的因素。共8穴，能治疗因受邪气所致病症，故名。

【主　治】手指关节疾病、手指麻木、头痛、咽痛。

【针　刺】斜刺0.5~0.8寸，或用三棱针点刺出血。

【配　伍】手指关节肿痛：八邪配曲池、外关。

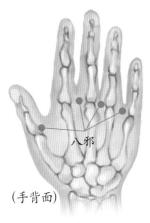

（手背面）

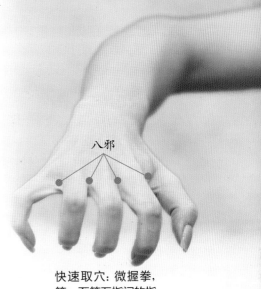

精准定位：在手背，第一至第五指间，指蹼缘后方赤白肉际处，左右共8穴。

快速取穴：微握拳，第一至第五指间的指缝纹端。

四缝 EX-UE10

四，基数词；缝，缝隙。一手有四穴，所以得名。

【主　治】百日咳、哮喘、小儿消化不良、肠蛔虫病。

【针　刺】点刺0.1~0.2寸。

【配　伍】小儿消化不良：四缝配脾俞、胃俞、内关、足三里。

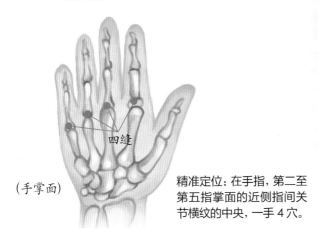

（手掌面）

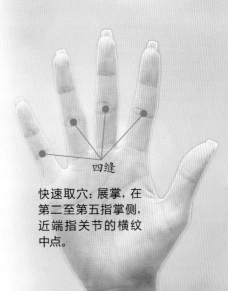

快速取穴：展掌，在第二至第五指掌侧，近端指关节的横纹中点。

精准定位：在手指，第二至第五指掌面的近侧指间关节横纹的中央，一手4穴。

十宣 EX-UE11

十，基数词；宣，宣泄。共10穴，有宣泄因邪气引起的高热、头痛、咽喉肿痛等病症的作用，故名。

【主　治】昏迷、休克、急性咽喉炎、急性胃肠炎、扁桃体炎、高血压。

【针　刺】直刺0.1~0.2寸，或用三棱针点刺放血。

【配　伍】晕厥：十宣配水沟、足三里。

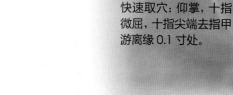

十宣

快速取穴：仰掌，十指微屈，十指尖端去指甲游离缘0.1寸处。

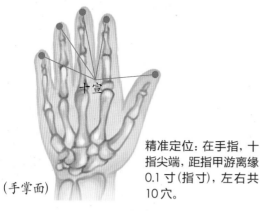

十宣

（手掌面）

精准定位：在手指，十指尖端，距指甲游离缘0.1寸（指寸），左右共10穴。

髋骨 EX-LE1

髋，髂骨，组成骨盆之大骨；骨，骨头。这是以中医学命名的穴名，穴在股骨下端外侧膨大之外侧髁上方，梁丘两旁。

【主　治】膝关节炎。

【针　刺】直刺0.5~1.0寸。

【配　伍】膝关节炎：髋骨配犊鼻。

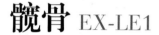

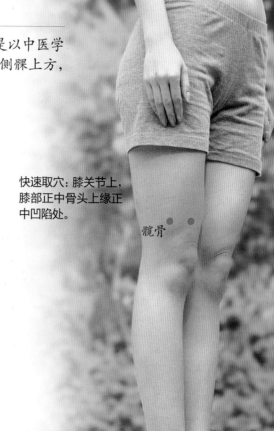

快速取穴：膝关节上，膝部正中骨头上缘正中凹陷处。

髋骨

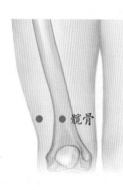

髋骨

精准定位：在股前区，梁丘两旁各1.5寸，一肢2穴。

鹤顶 EX-LE2

鹤，仙鹤；顶，人或物体上最高的部分，如头顶。膝关节状如仙鹤之头顶，穴在髌骨上缘中点上方之凹陷处，故名鹤顶。

【主　治】膝关节炎、脑血管病后遗症。

【针　刺】直刺 0.5~0.8 寸。

【配　伍】膝部肿痛、膝关节炎：鹤顶配梁丘、血海、足三里、阳陵泉。

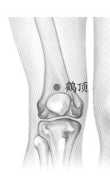

精准定位：在膝前区，髌底中点的上方凹陷处。

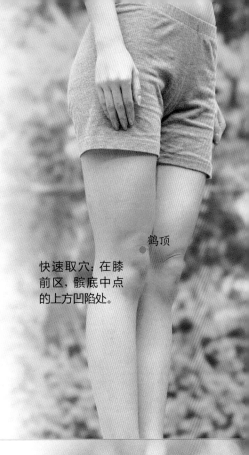

快速取穴：在膝前区，髌底中点的上方凹陷处。

鹤顶

百虫窝 EX-LE3

百，基数词，众多之意；虫窝，致病之虫类寄居的窝穴。此穴有祛风止痒的功效，故名。

【主　治】荨麻疹、风疹、皮肤瘙痒症、湿疹、蛔虫病。

【针　刺】直刺 0.5~1.0 寸。

【配　伍】荨麻疹：百虫窝配曲池、合谷。

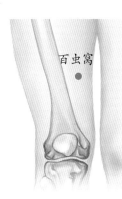

精准定位：在股前区，髌底内侧端上 3 寸。

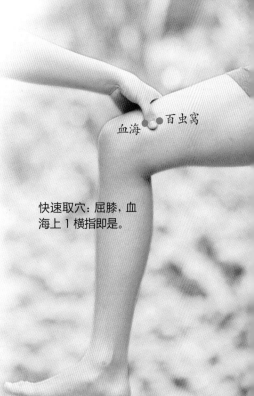

血海　百虫窝

快速取穴：屈膝，血海上 1 横指即是。

内膝眼 EX-LE4 外膝眼 EX-LE5

内，内侧；膝，膝部；眼，眼窝。在膝关节前髌韧带内侧凹陷处，所以得名。

【主 治】各种原因所致的膝关节炎、髌骨软化症。

【针 刺】屈膝，向后外斜刺0.5~1.0寸。

【配 伍】膝部肿痛、膝关节炎：内膝眼配梁丘、血海、阴陵泉、足三里。

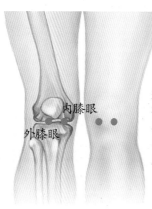

精准定位：在髌韧带两侧凹陷处。在内侧的称内膝眼，在外侧的称外膝眼。

快速取穴：直立，在髌韧带内侧凹陷处是内膝眼；在外侧凹陷处是外膝眼。

胆囊 EX-LE6

胆，胆腑；囊，中空之袋状物。胆囊，六腑器官之一，位于肝之下。胆囊有病时，常在小腿胆经之阳陵泉之下方出现痛点或敏感点，胆囊有助于诊断治疗，所以得名。

【主 治】急、慢性胆囊炎，胆石症，胆绞痛，下肢瘫痪。

【针 刺】直刺1.0~1.5寸。

【配 伍】胆囊炎：胆囊配胆俞、日月。

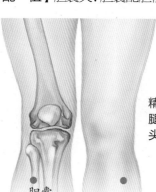

精准定位：在小腿外侧，腓骨小头直下2寸。

快速取穴：正坐或侧卧，阳陵泉直下2横指附近的压痛点。

阑尾 EX-LE7

阑，将尽之意；尾，尾部。阑尾有助于诊治阑尾炎，故得名。

【主 治】急、慢性阑尾炎，胃炎，消化不良，下肢瘫痪。

【针 刺】直刺 1.0~1.5 寸。

【配 伍】急性阑尾炎：阑尾配天枢、府舍、阿是。

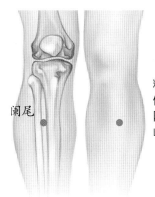

精准定位：在小腿外侧，髌韧带外侧凹陷下 5 寸，胫骨前嵴外 1 横指。

快速取穴：直立或屈膝，足三里与上巨虚两穴之间压痛最明显处。

足三里

阑尾

上巨虚

内踝尖 EX-LE8

内，内侧；踝，踝关节部；尖，骨之突出部。胫骨下端之膨大部叫内踝，内踝之最突出点叫内踝尖，穴在其上，故名。

【主 治】下牙痛、腓肠肌痉挛。

【针 刺】三棱针点刺出血。

【配 伍】牙痛：内踝尖配颊车、合谷。

快速取穴：正坐或侧卧，足内踝高点即是。

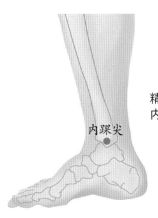

精准定位：在踝区，内踝的凸起处。

内踝尖

内踝尖

外踝尖 EX-LE9

外，外侧；踝，踝关节部；尖，骨之突出部。腓骨下端之膨大部叫外踝，其向外方之最突出点叫外踝尖，穴在其上，故名。

【主　治】牙痛、腓肠肌痉挛。

【针　刺】三棱针点刺出血。

【配　伍】扁桃体炎：外踝尖配内踝尖。

快速取穴：正坐或侧卧，足外踝高点即是。

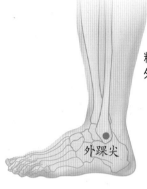

精准定位：在踝区，外踝的凸起处。

外踝尖

外踝尖

八风 EX-LE10

八，基数词；风，风寒之邪，致病因素之一。共8穴，在足5趾趾间，故名八风。

【主　治】头痛、牙痛、胃痛、月经不调。

【针　刺】向上斜刺0.5~0.8寸，或用三棱针点刺出血。

【配　伍】足背红肿：八风配足三里、阳陵泉。

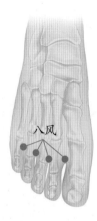

精准定位：在足背，第一至第五趾间，趾蹼缘后方赤白肉际处，左右共8穴。

八风

快速取穴：正坐垂足，足五趾各趾间缝纹头尽处。

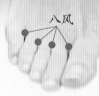

八风

独阴 EX-LE11

独，1个；阴，阴阳之阴，下为阴。穴在足第二趾下面之第二趾关节横纹上，而足趾下面只有此1穴，故名独阴。

【主　治】心绞痛、月经不调。

【针　刺】直刺0.1~0.2寸，孕妇禁针。

【配　伍】心绞痛：独阴配极泉。

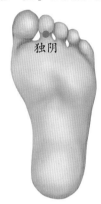

精准定位：在足底，第二趾的跖侧远端趾间关节的中点。

快速取穴：仰卧位，在第二趾跖关节侧面，远端趾节横纹中点。

气端 EX-LE12

气，经脉之气；端，趾端。足十趾端是经脉之气所出之处。穴在其上，故名。

【主　治】足趾麻木、脑血管意外急救、麦粒肿。

【针　刺】直刺0.1~0.2寸。

【配　伍】中风：气端配少商、关冲。

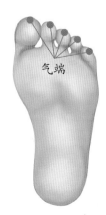

精准定位：在足趾，十趾端的中央，距趾甲游离缘0.1寸，左右共10穴。

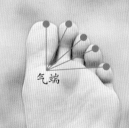

快速取穴：伸足，十趾趾腹尖端。

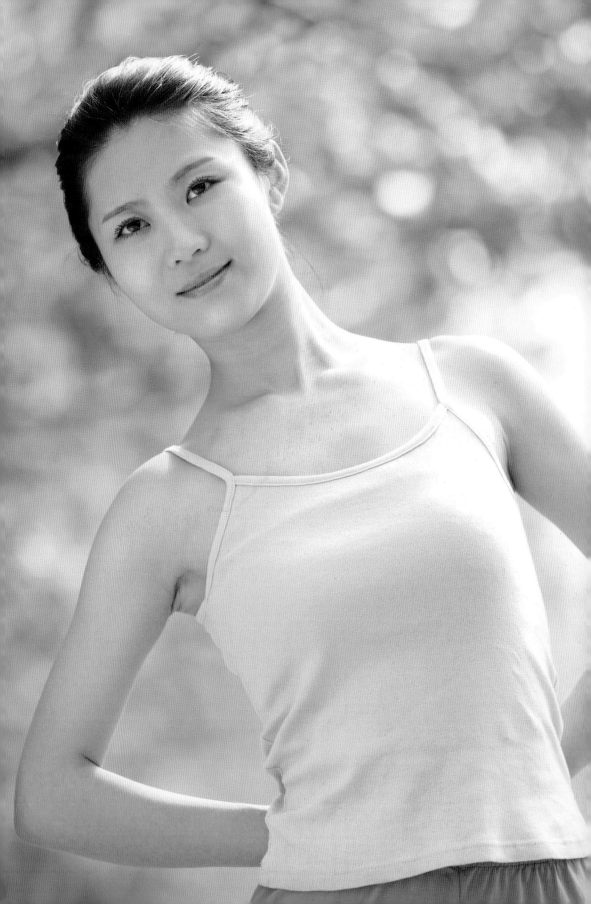

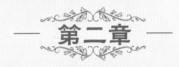

足部反射区传统疗法

　　足部乃"三阴交之始，三阳交之终"，有丰富的血管神经与心脏相连，素有"第二心脏"之称。了解足部的每个穴位并充分利用，可以改善各反射区的血液循环，提高全身各器官的功能。

看双足诊疾病

中国传统医学认为，足是全身上下内外器官组织的缩影，当器官组织发生病变时，在足上都可以反映出来，因此足部有"第二心脏"之称。通过观察足型、足色、足姿、趾甲，就可以得知人体的健康状况。

看足型

健康的足掌背曲线柔和丰满，脚趾整齐、柔软有弹性，趾头圆润，且有光泽；足弓正常，弧度匀美。

实型足：五趾向中间靠拢，趾外倾弧度适当且紧并第二趾；趾甲、足弓、掌垫等均正常，此足型的人各脏器功能正常，抗病能力强，不易为外邪侵袭而感染疾病。

散型足：五趾向外散开不能合并，足部整体显得瘦小。趾甲泛白，透明度低，足弹性不强，掌弓下陷，掌垫扩大。此足型的人体质虚弱，易发生呼吸、循环、消化系统疾病，特别容易感冒。

鼓型足：大脚趾短窄，二脚趾突出，各脚趾明显向心歪斜，足中部鼓宽，足呈钝梭形。此足型的人体质较差，常见于泌尿系统病变和神经系统病变。

枯型足：足部皮肤干燥，无肌肉感，骨形突出，趾甲无华，甚至产生折裂或重甲。此足型的人营养吸收不好，常有疲劳感，多见于脑力劳动过度或房事过度，损伤肾精者。

翘型足：大脚趾上翘，其余四个脚趾向下扣，足背可见青色血管。大脚趾下常可见掌垫加厚。此足型多见于脑力劳动者和性生活无度者，常伴有头晕、腰痛、视疲劳等。

看足色

健康足色为皮肤润泽，白里透红。

脚掌皮肤发青，可能是静脉曲张或中风先兆。

脚掌皮肤发赤，提示为多血质体质，易患实热证、炎症等。

脚掌皮肤发黑，提示瘀血及肿瘤。

脚掌皮肤发黄，则提示肝炎、脾病等。

看足姿

健康的足姿是两脚大小差别不大，走路时两脚持重一致，跨度相等。起足时先提足跟，落地时足跟先着地，两脚平正；俯卧时，两脚尖向内侧倾；仰卧时，两脚尖向外，呈60°分开。

双足长度不一，悬殊过大者易感冒，或患有胃病，女性易发生痛经。

俯卧时，双足足尖向左倾斜，提示左心或左腿有疾患。

俯卧时，双足足尖向右倾斜，提示右侧肾脏或心脏功能不好，也有可能患颈部淋巴结核。

脚腕粗细不一，转动不灵活，提示肾脏疾患。

仰卧时，只有一只脚向外侧倾，提示同侧腋下淋巴腺易肿胀。

喜欢仰卧、屈膝、脚掌平放在床上者，则可能易患消化道疾病。

仰卧，将足尖对足尖，足跟对足跟，脚掌心不能合拢，提示女性易患子宫肌瘤、子宫癌、难产、不孕、性功能减退及其他子宫、卵巢、输卵管疾病。

看趾甲

健康人趾甲呈粉红色，表面平滑，有光泽，半透明，甲根部有半月形的甲弧。

趾甲苍白，可能患有贫血。

趾甲半白半红，可能患有肾病。

趾甲常呈青色，可能患有心血管疾病。

趾甲呈紫色，往往是心肺患病的征象。

蓝甲和黑甲，很可能是甲沟炎或服用了某些药物所致。

脚趾甲变得不平、薄软、有纵沟，甚至剥落，可能出现了营养不良。

脚趾甲横贯白色条纹，要警惕糙皮病、慢性肾炎或砷、盐中毒。

脚趾甲扣嵌入肉中或呈钩状，可能会有多发性神经炎、神经衰弱或脉管炎等症。

脚趾甲动摇脱落，可能患有肝病。

脚趾甲青紫透裂，直至甲顶，常常是中风的先兆。

脚趾甲麻木，可能是心血管疾病所致。

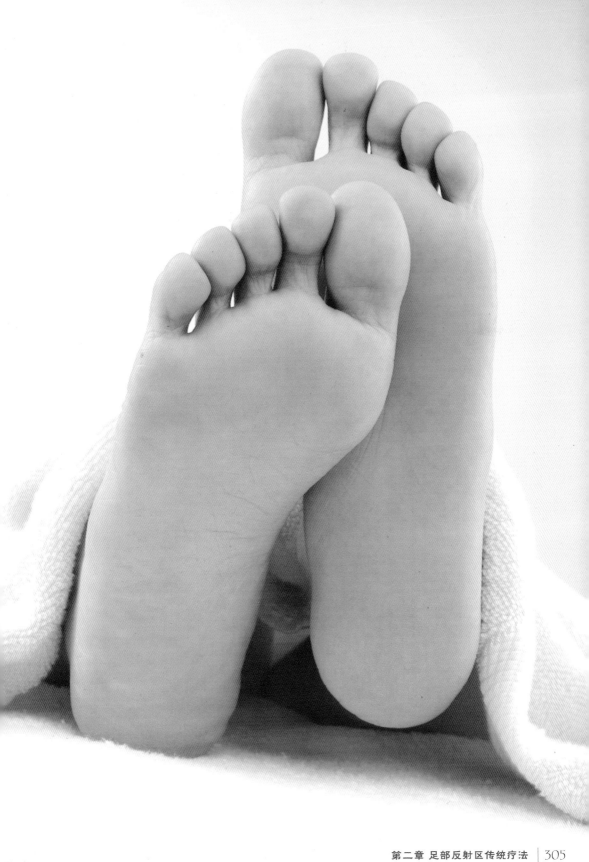

足趾部分反射区

1. 大脑反射区

【主　治】脑震荡、脑中风、脑性麻痹、脑血栓、头晕、头痛、感冒、神志不清、神经衰弱、视觉受损。

【部　位】双足趾趾腹全部。左脑病用右足反射区，右脑病用左足反射区。

【手　法】用拇指指腹按揉 1~3 分钟，手指紧贴皮肤，不要后退，也不要左右移动。

2. 垂体反射区

【主　治】感冒，甲状腺功能亢进，甲状腺、副甲状腺、肾上腺、生殖腺、脾、胰等功能失调，小儿发育不良，更年期综合征。

【部　位】双足拇趾趾腹正中。

【手　法】用拇指指腹按揉 1~3 分钟，用力稳健，速度缓慢均匀。

3. 小脑、脑干反射区

【主　治】脑震荡、高血压、头晕、头痛、失眠、感冒、走路摇晃、肌肉紧张。

【部　位】小脑反射区位于双足拇趾第一节根部正面靠近第二趾骨处。脑干反射区位于双足拇趾根外侧靠近第二节趾骨处。

【手　法】用拇指指腹按摩 1~3 分钟。也可用牙签尾部圆头或发夹圆头端刺激。

4. 额窦反射区

【主　治】脑中风、脑震荡、鼻炎、鼻窦炎、头晕、头痛、感冒、发热、失眠、眼耳口鼻疾病。

【部　位】十个趾端趾腹。

【手　法】用拇指指腹按揉 1~3 分钟，用力稳健，速度缓慢均匀。

5. 三叉神经反射区

【主　治】面部神经麻痹、偏头痛、失眠、感冒、鼻炎、牙痛。

【部　位】双足拇趾外侧，靠近第二趾间。

【手　法】用拇指指腹按揉 1~3 分钟，用力稳健，速度缓慢均匀。

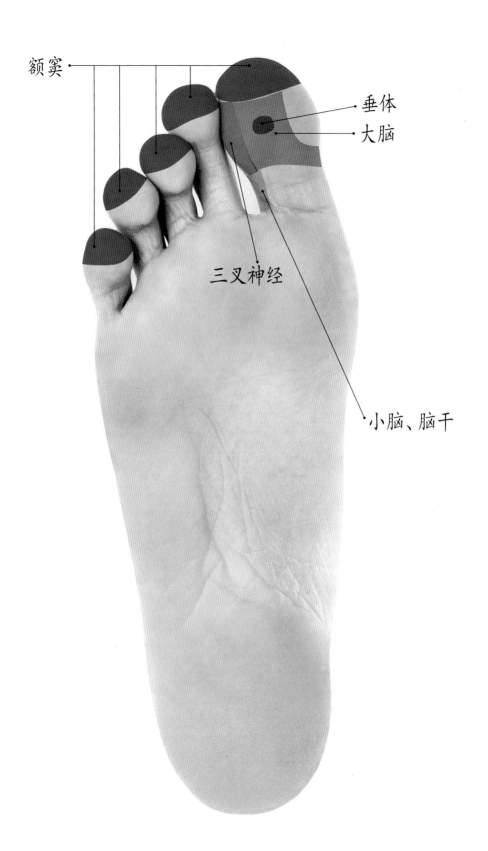

额窦

垂体

大脑

三叉神经

小脑、脑干

6. 眼反射区

【主　治】结膜炎、角膜炎、近视、远视、青光眼、白内障、怕光、流泪、老花眼。

【部　位】双足第二趾、第三趾的中节和近节上。左眼病用右足反射区，右眼病用左足反射区。

【手　法】用拇指指腹按揉 1~3 分钟，用力稳健，速度缓慢均匀。

7. 耳反射区

【主　治】耳鸣、耳炎、重听。

【部　位】双足第四趾、第五趾的中节和近节上。左耳病用右足反射区，右耳病用左足反射区。

【手　法】用拇指指腹按揉 1~3 分钟，用力稳健，速度缓慢均匀。

8. 鼻反射区

【主　治】鼻塞、流鼻涕、鼻出血（出血时禁忌）、鼻窦炎、过敏性鼻炎、急慢性鼻炎及上呼吸道感染。

【部　位】双足拇趾趾腹外侧，靠近拇趾甲上端延至其根底。左鼻病用右足反射区，右鼻病用左足反射区。

【手　法】用拇指指腹按摩 1~3 分钟。也可用牙签尾部圆头或发夹圆头端刺激。

9. 颈项反射区

【主　治】甲状腺功能亢进、颈项酸痛、颈项僵硬、头晕、头痛、鼻出血、高血压、落枕、颈椎病。

【部　位】双足拇趾底部横纹处。左侧病用右足反射区，右侧病用左足反射区。

【手　法】用拇指指腹按摩 1~3 分钟。也可用牙签尾部圆头或发夹圆头端刺激。

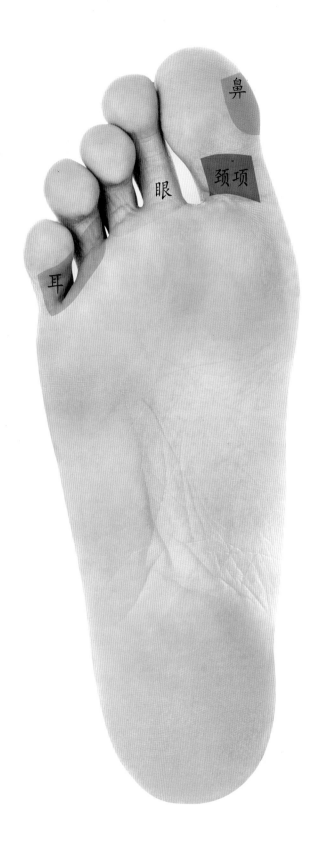

鼻

颈项

眼

耳

颈项

眼

10. 肾上腺反射区

【主　治】感冒、慢性胆囊炎、高脂血症、腹泻、糖尿病、肾上腺皮质功能不全症。

【部　位】双足足掌第二跖骨上端稍外侧。

【手　法】用拇指指腹按摩 1~3 分钟，力度柔和均匀。

11. 肾反射区

【主　治】肾炎、肾结石、肾功能不良、尿毒症、颈椎病、高血压、慢性胆囊炎、高脂血症、咳嗽。

【部　位】双足足掌第二跖骨下端与第三跖骨下端关节处。

【手　法】用食指关节重力按揉 1 分钟。也可用牙签尾部圆头或发夹圆头端刺激。

12. 腹腔神经丛反射区

【主　治】腰背酸痛、胸闷、呃逆、胃痉挛、腹胀、腹泻、心悸、便秘、耳鸣。

【部　位】双足足掌中心，第二、第三、第四跖骨中段。

【手　法】用拇指指腹按摩 1~3 分钟。也可用细小圆钝的木棍刺激。

13. 输尿管反射区

【主　治】输尿管炎、输尿管结石、输尿管狭窄、高血压、高脂血症、咳嗽。

【部　位】双足足掌自肾反射区至膀胱反射区的略呈弧状的一个区域。

【手　法】用拇指指腹按摩 1~3 分钟。也可用浴刷刺激。

14. 膀胱反射区

【主　治】感冒、咳嗽、便秘、腹泻、膀胱炎、尿道炎、膀胱结石、高血压、高脂血症。

【部　位】双足足掌内侧内踝前方，舟骨下方拇展肌旁。

【手　法】用拇指指腹按摩 1~3 分钟。也可用浴刷刺激。

15. 斜方肌反射区

【主　治】肩周炎、肩背酸痛、两臂无力、手麻、落枕、颈椎病。

【部　位】双足足掌第二、第三、第四跖趾关节的下方，呈一横带状的区域。

【手　法】用拇指指腹按揉 1~3 分钟，用力稳健，速度缓慢均匀。

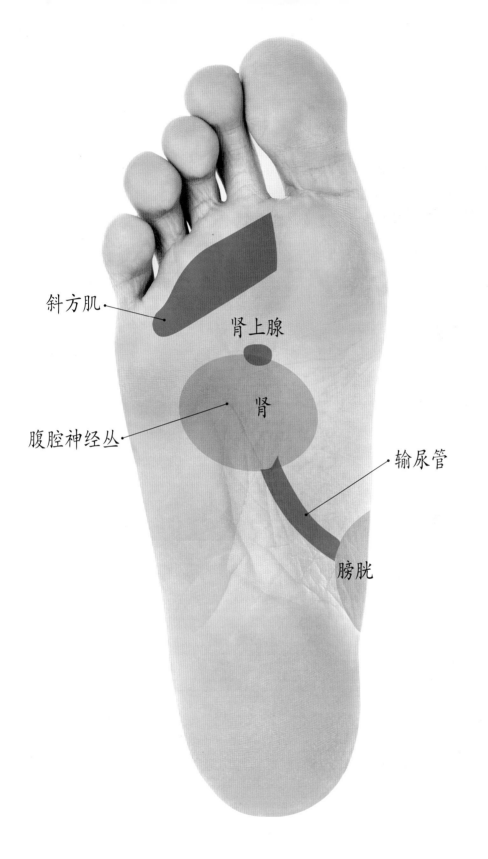

斜方肌

肾上腺

肾

腹腔神经丛

输尿管

膀胱

16. 食管反射区

【主 治】食管癌、食管炎等食管疾病。

【部 位】双足足掌第一跖趾关节处，呈一带状区域。

【手 法】用拇指指腹从下向上推按 1~3 分钟。也可用脚踩细小圆钝的木棍滚动刺激。

17. 肺和支气管反射区

【主 治】肺炎、支气管炎、肺气肿、肺结核、肺癌、胸闷、哮喘、鼻炎。

【部 位】双足足掌第二、第三、第四、第五趾骨上端关节，中部通向第三趾骨中节呈"⊥"形区域。

【手 法】用拇指指腹推按 1~3 分钟。也可用脚踩细小圆钝的木棍滚动刺激。

18. 心反射区

【主 治】心律失常、心绞痛、心悸、胸闷、高血压、低血压。

【部 位】左足足掌第四、第五跖骨上端。

【手 法】用拇指指腹推按 1~3 分钟。用力稳健，沿骨骼走向施行。

19. 肝反射区

【主 治】肝炎、肝硬化、肝肿大、眼疾、高脂血症、食欲不振、便秘、胆疾、慢性胆囊炎、腰肌劳损。

【部 位】右足足掌第四、第五跖骨上端。

【手 法】用食指关节重力揉按 1 分钟。也可用脚踩细小圆钝的木棍滚动刺激。

20. 胆囊反射区

【主 治】胆囊炎、胆结石、黄疸、肝炎、食欲不振、慢性胃炎、便秘、高脂血症、糖尿病。

【部 位】右足足掌第三、第四跖骨中段。

【手 法】用拇指指腹点按 1~3 分钟。也可用脚踩细小圆钝的木棍滚动刺激。

21. 甲状腺反射区

【主 治】甲状腺功能亢进或低下、甲状腺炎、耳鸣、心悸、失眠、感冒、烦躁、肥胖。

【部 位】双足足掌第一跖骨与第二跖骨前半部之间，并横跨第一跖骨中部的"L"形区域。

【手 法】用拇指指腹按摩 1~3 分钟。也可用浴刷压按，停留 1~2 分钟。

22. 甲状旁腺反射区

【主　治】感冒、甲状腺功能亢进、过敏、痉挛、失眠、哮喘、呕吐、恶心、低钙、指甲脆弱、癫痫发作。

【部　位】双足足掌内缘第一跖骨上端关节处。

【手　法】用拇指指腹按摩 1~3 分钟。也可用浴刷压按，停留 1~2 分钟。

23. 胃反射区

【主　治】胃痛、胃胀、胃酸过多、消化不良、胃下垂、恶心、呕吐、急慢性胃炎、腰肌劳损、心悸、糖尿病。

【部　位】双足足掌第一跖骨中段。

【手　法】用拇指指腹按摩 1~3 分钟。也可用脚踩细小圆钝的木棍滚动刺激。

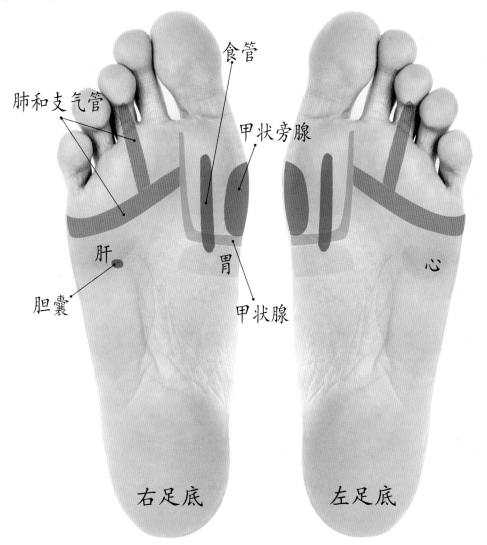

食管

肺和支气管

甲状旁腺

肝

胆囊

胃

甲状腺

心

右足底

左足底

24. 胰反射区

【主　治】胰腺炎、糖尿病、消化不良。

【部　位】双足足掌第一跖骨体后缘，胃与十二指肠反射区之间。

【手　法】用拇指指腹按摩 1~3 分钟。也可用脚踩细小圆钝的木棍滚动刺激。

25. 十二指肠反射区

【主　治】十二指肠溃疡、食欲不振、消化不良、慢性胃炎、腹胀、食物中毒。

【部　位】双足足掌第一跖骨下端与楔骨关节处。

【手　法】用拇指指腹按摩 1~3 分钟。也可用脚踩细小圆钝的木棍滚动刺激。

26. 脾反射区

【主　治】慢性胃炎、食欲不振、消化不良、心悸、发热、贫血、腰肌劳损、肩周炎。

【部　位】左足足掌第四、第五跖骨下端。

【手　法】用拇指指腹按摩 1~3 分钟。也可用脚踩细小圆钝的木棍滚动刺激。

27. 升结肠反射区

【主　治】便秘、腹痛、肠炎、腹泻。

【部　位】右足足掌小肠反射区的外侧带状区域。

【手　法】用拇指指腹按摩 1~3 分钟。也可用脚踩细小圆钝的木棍滚动刺激。

28. 回盲瓣反射区

【主　治】消化系统吸收障碍性疾病。

【部　位】右足足掌跟骨前缘靠近外侧，在盲肠阑尾反射区的前方。

【手　法】用拇指指腹按揉 1~3 分钟，用力稳健，速度缓慢均匀。

29. 盲肠(阑尾)反射区

【主　治】阑尾炎、腹胀。

【部　位】右足足掌跟骨前缘靠近外侧。

【手　法】用拇指指腹按揉 1~3 分钟，用力稳健，速度缓慢均匀。

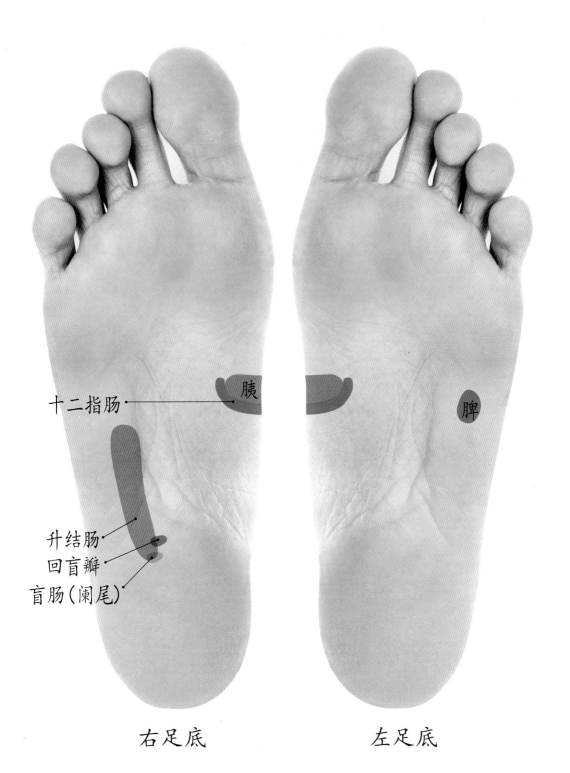

十二指肠

胰

脾

升结肠

回盲瓣

盲肠(阑尾)

右足底　　　　　　　　　左足底

30. 横结肠反射区

【主　治】腹泻、腹胀、腹痛、肠炎、便秘。

【部　位】双足足掌中间，第一跖骨至第四跖骨下端的横带状区域。

【手　法】用单食指关节先从外向内刮按右足 4~5 次，再从内向外刮按左足 4~5 次。

31. 小肠反射区

【主　治】急慢性肠炎、消化不良、食欲不振、肠胃胀闷、腹部闷痛、腹泻、疲倦、紧张、肩周炎。

【部　位】双足足掌中部凹陷处，楔骨、骰骨、舟骨组成的相当于正方形的部分。

【手　法】用拇指指腹按摩 1~3 分钟。也可用脚踩细小圆钝的木棍滚动刺激。

32. 直肠及乙状结肠反射区

【主　治】腹痛、腹胀、腹泻、肠炎、便秘。

【部　位】左足足掌跟骨前缘一横带状区域。

【手　法】用拇指指腹按摩 1~3 分钟。也可用脚踩细小圆钝的木棍滚动刺激。

33. 肛门反射区

【主　治】便秘、脱肛、痔疾。

【部　位】左足足掌跟骨前缘，直肠及乙状结肠反射区末端。

【手　法】用拇指指腹按揉 1~3 分钟，用力稳健，速度缓慢均匀。

34. 降结肠反射区

【主　治】腹泻、腹痛、腹胀、肠炎、便秘。

【部　位】左足足掌骰骨外侧一带状区域。

【手　法】用拇指指腹按摩 1~3 分钟。也可用脚踩细小圆钝的木棍滚动刺激。

35. 失眠点反射区

【主　治】失眠、多梦、头痛、头晕。

【部　位】双足足底跟骨前，生殖腺（睾丸或卵巢）反射区的上方。

【手　法】用拇指指腹按揉 1~3 分钟，用力稳健，速度缓慢均匀。

36. 生殖腺（睾丸或卵巢）反射区

【主　治】痛经、月经不调、不孕、性功能低下、更年期综合征。

【部　位】双足足掌足跟中央。

【手　法】用拇指指腹按摩 1~3 分钟。也可用牙签尾部圆头或发夹圆头端刺激。

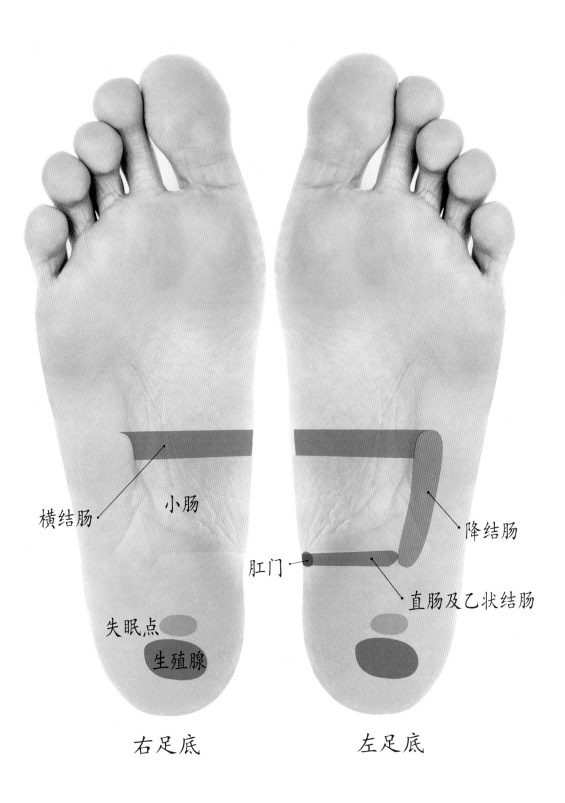

横结肠　小肠

降结肠

肛门

直肠及乙状结肠

失眠点

生殖腺

右足底　　　　　　　左足底

足内侧反射区

37. 颈椎反射区

【主　治】颈项僵硬、颈项酸痛、头晕、头痛、落枕、颈椎病，以及其他各种颈椎病变。

【部　位】双足拇趾内侧趾骨上端横纹尽头。

【手　法】用拇指指腹按揉 1~3 分钟，用力稳健，速度缓慢均匀。

38. 胸椎反射区

【主　治】肩背酸痛、胸椎骨刺、腰脊强痛、胸闷胸痛、心悸、颈椎病。

【部　位】双足足弓内侧第一跖骨至楔骨关节处。

【手　法】用拇指指腹沿足趾向踝关节方向推按 1~3 分钟。

39. 腰椎反射区

【主　治】腰背酸痛、腰椎骨刺、腰脊强痛、腰椎间盘突出、腰肌劳损。

【部　位】双足足弓内侧缘楔骨至舟骨下方。

【手　法】用拇指指腹沿足趾向踝关节方向推按 1~3 分钟。

40. 骶骨反射区

【主　治】骶骨受伤、骶骨骨刺、坐骨神经痛。

【部　位】双足足弓内侧缘距骨、跟骨下方。

【手　法】用拇指指腹沿足趾向踝关节方向推按 1~3 分钟。

41. 足内侧坐骨神经反射区

【主　治】坐骨神经痛、脚抽筋、麻木。

【部　位】双足内踝关节起，沿胫骨后缘向上延伸两个手掌左右。（足外侧坐骨神经反射区见 324 页）

【手　法】用拇指指腹从上向下推按 1~3 分钟。

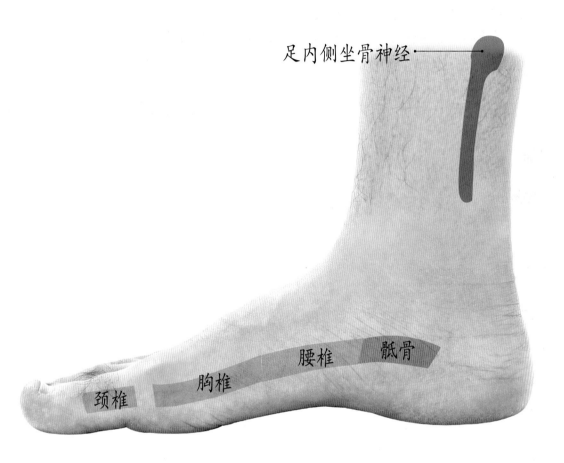

足内侧坐骨神经

骶骨 腰椎 胸椎 颈椎

42. 腹股沟反射区

【主　治】疝气、小腹胀痛、生殖系统疾病。

【部　位】双足内踝尖上方胫骨凹陷处。

【手　法】用拇指指腹点按此反射区1~3分钟，力度要柔和。

43. 足内侧髋关节反射区

【主　治】髋关节痛、坐骨神经痛、腰背痛、两胯无力、腰肌劳损。

【部　位】双足内踝下缘两个位置。（足外侧髋关节反射区见322页）

【手　法】用拇指指腹推按，从前下方向后上方，沿弧度推按1~2分钟。

44. 内尾骨反射区

【主　治】痔疾、坐骨神经痛、尾骨受伤后遗症、腰肌劳损。

【部　位】双足跟骨结节处，沿跟骨后下方转向上方，呈"L"形区域。内侧为内尾骨。

【手　法】用食指中节桡侧面刮此反射区1~3分钟。

45. 直肠、肛门反射区

【主　治】痔疾、直肠炎、脱肛、便秘。

【部　位】双腿内侧胫骨的后方与趾长屈肌腱之间，外踝后向上延伸的一带状区域。

【手　法】用拇指指腹按摩1~3分钟。也可用浴刷压按，停留1~2分钟。

46. 前列腺或子宫反射区

【主　治】前列腺炎、前列腺增生、痛经、月经不调、子宫肌瘤、子宫脱垂。

【部　位】双足足跟骨内侧，踝骨后下方三角形区域内。

【手　法】用拇指指腹按摩1~3分钟。也可用浴刷压按，停留1~2分钟。

47. 尿道和阴道反射区

【主　治】尿道炎、阴道炎、尿频、遗尿、尿失禁、尿道感染。

【部　位】双足足跟内侧，自膀胱反射区斜向上延伸至距骨与舟骨之间。

【手　法】用拇指指腹按摩1~3分钟。也可用浴刷压按，停留1~2分钟。

直肠、肛门

腹股沟

足内侧

髋关节

尿道和阴道

前列腺或子宫

内尾骨

足外侧反射区

48. 足外侧髋关节反射区

【主　治】髋关节痛、坐骨神经痛、腰背痛、两胯无力、腰肌劳损。

【部　位】双足外踝下缘两个位置。（足内侧髋关节反射区见 320 页）

【手　法】用拇指指腹推按，从前下方向后上方，沿弧度推按 1~2 分钟。

49. 肩关节反射区

【主　治】肩周炎、手臂酸痛、手麻。

【部　位】双足足掌外侧第五跖趾关节处。

【手　法】用拇指指腹按揉 1~3 分钟，用力稳健，速度缓慢均匀。

50. 生殖腺（睾丸或卵巢）反射区

【主　治】痛经、月经不调、不孕、性功能低下、更年期综合征。

【部　位】双足外踝后下方呈三角形区域内。

【手　法】用拇指指腹按摩 1~3 分钟。也可用浴刷压按，停留 1~2 分钟。

51. 外尾骨反射区

【主　治】痔疾、坐骨神经痛、尾骨受伤后遗症、腰肌劳损。

【部　位】双足跟骨结节处，沿跟骨后下方转向上方，呈"L"形区域。外侧为外尾骨。

【手　法】用食指中节桡侧面刮此反射区 1~3 分钟。

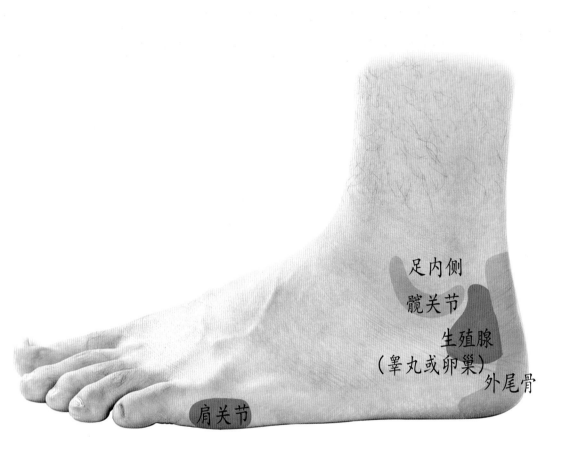

足内侧

髋关节

生殖腺
（睾丸或卵巢）

外尾骨

肩关节

52. 下腹部反射区

【主 治】经期紧张、月经不调、腹部胀痛、腰肌劳损。

【部 位】双足外侧腓骨后方,自外踝骨后方向上延伸4横指的带状区域。

【手 法】用拇指指腹向外踝后上方用力推按1~2分钟。

53. 足外侧坐骨神经反射区

【主 治】坐骨神经痛、脚抽筋、麻木。

【部 位】双足外踝关节起,沿腓骨前侧向上延伸两个手掌左右。(足内侧坐骨神经反射区见318页)

【手 法】用拇指指腹从上向下推按1~3分钟。

54. 肩胛骨反射区

【主 治】肩周炎、肩背酸痛、肩关节活动障碍、颈椎病。

【部 位】双足足背沿第四趾骨与第五趾骨至骰骨处,呈"Y"形区域。

【手 法】用拇指指腹沿足趾向踝关节方向推按1~3分钟。

55. 肘关节反射区

【主 治】肘关节酸痛、肘关节炎、肘关节受伤、臂膊疼痛、手臂麻木、肩周炎。

【部 位】双足外侧第五跖骨下端,接近跖骨粗隆处。

【手 法】用拇指指腹按揉1~3分钟,用力稳健,速度缓慢均匀。

56. 膝关节反射区

【主 治】膝关节炎、膝关节痛、膝关节受伤。

【部 位】双足外侧第五趾骨与跟骨前缘所形成的凹陷处。

【手 法】用拇指指腹按揉1~3分钟,力度均匀并逐次加重。

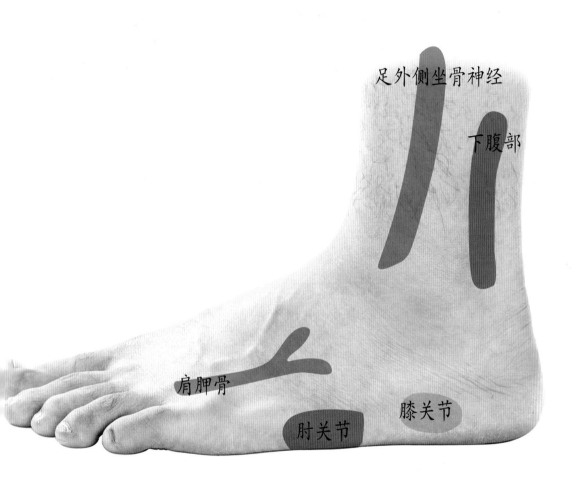

足外侧坐骨神经

下腹部

肩胛骨

肘关节

膝关节

足背部反射区

57. 肋骨反射区

【主　治】胸膜炎、胸闷、肋软骨炎、肋骨损伤。

【部　位】位于双足足背，第一楔骨与舟骨之间形成的区域为内侧肋骨。第三楔骨与骰骨之间形成的区域为外侧肋骨。

【手　法】用拇指指腹按摩 1~3 分钟。也可用浴刷压按，停留 1~2 分钟。

58. 胸（乳房）反射区

【主　治】胸痛、胸闷、哮喘、乳腺炎、乳腺增生、乳腺癌。

【部　位】双足足背第二、第三、第四跖骨中部形成的区域。

【手　法】用拇指指腹按摩 1~3 分钟。也可用浴刷压按，停留 1~2 分钟。

59. 内耳迷路反射区

【主　治】晕车、晕船、平衡障碍、头晕、眼花、耳鸣、昏迷、高血压、低血压、中风后遗症。

【部　位】双足足背第四趾骨和第五趾骨骨缝前端。

【手　法】用拇指指腹按摩 1~3 分钟。也可用牙签尾部圆头或发夹圆头端刺激。

60. 上颌和下颌反射区

【主　治】牙痛、牙出血、牙龈炎、口腔溃疡、打鼾、味觉障碍。

【部　位】双足足背拇趾趾间关节横纹处的前方为上颌，后方为下颌。

【手　法】用拇指指腹按摩 1~3 分钟。也可用牙签尾部圆头或发夹圆头端刺激。

61. 腕关节反射区

【主　治】腕关节酸痛、腕关节炎、腕关节受伤、手麻木。

【部　位】双足足背舟骨、骰骨与距骨关节正中凹陷处。

【手　法】用拇指指腹按摩 1~3 分钟。也可用牙签尾部圆头或发夹圆头端刺激。

62. 横膈膜反射区

【主　治】呃逆、恶心、呕吐、腹胀、腹痛、心悸。

【部　位】双足足背楔骨、骰骨上方，跖骨后端，横跨足背形成的带状区域。

【手　法】用拇指指腹推按，从前下方向后上方，沿弧度推按 1~2 分钟。

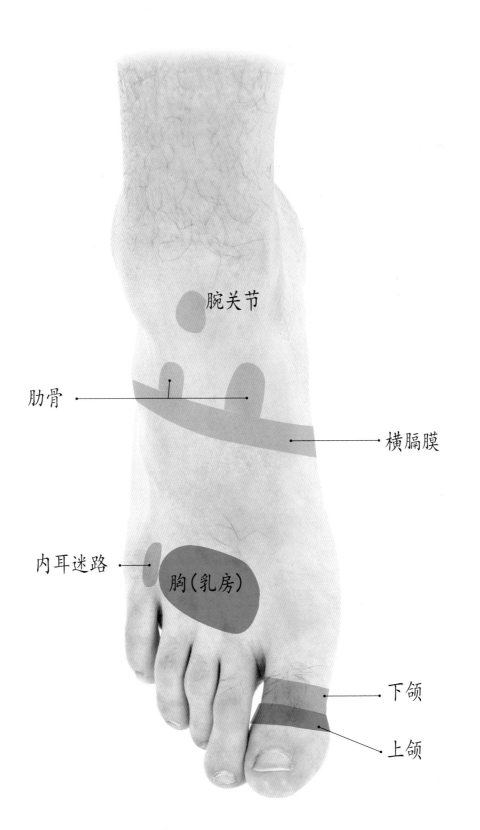

腕关节

肋骨

横膈膜

内耳迷路

胸(乳房)

下颌

上颌

63. 喉、气管反射区

【主　治】喉炎、咽炎、咳嗽、哮喘、气管炎、声音嘶哑、上呼吸道感染。

【部　位】双足足背第一跖趾关节外侧。

【手　法】用拇指指腹按摩 1~3 分钟。也可用牙签尾部圆头或发夹圆头端刺激。

64. 扁桃体反射区

【主　治】咳嗽、感冒、扁桃体炎、上呼吸道感染。

【部　位】双足足背拇趾第二节上方，肌腱的两侧。

【手　法】用拇指指腹按摩 1~3 分钟。也可用牙签尾部圆头或发夹圆头端刺激。

65. 上身淋巴结反射区

【主　治】发热、牙痛、哮喘、慢性胃炎、囊肿、免疫力低下。

【部　位】双足足背外侧踝骨前，由距骨、外踝构成的凹陷部位。

【手　法】用拇指指腹按摩 1~3 分钟。也可用浴刷压按，停留 1~2 分钟。

66. 下身淋巴结反射区

【主　治】发热、慢性胃炎、囊肿、免疫力低下。

【部　位】双足足背内侧踝骨前，由距骨、内踝构成的凹陷部位。

【手　法】用拇指指腹按摩 1~3 分钟。也可用浴刷压按，停留 1~2 分钟。

67. 胸部淋巴结反射区

【主　治】感冒、咳嗽、发热、各种炎症、免疫力低下。

【部　位】双足足背第一、第二跖骨之间。

【手　法】用拇指指腹推按 1~3 分钟。也可用浴刷压按，停留 1~2 分钟。

68. 颈部淋巴结反射区

【主　治】颈部淋巴结肿大、甲状腺肿大、牙痛、甲状腺功能亢进、鼻炎。

【部　位】双足足背、足底的各趾蹼间。

【手　法】用拇指指腹按摩 1~3 分钟。也可用牙签尾部圆头或发夹圆头端刺激。

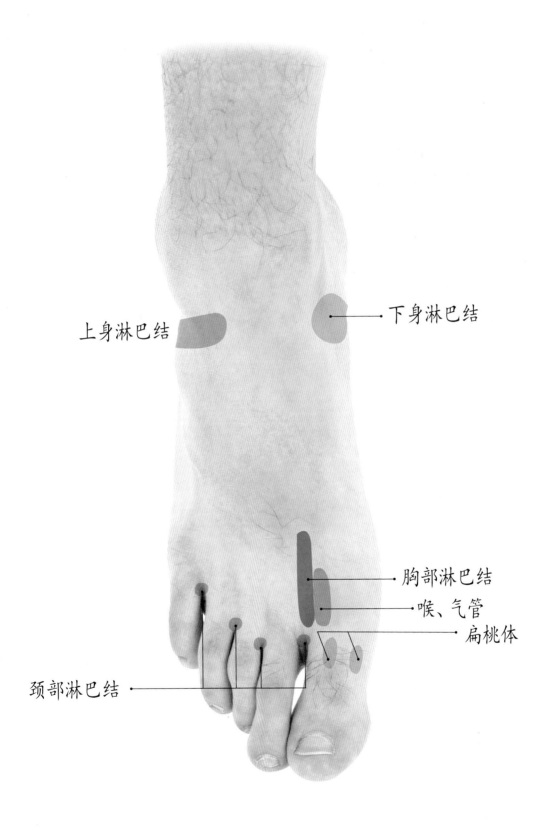

上身淋巴结

下身淋巴结

胸部淋巴结

喉、气管

扁桃体

颈部淋巴结

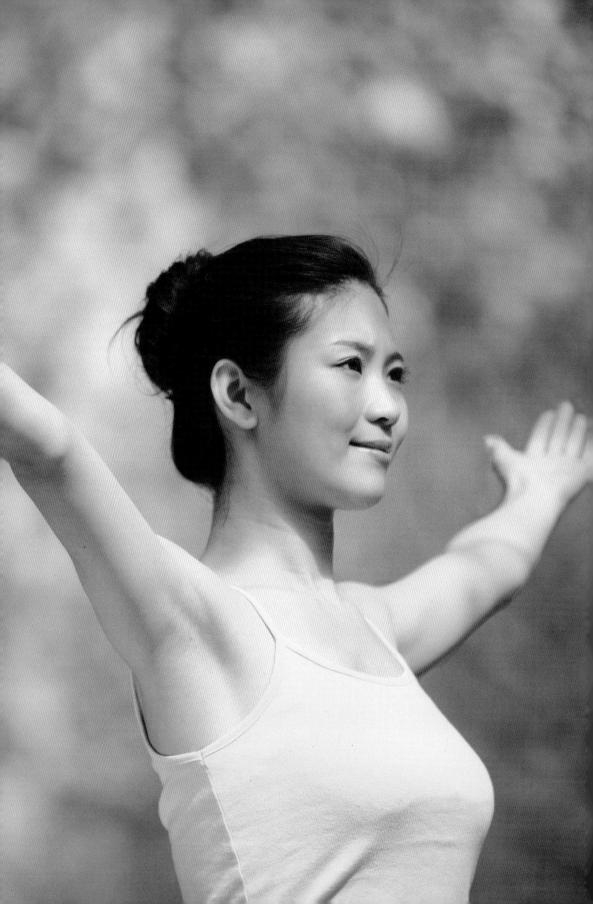

第三章
手部反射区传统疗法

手部是一个倒置的人体缩影，反映了胸、腹腔中各个脏腑、器官的健康状况，通过对手部不同区域进行按摩、针灸等，可以改善或治疗相应的脏腑、器官及机体各系统的疾病。

看双手诊疾病

健康的手一般整体相对称，手形圆润饱满，肤色红润有光泽，富有弹性。五指挺直且可并拢，指节圆润有力，指尖圆秀、健壮。若手部出现异常，则属于病态的手。

看手掌形态

手掌肌肉弹性差，多容易疲劳，精力欠佳。

手掌软薄无力，多精力衰退，体弱多病。

手掌硬直而瘦者，提示可能患有脾胃症，多为消化系统功能减退。

大鱼际处青筋鼓起，多为脾胃虚寒，易患泄泻。若是急性腹泻，则青筋鼓起更为明显。

大小鱼际太过臃厚，提示可能患有高脂血症。

看手掌颜色

掌色苍白，青筋暴露且指端发凉，常见于感冒引发的肺部疾病。

手掌面黄色，多表示有肝胆方面的疾病，或贫血、脾虚等。

手掌面紫色，多为瘀血的表现，若紫色出现在劳宫穴处，多提示有冠心病、动脉硬化、糖尿病等。

手掌面红色，多有口臭、咽干、多食善饥等内热证。

大鱼际丘上部的颜色发红，多见于上呼吸道炎症，如急性咽喉炎、扁桃腺炎、支气管炎、口舌溃疡等。

小鱼际处发红、色深称为肝掌，多数是肝硬化的表现。

看指甲

指甲短小，且已呈现暗红色，则患心脏病、脑血栓、脑溢血的概率很大。

在指甲上，半月甲的颜色以乳白色为最佳。如果发青，则表示呼吸系统有问题，容易患心血管疾病。若完全看不到半月甲，大多有贫血或者神经衰弱的症状。

指甲上有横纹表明有肠胃炎、结肠炎等肠胃疾病。

指甲偏白，多见于营养不良或贫血患者。

指甲呈青紫色或有瘀血点，多见于冠心病、心绞痛患者。

指甲尤其是拇指和食指的指甲呈浅黑色，说明消化系统有问题。

指甲硬脆容易出现裂痕，多见于甲状腺功能低下、维生素 A 缺乏、B 族维生素缺乏等症，也可能患有肺气肿或缺铁性贫血等病症。

指甲灰暗、黑滞，多表示肾功能不全。

看手指

拇指若过分粗壮，其人多心情偏激，易动肝火，有患中风及心脏疾患的倾向；若过于扁平薄弱，其人体质多较差，往往有神经衰弱、头痛失眠等症状。

食指苍白而瘦弱，提示肝脏机能较差，容易劳累；若食指偏曲，指间漏缝，则同时表示消化系统不健康。

中指与心脏及循环系统的健康状况有关。中指直而不偏曲，则心脏机能佳，元气旺盛，反之，则心脏机能差，造血功能也欠佳。

无名指瘦小、贫弱的人，大多肾脏与生殖系统功能较差。

小指太过细小，易患肠道疾病，引起吸收不良或排便不畅。

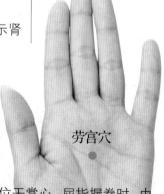

劳宫穴

劳营穴位于掌心，屈指握拳时，中指指尖所指处即是。长期处于疲劳状态的人，按压该穴时会非常痛。

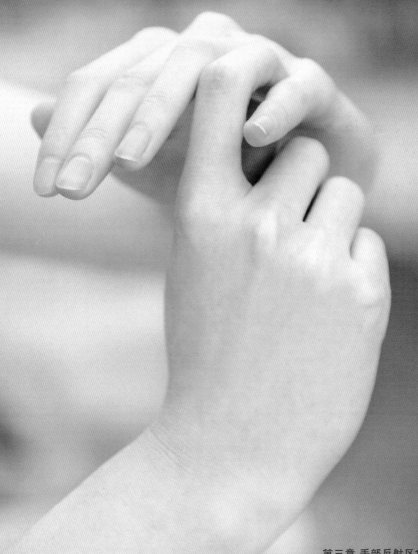

手指反射区

1. 垂体反射区

【主　治】甲状腺功能亢进，甲状腺、甲状旁腺、肾上腺、生殖腺、脾、胰等功能失调，高血压，哮喘，中风后遗症，糖尿病，小儿发育不良，更年期综合征。

【部　位】在双手拇指指腹中心。

【手　法】用拇指指甲掐按，或用硬的牙刷柄点按 1 分钟。也可用夹子、丝带夹住或绑住该反射区，过一段时间再松开。

2. 额窦反射区

【主　治】脑中风、中风后遗症、脑震荡、鼻窦炎、头晕、头痛、感冒、发热、失眠、眼耳口鼻疾病。

【部　位】在双手手掌五个手指尖。

【手　法】用拇指指端在该反射区按揉约 1 分钟。也可用夹子、丝带夹住或绑住该反射区，过一段时间再松开。

3. 大脑反射区

【主　治】脑震荡、脑中风、脑性麻痹、脑血栓、头晕、头痛、感冒、神志不清、神经衰弱、视觉受损、甲状腺功能亢进、中风后遗症。

【部　位】在双手掌面拇指指腹。

【手　法】用拇指指腹掐揉大脑反射区 3 分钟。也可用夹子、丝带夹住或绑住该反射区，过一段时间再松开。

4. 小脑、脑干反射区

【主　治】脑震荡、高血压、头晕、头痛、失眠、感冒、走路摇晃、肌肉紧张、肌腱关节疾病。

【部　位】在双手掌面，拇指指腹尺侧面。

【手　法】用拇指指腹由指尖向指根方向推按或掐按 2 分钟。也可用夹子、丝带夹住或绑住该反射区，过一段时间再松开。

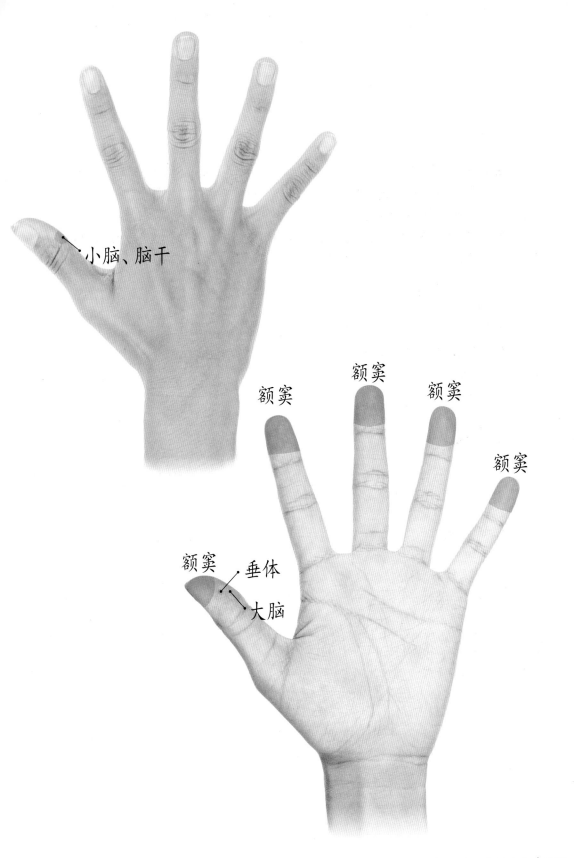

小脑、脑干

额窦

额窦

额窦

额窦

额窦

垂体

大脑

5. 鼻反射区

【主　治】鼻塞、流涕、鼻出血（出血时禁忌）、鼻窦炎、过敏性鼻炎、急慢性鼻炎及上呼吸道感染。

【部　位】在双手拇指第二节桡侧，赤白肉际。

【手　法】用拇指和食指揉捏鼻反射区 3~5 分钟。揉动的幅度应适中，不宜过大或过小，捏拿皮肤松紧适宜，应避免肌肤从手指间滑落。

6. 三叉神经反射区

【主　治】面部神经麻痹，偏头痛，头重，失眠，感冒，腮腺炎及眼、耳、口引发的神经痛。

【部　位】在双手掌面，拇指指腹尺侧缘的远端，小脑、脑干反射区（见 334 页）的上方。

【手　法】用拇指向虎口方向推按或掐按 1 分钟。也可用夹子、丝带夹住或绑住该反射区，过一段时间再松开。

7. 舌反射区

【主　治】口腔溃疡、味觉异常。

【部　位】双手拇指背侧，指间关节横纹的中央处。

【手　法】用拇指指尖掐按或点按 1~2 分钟，每日 2 次，动作连续均匀，力度适中。

8. 喉、气管反射区

【主　治】上呼吸道感染、咽喉炎、气管炎、咳嗽、气喘。

【部　位】双手拇指近节指骨背侧中央。

【手　法】用拇指向手腕方向推按 1~2 分钟，每日 2 次，力度适中。

9. 眼反射区

【主　治】结膜炎、角膜炎、近视、远视、青光眼、白内障、怕光流泪、老花眼、眼底出血。

【部　位】在双手掌和手背第二、第三指指根部之间。

【手　法】用拇指由桡侧向尺侧推按，掌面、背面各 30~50 次，着力部位要紧密接触，做到轻而不浮、重而不滞。

10. 颈项反射区

【主　治】头晕、头痛、鼻出血、颈项酸痛、颈项僵硬、高血压、落枕、颈椎病。

【部　位】双手拇指近节掌侧和背侧。

【手　法】用拇指指腹向指根方向全方位推按 1~2 分钟，每日 2 次，动作连续均匀，力度适中。

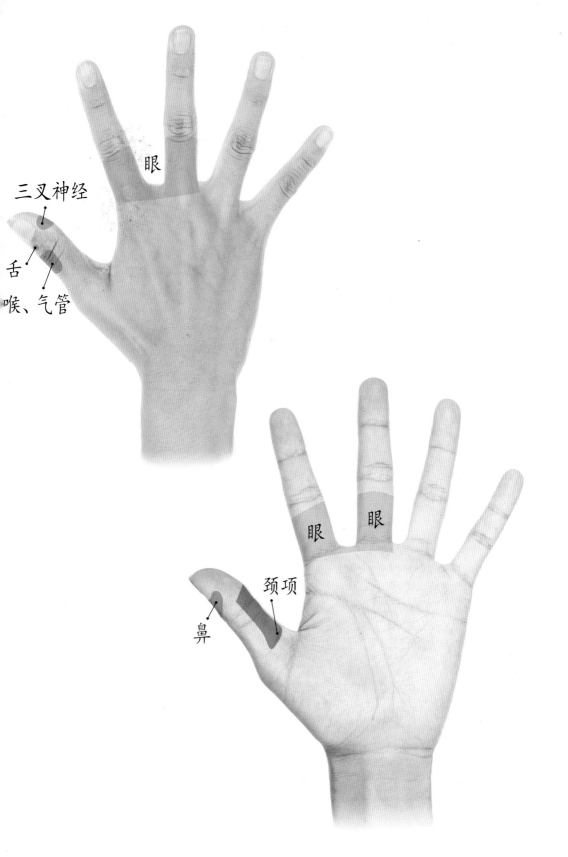

眼

三叉神经

舌

喉、气管

眼　眼

颈项

鼻

11. 扁桃体反射区

【主　治】咳嗽、感冒、扁桃体炎、上呼吸道感染、发热。

【部　位】双手拇指近节背侧肌腱的两侧。

【手　法】用拇指指腹向指尖方向推按，每侧 1~2 分钟，每日 2 次，动作连续均匀，力度适中。

12. 上、下颌反射区

【主　治】颞下颌关节功能紊乱综合征、牙痛、牙周炎、牙龈炎、龋齿、口腔溃疡。

【部　位】双手拇指背侧，拇指指间关节横纹上、下的带状区域，远端为上颌，近端为下颌。

【手　法】用拇指指腹由尺侧向桡侧推按 1~2 分钟，每日 2 次，动作连续均匀，力度适中。

13. 耳反射区

【主　治】耳鸣、耳炎、重听。

【部　位】在双手掌和手背第四、第五指指根部之间。

【手　法】用拇指指尖寻找敏感点掐按或点按，每侧 5~10 次，用力宜轻柔，动作宜协调、有规律。

14. 颈肩区反射区

【主　治】颈肩部病痛，如肩周炎、颈椎病、颈肩部筋膜炎、落枕。

【部　位】双手各指根部近节指骨的两侧及各掌指关节结合部，手背为颈肩后区，手掌为颈肩前区。

【手　法】用拇指指腹向指根推按 1~2 分钟，每日 2 次，动作连续均匀，力度适中。

15. 食管、气管反射区

【主　治】食管炎、食管肿瘤、气管炎。

【部　位】双手拇指近节指骨桡侧赤白肉际处。

【手　法】用拇指指腹向指根推按 1~2 分钟，每日 2 次，动作连续均匀，力度适中。

16. 甲状旁腺反射区

【主　治】过敏、痉挛、失眠、呕吐、恶心、低钙、指甲脆弱、癫痫发作。

【部　位】在双手桡侧第一掌指关节背侧凹陷处。

【手　法】用拇指指尖点按 1~2 分钟，每日 2 次，力度宜轻柔，不要损伤皮肤。

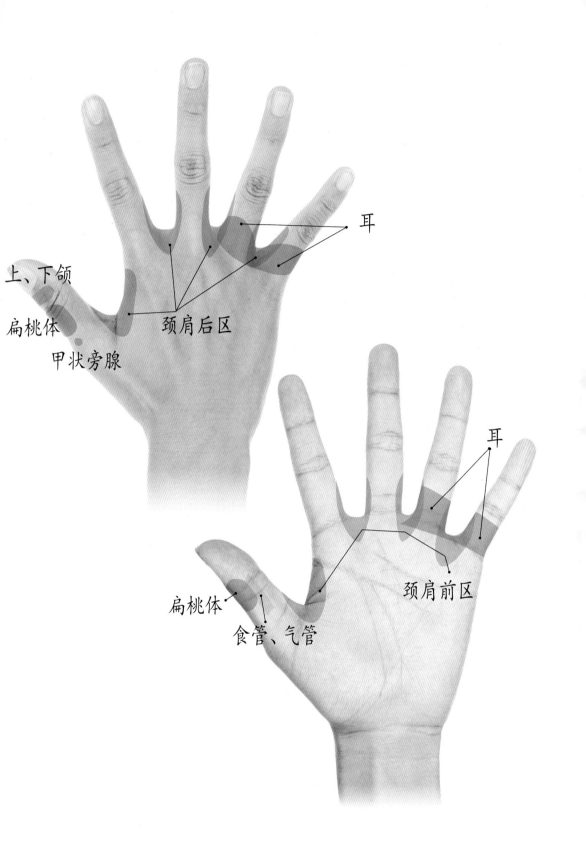

上、下颌

扁桃体

甲状旁腺

耳

颈肩后区

耳

颈肩前区

扁桃体

食管、气管

手掌反射区

17. 斜方肌反射区

【主　治】颈肩背部疼痛、颈椎病、落枕、肩周炎。

【部　位】在双手掌侧面，眼反射区（见 336 页）、耳反射区（见 338 页）的下方，呈横带状区域。

【手　法】用拇指指腹由桡侧向尺侧推按 1~2 分钟，每日 2 次，动作连续均匀，力度适中。

18. 肺、支气管反射区

【主　治】肺炎、支气管炎、肺气肿、肺结核、肺癌、胸闷、鼻炎。

【部　位】肺反射区在双手掌面，横跨第二、第三、第四、第五掌骨，靠近掌指关节的带状区域；支气管反射区在中指第三近节指骨。

【手　法】用拇指从尺侧向掌侧推按 10~20 次，由中指根部向指尖方向推按 10~20 次，掐按中指根部敏感点 10~30 次。

19. 心反射区

【主　治】心律失常、心绞痛、心悸、胸闷、哮喘、高血压、低血压、心脏缺损和循环系统疾病。

【部　位】位于左手尺侧，手掌及手背部第四、第五掌骨之间，掌骨远端处。

【手　法】用拇指指腹向手指方向推按 1~2 分钟，每日 2 次，动作连续均匀，力度适中。

20. 甲状腺反射区

【主　治】甲状腺功能亢进或低下、甲状腺炎、心悸、哮喘、牙痛、失眠、感冒、烦躁、肥胖。

【部　位】在双手掌面，第一、第二掌骨之间，由近心端弯向虎口方向，呈一弯带状区域。

【手　法】用拇指指腹从桡侧赤白肉际处向虎口推按 1~2 分钟，每日 2 次，动作连续均匀，力度适中。

21. 肝反射区

【主　治】肝炎、肝硬化、腹痛、消化不良、腹胀、慢性胆囊炎、哮喘、眩晕、眼病等。

【部　位】右手掌掌侧，第四、第五掌骨体之间近掌骨头处。

【手　法】用拇指与食指拿捏此反射区 1 分钟，力度尽量加重，以能感觉到酸胀为宜。

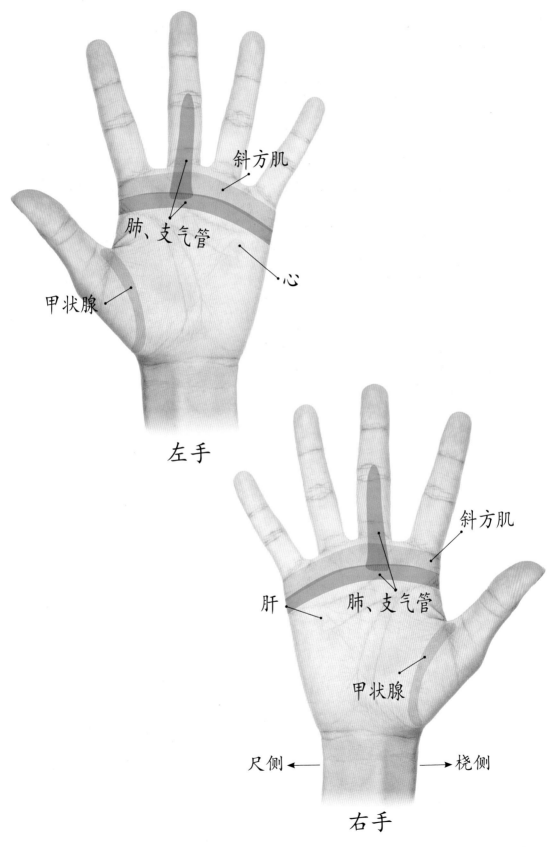

斜方肌

肺、支气管

心

甲状腺

左手

斜方肌

肝

肺、支气管

甲状腺

尺侧 ←　　　　　　→ 桡侧

右手

22. 胆囊反射区

【主　治】胆囊炎、胆石症、胆道蛔虫症、厌食、消化不良、胃肠功能紊乱、高脂血症、痤疮。

【部　位】右手掌侧，第四、第五掌骨之间，肝反射区的腕侧下方。

【手　法】用拇指指腹按压或拇、食指拿捏 1~2 分钟，每日 2 次，动作连续均匀，力度适中。

23. 肾反射区

【主　治】肾炎、肾结石、游走肾、肾功能不良、尿毒症、腰痛、泌尿系统感染、高血压、高脂血症、耳鸣、浮肿、颈椎病。

【部　位】在双手掌面第三掌骨中点，即手心处，相当于劳宫的位置。

【手　法】用拇指指腹按压 1~2 分钟，每日 2 次，动作连续均匀，力度适中。

24. 肾上腺反射区

【主　治】慢性胃炎、头晕、高血压、指端麻痹、手掌多汗、掌中热、肾上腺皮质不全症。

【部　位】双手掌侧，第二、第三掌骨体远端之间。

【手　法】用拇指指尖点按 1~2 分钟，每日 2 次，力度宜轻柔，不要损伤皮肤。

25. 输尿管反射区

【主　治】输尿管炎、输尿管结石、输尿管狭窄、高血压、高脂血症、动脉硬化、风湿症、泌尿系统感染。

【部　位】在双手掌面膀胱反射区（见本页）和肾反射区（见本页）之间的带状区域。

【手　法】用拇指指腹向手腕方向推按 1~2 分钟，每日 2 次，动作连续均匀，力度适中。

26. 膀胱反射区

【主　治】膀胱炎、尿道炎、膀胱结石、高血压、高脂血症、动脉硬化、泌尿系统与其他膀胱疾病。

【部　位】在双手掌面大、小鱼际交接处的凹陷中。

【手　法】用拇指指腹向手腕方向推按 1~2 分钟，每日 2 次，动作连续均匀，力度适中。

27. 生殖腺（卵巢、睾丸）反射区

【主　治】性功能低下、不孕不育症、前列腺增生、月经不调、痛经等。

【部　位】双手掌根，腕横纹的中部，相当于大陵处。

【手　法】用拇指指腹按揉 1~2 分钟，每日 2 次，动作连续均匀，力度适中。

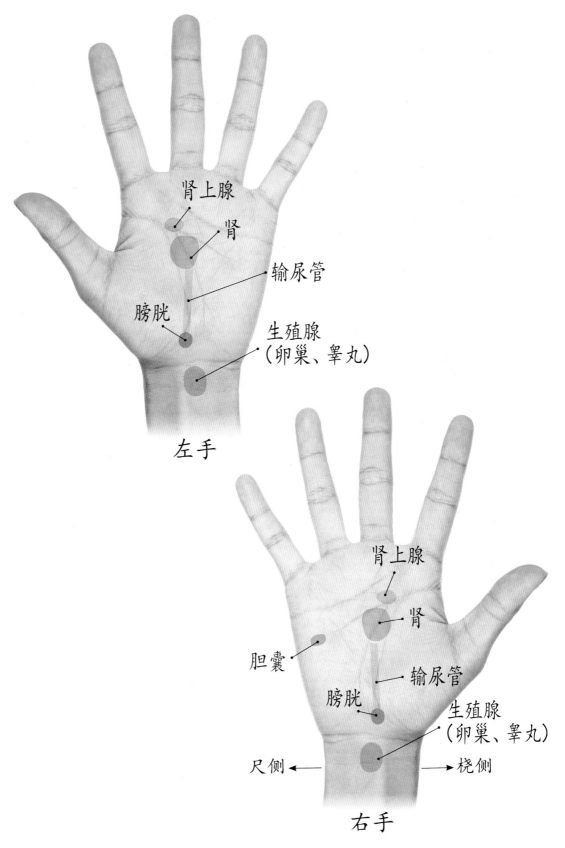

肾上腺

肾

输尿管

膀胱

生殖腺
（卵巢、睾丸）

左手

肾上腺

肾

胆囊

输尿管

膀胱

生殖腺
（卵巢、睾丸）

尺侧 ←

→ 桡侧

右手

28. 前列腺、子宫、阴道、尿道反射区

【主　治】前列腺增生、前列腺炎、子宫肌瘤、子宫内膜炎、宫颈炎、阴道炎、白带异常、尿道炎、尿路感染等。

【部　位】在双手掌腕横纹上，生殖腺(卵巢、睾丸)反射区(见342页)两侧的带状区域。

【手　法】用拇指指腹由中间分别向两侧推1~2分钟，每日2次，动作连续均匀，力度适中。

29. 胃反射区

【主　治】胃痛，胃胀，胃酸过多，消化不良，胃下垂，恶心，呕吐，急、慢性胃炎，慢性胆囊炎。

【部　位】双手第一掌骨体远端。

【手　法】用拇指指腹揉按此反射区，力度略重，每次持续3分钟，每日3次。也可用牙签尾部圆头或发夹圆头端的末端进行刺激。

30. 胰腺反射区

【主　治】胰腺炎、糖尿病、消化不良。

【部　位】在双手胃反射区(见本页)和十二指肠反射区(见346页)之间，第一掌骨体中部。

【手　法】用拇指指腹向手腕方向推按1~2分钟，每日2次，动作连续均匀，力度适中。

31. 腹股沟反射区

【主　治】性功能低下、前列腺增生、生殖系统病变、疝气、小腹胀痛。

【部　位】双手掌侧腕横纹的桡侧端，桡骨头凹陷中，相当于太渊处。

【手　法】用拇指指腹按揉1~2分钟，每日2次，动作连续均匀，力度适中。

32. 小肠反射区

【主　治】急慢性肠炎、消化不良、食欲不振、肠胃胀闷。

【部　位】双手掌中部凹陷中，各结肠反射区包围的部分。

【手　法】用拇指指腹向手腕方向快速、均匀推按1~2分钟，每日2次，力度适中。

33. 升结肠反射区

【主　治】便秘、腹痛、肠炎、腹泻、慢性胃炎。

【部　位】右手掌侧，第四、第五掌骨之间上行至约与虎口水平的带状区域。

【手　法】用拇指指腹向手指方向推按1~2分钟，每日2次，动作连续均匀，力度适中。

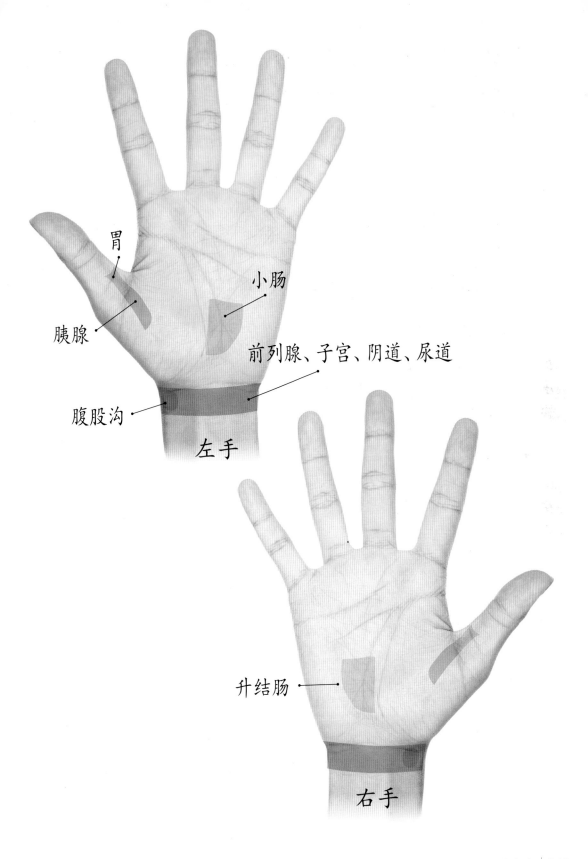

胃

小肠

胰腺

前列腺、子宫、阴道、尿道

腹股沟

左手

升结肠

右手

34. 盲肠、阑尾反射区

【主　治】腹胀、腹泻、消化不良、阑尾炎。

【部　位】右手掌侧，第四、第五掌骨底与钩骨结合部近尺侧。

【手　法】用拇指指腹按揉 1~2 分钟，每日 2 次，动作连续均匀，力度适中。

35. 十二指肠反射区

【主　治】十二指肠溃疡、食欲不振、消化不良、腹胀、食物中毒、糖尿病。

【部　位】在双手掌面，第一掌骨体近端，胰腺反射区（见 344 页）的下方。

【手　法】用拇指指腹向手腕方向推按 1~2 分钟，每日 2 次，动作连续均匀，力度适中。

36. 回盲瓣反射区

【主　治】下腹胀、腹痛。

【部　位】右手掌侧，第四、第五掌骨底与钩骨结合部近桡侧。

【手　法】用拇指指腹按揉 1~2 分钟，每日 2 次，动作连续均匀，力度适中。

37. 横结肠反射区

【主　治】腹泻、腹胀、腹痛、结肠炎、便秘。

【部　位】在右手掌侧，升结肠反射区（见 344 页）上端与虎口之间的带状区域；在左手掌侧虎口与降结肠反射区（见本页）之间的带状区域。

【手　法】左手自尺侧向桡侧推按，右手自桡侧向尺侧推按，各 1~2 分钟，每日 2 次，动作连续均匀，力度适中。

38. 降结肠反射区

【主　治】腹泻、腹痛、腹胀、肠炎、便秘。

【部　位】左手掌侧，第四、第五掌骨之间，虎口至钩骨之间的带状区域。

【手　法】用拇指指腹向手腕方向推按 1~2 分钟，每日 2 次，动作连续均匀，力度适中。

39. 乙状结肠反射区

【主　治】腹痛、腹胀、腹泻、肠炎、便秘。

【部　位】左手掌侧，第五掌骨底与钩骨交接的腕掌关节处至第一、第二掌骨结合部的带状区域。

【手　法】用拇指指腹由尺侧向桡侧推按 1~2 分钟，每日 2 次，动作连续均匀，力度适中。

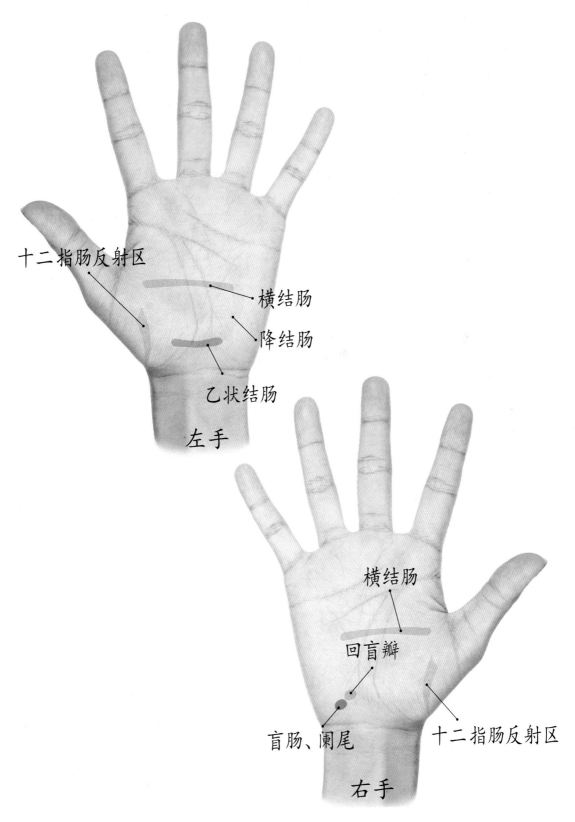

十二指肠反射区

横结肠

降结肠

乙状结肠

左手

横结肠

回盲瓣

盲肠、阑尾

十二指肠反射区

右手

40. 肛管反射区

【主　治】便秘、脱肛、痔疾。

【部　位】左手掌侧，乙状结肠反射区的末端。

【手　法】用拇指指腹反复按摩此反射区 1~2 分钟，每日 2 次，动作连续均匀，力度适中。

41. 肛门反射区

【主　治】便秘、脱肛、痔疾。

【部　位】左手掌侧，第二腕掌关节处。

【手　法】用拇指指腹反复按摩此反射区 1~2 分钟，每日 2 次，动作连续均匀，力度适中。

42. 腹腔神经丛反射区

【主　治】胃肠功能紊乱、慢性胆囊炎、高血压、高脂血症、慢性胃炎、腹痛、腹胀、腹泻、呃逆、更年期综合征、烦躁、失眠等。

【部　位】双手掌侧，第二、第三和第三、第四掌骨之间，肾反射区（见 342 页）的两侧。

【手　法】围绕肾反射区两侧用拇指指腹由指端向手腕方向推按 1~2 分钟，每日 2 次，动作连续均匀，力度适中。

43. 脾反射区

【主　治】食欲不振、消化不良、发热、贫血、糖尿病。中医学认为：脾有运化食物和运化水湿，以及统摄血液和增强机体免疫力的作用，故与此相关的疾病均可用脾反射区治疗。

【部　位】在左手掌面，第四、第五掌骨远端之间。

【手　法】用拇指指尖点按 1~2 分钟，每日 2 次，动作连续均匀，力度适中。

44. 胃脾大肠区反射区

【主　治】消化不良、食欲不振、慢性胆囊炎、慢性胃炎、糖尿病、高脂血症、腹痛、腹胀、腹泻、肠炎、便秘、颈椎病、肩周炎。

【部　位】双手掌面，第一、第二掌骨之间的椭圆形区域。

【手　法】用拇指指腹按揉 3~5 分钟，每日 2 次，动作连续均匀，力度适中。

45. 胸腔呼吸器官区反射区

【主　治】胸闷、气喘、咳嗽、感冒、肺炎、支气管炎、哮喘。

【部　位】双手掌侧，拇指指间关节横纹至腕横纹之间的区域。

【手　法】用拇指指腹向腕横纹推按 1~2 分钟，每日 2 次，动作连续均匀，力度适中。

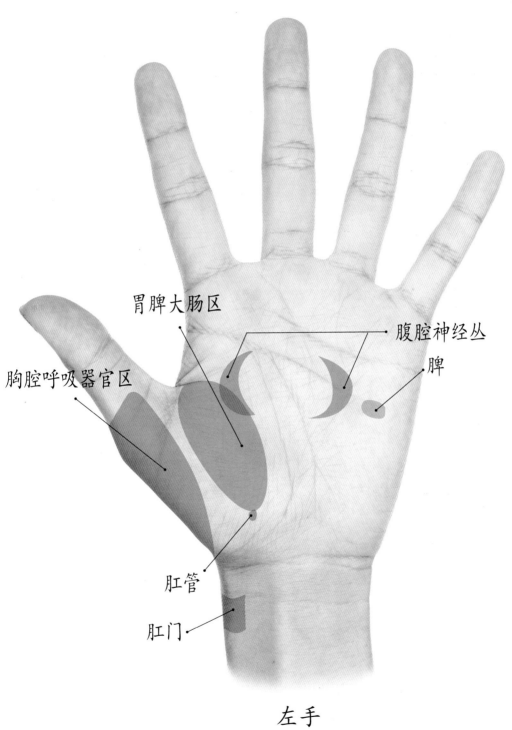

胃脾大肠区

腹腔神经丛

脾

胸腔呼吸器官区

肛管

肛门

左手

手背部反射区

46. 内耳迷路反射区

【主　治】头晕、耳鸣、哮喘、牙痛、梅尼埃综合征、晕动症、高血压、低血压、平衡障碍。

【部　位】双手背侧，第三、第四、第五掌指关节之间，第三、第四、第五指根部结合部。

【手　法】用拇指、食指指端沿指缝向手指方向推按 1~2 分钟，力度宜柔和。

47. 横膈膜反射区

【主　治】呃逆、恶心、呕吐、腹胀、腹痛。

【部　位】双手背侧，横跨第二、第三、第四、第五掌骨中部的带状区域。

【手　法】用拇指指腹由桡侧向尺侧推按 1~2 分钟，每日 2 次，动作连续均匀，力度适中。

48. 肩关节反射区

【主　治】肩周炎、手臂酸痛、手麻、白内障。

【部　位】在双手小指掌指关节后的赤白肉际处。

【手　法】用拇指指尖掐按 1~2 分钟，每日 2 次，动作连续均匀，力度适中。

49. 肘关节反射区

【主　治】肘部疾病(如网球肘、尺骨鹰嘴滑囊炎、肱骨内上髁炎等)、上肢瘫痪、手臂麻木等。

【部　位】双手背侧，第五掌骨体中部尺侧处。

【手　法】用拇指指腹按揉 1~2 分钟，每日 2 次，动作连续均匀，力度适中。

50. 胸、乳房反射区

【主　治】胸部病症、呼吸系统病症、心脏病、心悸、乳房疾病。

【部　位】双手背第二、第三、第四掌骨的远端。

【手　法】用拇指指腹向腕背方向推按 1~2 分钟，每日 2 次，动作连续均匀，力度适中。

51. 胸腺淋巴结反射区

【主　治】发热、炎症、囊肿、抗癌免疫力低下。

【部　位】双手第一掌指关节的尺侧。

【手　法】用拇指指尖掐按 1~2 分钟，每日 2 次，力度适中。也可用一束牙签尾部圆头刺激，注意不要刺破皮肤。

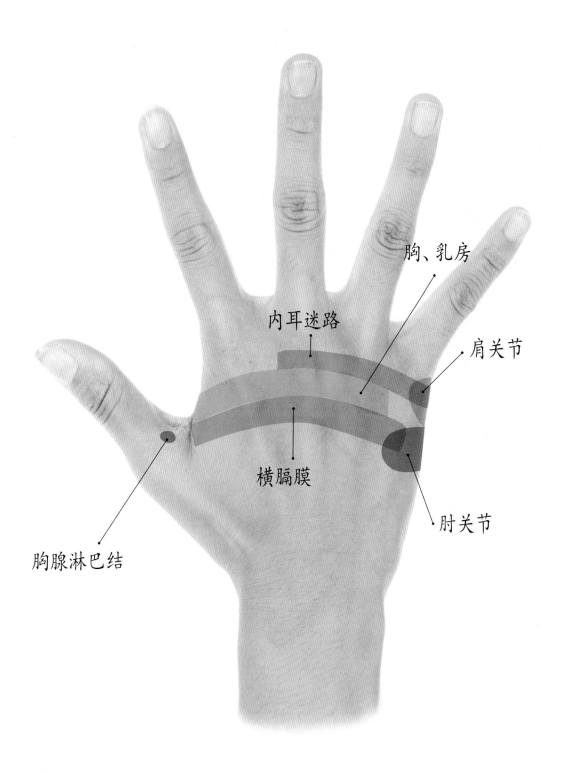

内耳迷路

胸、乳房

肩关节

横膈膜

肘关节

胸腺淋巴结

52. 头颈淋巴结反射区

【主　治】颈部淋巴结肿大、甲状腺肿大、甲状腺功能亢进、牙痛、鼻炎、咳嗽、感冒。

【部　位】双手各手指根部的掌侧和背侧凹陷中。

【手　法】用拇指指尖掐按 1~2 分钟,每日 2 次,力度适中。也可用一束牙签尾部圆头刺激,注意不要刺破皮肤。

53. 血压区反射区

【主　治】高血压、低血压、眩晕、头痛。

【部　位】双手手背第一、第二掌骨和阳溪所包围的区域及食指近节指骨近端 1/2 的桡侧。

【手　法】用掌心按揉此反射区 10~20 分钟,每日 1 次,动作连续均匀,力度轻柔。

54. 膝关节反射区

【主　治】膝关节病变(如膝关节骨性关节炎、髌下滑囊炎、半月板损伤、侧副韧带损伤)、下肢瘫痪。

【部　位】双手第五掌骨近端尺侧缘与腕骨形成的凹陷中。

【手　法】用拇指指尖掐揉或点按 1~2 分钟,每日 2 次,动作连续均匀,力度适中。

55. 髋关节反射区

【主　治】髋关节疾病、坐骨神经痛、腰背痛、腰肌劳损。

【部　位】双手背侧,尺骨和桡骨茎突骨面的周围。

【手　法】用拇指指腹按揉 1~2 分钟,每日 2 次,动作连续均匀,力度适中。

56. 颈椎反射区

【主　治】头晕、头痛、哮喘、颈项僵硬、颈项酸痛、落枕、各种颈椎病变。

【部　位】双手背部,各掌骨背侧远端 1/5 处。

【手　法】用拇指指腹向手腕方向推按 1~2 分钟。也可以用毛刷轻刷此反射区 10~15 分钟。

57. 胸椎反射区

【主　治】肩背酸痛、胸椎骨刺、腰脊强痛、胸椎间盘突出、胸闷胸痛、心悸。

【部　位】双手背部,各掌骨背侧中段 2/5 处。

【手　法】用拇指指腹向手腕方向推按 1~2 分钟。也可以用毛刷轻刷此反射区 10~15 分钟。

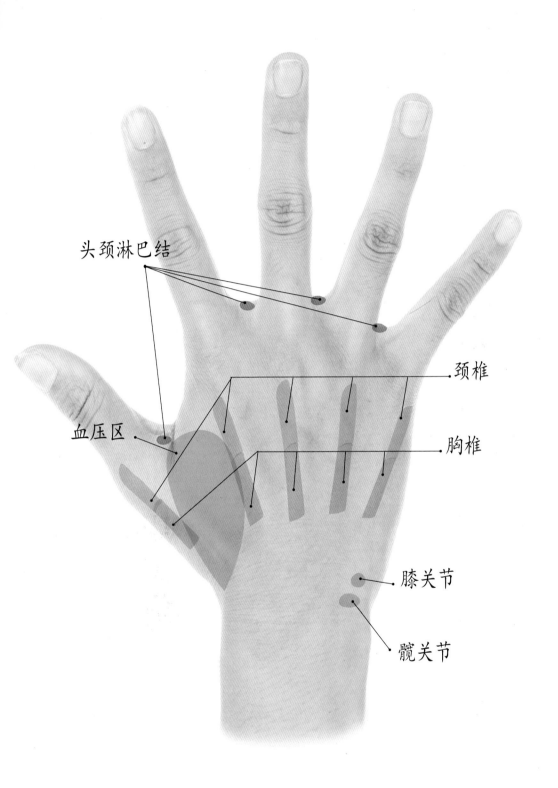

头颈淋巴结

颈椎

血压区

胸椎

膝关节

髋关节

58. 上身淋巴结反射区

【主 治】甲状腺功能亢进、耳鸣、发热、炎症、囊肿、腰肌劳损。

【部 位】在双手手背月骨、三角骨和尺骨交界处。

【手 法】用拇指指尖掐按 1~2 分钟,每日 2 次,力度适中。也可用一束牙签尾部圆头刺激,注意不要刺破皮肤。

59. 下身淋巴结反射区

【主 治】甲状腺功能亢进、发热、炎症、囊肿、腰肌劳损。

【部 位】在双手手背舟骨和桡骨交界处。

【手 法】用拇指指尖掐按 1~2 分钟,每日 2 次,力度适中。也可用一束牙签尾部圆头刺激,注意不要刺破皮肤。

60. 肋骨反射区

【主 治】胸膜炎、胸闷、肋膜炎、肋骨受伤。

【部 位】双手背侧,内侧肋骨反射区位于第二掌骨体中部偏远端的桡侧;外侧肋骨反射区位于第四、第五掌骨之间,近掌骨底的凹陷中。

【手 法】用拇指指尖点按 1~2 分钟,每日 2 次,力度适中。也可用一束牙签尾部圆头刺激,注意不要刺破皮肤。

61. 腰椎反射区

【主 治】腰背酸痛、腰椎骨刺、腰脊强痛、腰椎间盘突出、腰肌劳损。

【部 位】双手背部,各掌骨背侧近端 2/5 处。

【手 法】用拇指指腹向手腕方向推按 1~2 分钟。也可以用毛刷轻刷此反射区 10~15 分钟。

62. 骶骨反射区

【主 治】骶骨受伤、骶骨骨刺、坐骨神经痛、痔疾。

【部 位】双手背部,各掌指关节结合部。

【手 法】用拇指指腹向手腕方向推按 1~2 分钟,每日 2 次,动作连续均匀,力度适中。

63. 尾骨反射区

【主 治】痔疾、坐骨神经痛、尾骨受伤后遗症。

【部 位】双手背部,腕背横纹处。

【手 法】找到敏感点,用拇指指尖掐按 1~2 分钟,每日 2 次,力度适中。也可用一束牙签尾部圆头刺激,注意不要刺破皮肤。

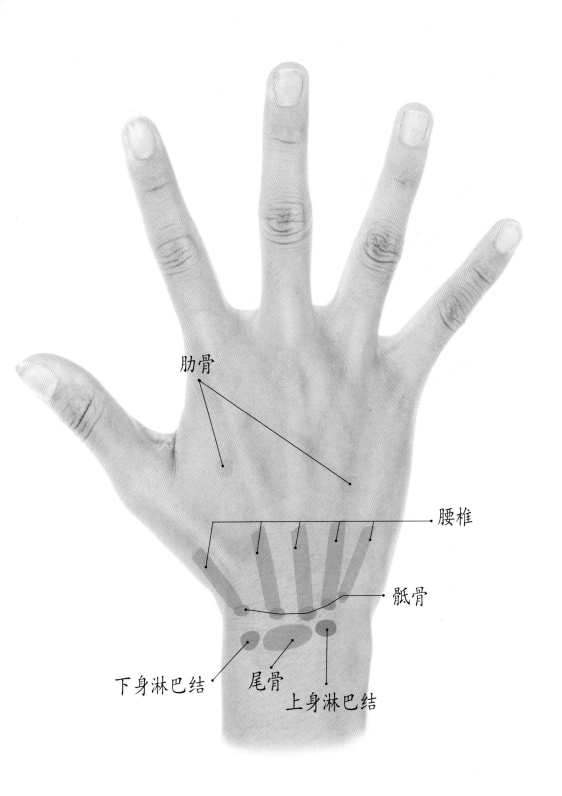

肋骨

腰椎

骶骨

下身淋巴结　尾骨　上身淋巴结

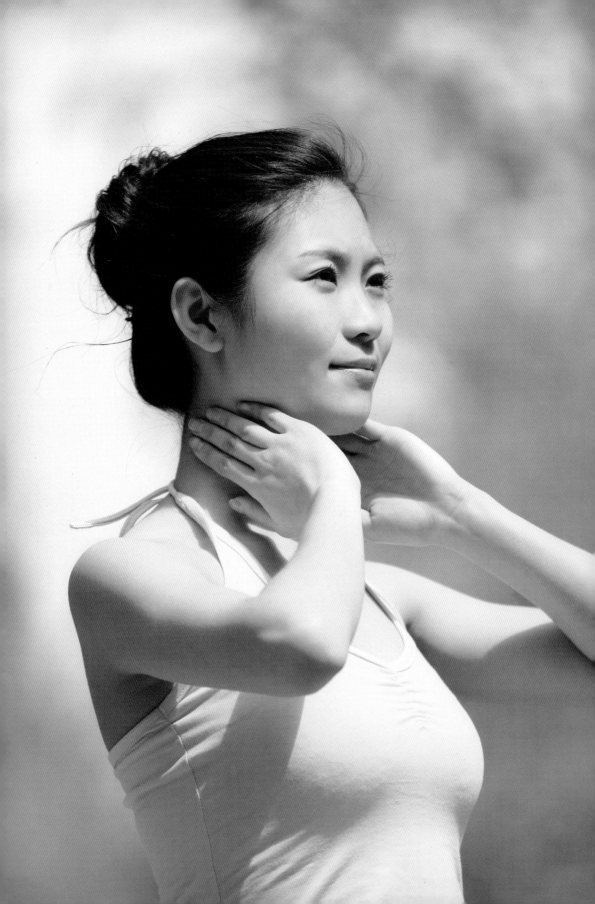

— 第四章 —

耳部反射区传统疗法

"肾开窍于耳、脾主升清以充养耳、肝胆之气影响耳"，耳与各脏腑都有密切的联系，通过耳部的日常保健可以通经活络、调理脏腑、激发精气，达到强身健体的目的。

耳轮部反射区

1. 肛门反射区

【主　治】里急后重、脱肛、肛裂、痔痛、便秘。

【部　位】在三角窝前方的耳轮处。

【手　法】用拇、食两指捏揉，由轻到重按摩 1~2 分钟，以能忍受为度。按摩后耳轮发红并有热感最好。

2. 外生殖器反射区

【主　治】带下、外阴瘙痒症、遗精、阳痿、睾丸炎、附睾炎。

【部　位】在对耳轮下脚前方的耳轮处。

【手　法】用拇、食两指捏揉，由轻到重按摩 1~2 分钟，以能忍受为度。按摩后耳轮发红并有热感最好。

3. 尿道反射区

【主　治】尿频、尿急、尿痛、尿潴留、遗尿。

【部　位】在直肠反射区（见本页）上方的耳轮处。

【手　法】用拇、食两指捏揉，由轻到重按摩 1~2 分钟，以能忍受为度。按摩后耳轮发红并有热感最好。

4. 直肠反射区

【主　治】腹泻、便秘、脱肛、内外痔。

【部　位】在耳轮脚棘前上方的耳轮处。

【手　法】用拇、食两指捏揉，由轻到重按摩 1~2 分钟，以能忍受为度。按摩后耳轮发红并有热感最好。

5. 耳中反射区

【主　治】呃逆、胃痛、慢性胃炎、荨麻疹、皮肤瘙痒症、小儿遗尿症、咳血。

【部　位】在耳轮脚处。

【手　法】用拇、食两指捏揉，由轻到重按摩 1~2 分钟，以能忍受为度。按摩后耳轮发红并有热感最好。

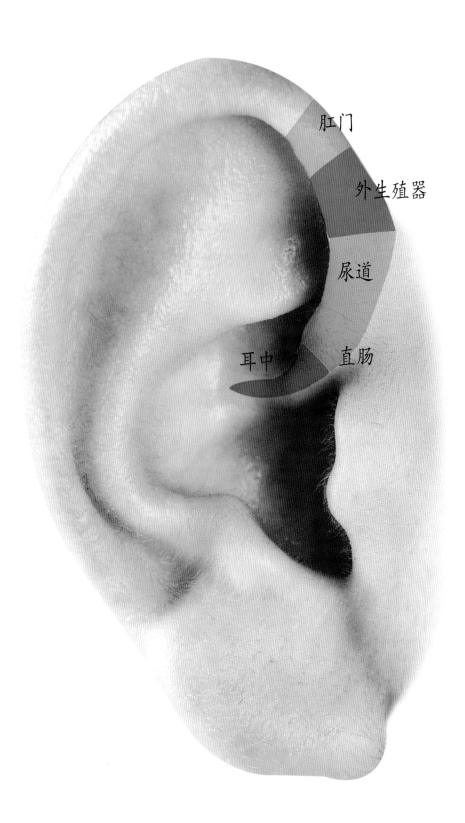

肛门

外生殖器

尿道

耳中　　直肠

6. 耳尖反射区

【主 治】发热、高血压、高脂血症、麦粒肿、急性结膜炎、流行性腮腺炎，以及多种疼痛。

【部 位】在耳郭向前对折的上部尖端处。

【手 法】用拇、食两指捏揉，由轻到重按摩 1~2 分钟，以能忍受为度。按摩后耳轮发红并有热感最好。

7. 肝阳反射区

【主 治】头晕、头痛、高血压。

【部 位】在耳轮结节处。

【手 法】用拇、食两指捏揉，由轻到重按摩 1~2 分钟，以能忍受为度。

8. 轮 1 反射区

【主 治】发热、上呼吸道感染、急性扁桃体炎、高血压。

【部 位】在耳轮结节下方的耳轮处。

【手 法】用拇、食两指捏揉，由轻到重按摩 1~2 分钟，以能忍受为度。

9. 轮 2 反射区

【主 治】发热、上呼吸道感染、急性扁桃体炎、高血压。

【部 位】在轮 1 反射区（见本页）下方的耳轮处。

【手 法】用拇、食两指捏揉，由轻到重按摩 1~2 分钟，以能忍受为度。按摩后耳轮发红并有热感最好。

10. 轮 3 反射区

【主 治】发热、上呼吸道感染、急性扁桃体炎、高血压。

【部 位】在轮 2 反射区（见本页）下方的耳轮处。

【手 法】用拇、食两指捏揉，由轻到重按摩 1~2 分钟，以能忍受为度。按摩后耳轮发红并有热感最好。

11. 轮 4 反射区

【主 治】发热、上呼吸道感染、急性扁桃体炎、高血压。

【部 位】在轮 3 反射区（见本页）下方的耳轮处。

【手 法】用拇、食两指捏揉，由轻到重按摩 1~2 分钟，以能忍受为度。按摩后耳轮发红并有热感最好。

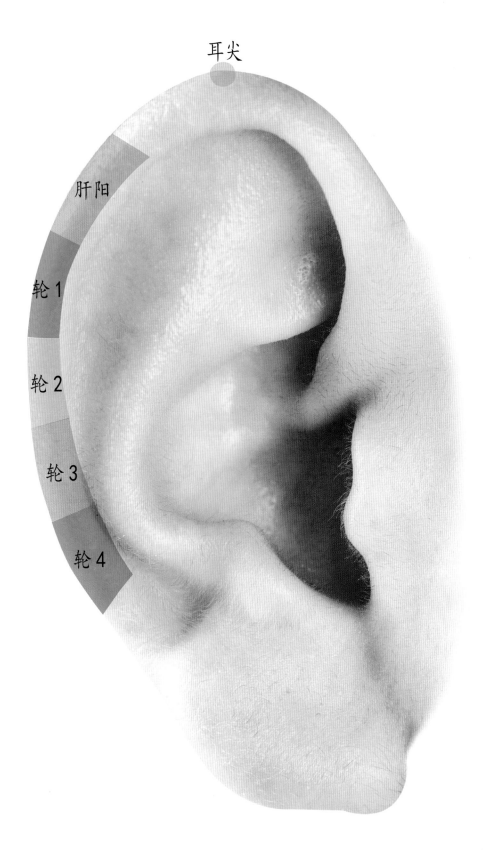

耳尖

肝阳

轮1

轮2

轮3

轮4

对耳轮部反射区

12. 趾反射区

【主　治】甲沟炎、趾部疼痛。

【部　位】在耳尖下方的对耳轮上脚后上部。

【手　法】用食指来回旋转擦揉此区，直至有发热感为止。也可用按摩棒对准此区，以适当力度按摩 1~2 分钟。

13. 跟反射区

【主　治】足跟痛。

【部　位】在对耳轮上脚的前上部。

【手　法】用食指来回旋转擦揉此区，直至有发热感为止。也可用按摩棒对准此区，以适当力度按摩 1~2 分钟。

14. 踝反射区

【主　治】踝关节扭伤、踝部疼痛。

【部　位】在趾、跟反射区（见本页）下方。

【手　法】用食指来回旋转擦揉此区，直至有发热感为止。也可用按摩棒对准此区，以适当力度按摩 1~2 分钟。

15. 膝反射区

【主　治】膝部肿痛、膝关节骨性关节炎、半月板损伤、内外侧副韧带损伤。

【部　位】在对耳轮上脚中 1/3 处。

【手　法】用食指来回旋转擦揉此区，直至有发热感为止。也可用 0.5 厘米见方的医用胶布，将米粒压贴于此，捏压 30 秒左右。耳部有热痛感为止，保留压贴物。

16. 髋反射区

【主　治】臀部疼痛、坐骨神经痛、股外侧皮神经炎、梨状肌综合征。

【部　位】在对耳轮上脚的下 1/3 处。

【手　法】用食指来回旋转擦揉此区，直至有发热感为止。也可用 0.5 厘米见方的医用胶布，将米粒压贴于此，捏压 30 秒左右。耳部有热痛感为止，保留压贴物。

17. 坐骨神经反射区

【主　治】坐骨神经痛、腰痛。

【部　位】在对耳轮下脚的前 2/3 处。

【手　法】用食指来回旋转擦揉此区，直至有发热感为止。也可用 0.5 厘米见方的医用胶布，将米粒压贴于此，捏压 30 秒左右。耳部有热痛感为止，保留压贴物。

18. 交感反射区

【主　治】高血压、高脂血症、胃痛、胃肠痉挛、慢性胃炎、心悸、鼻炎、牙痛、心绞痛、胆绞痛、输尿管结石、失眠、自主神经功能紊乱、会阴疼痛不适、腰肌劳损。

【部　位】在对耳轮下脚前端与耳轮内缘相交处。

【手　法】用食指来回旋转擦揉此区，直至有发热感为止。也可用按摩棒对准穴位，以适当力度按摩 1~2 分钟。

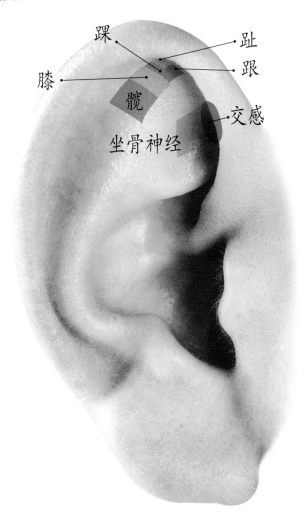

踝　　趾

膝　　跟

髋

坐骨神经　　交感

19. 臀反射区

【主 治】臀筋膜炎、臀骶痛、坐骨神经痛、梨状肌综合征。

【部 位】在对耳轮下脚的后 1/3 处。

【手 法】用食指来回旋转擦揉此区,直至有发热感为止。也可用 0.5 厘米见方的医用胶布,将米粒压贴于此,捏压 30 秒左右。耳部有热痛感为止,保留压贴物。

20. 腹反射区

【主 治】腹胀、腹痛、腹泻、急性腰扭伤、腰肌劳损。

【部 位】在对耳轮体前部上 2/5 处。

【手 法】食指指腹对准此区,拇指掌侧置于耳背相应位置,并给予一定的压力,反复按摩 2~3 分钟,使局部产生热感。也可用按摩棒点压此区 1~2 分钟。

21. 腰骶椎反射区

【主 治】腰骶部疼痛、坐骨神经痛、腹痛、腰肌劳损。

【部 位】在腹反射区(见本页)的后方。

【手 法】用食指来回旋转擦揉此区,直至有发热感为止。也可用 0.5 厘米见方的医用胶布,将米粒压贴于此,捏压 30 秒左右。耳部有热痛感为止,保留压贴物。

22. 胸椎反射区

【主 治】胸胁疼痛、胸椎小关节紊乱、经前乳房胀痛、乳腺炎、产后缺乳。

【部 位】在对耳轮体后部中 2/5 处。

【手 法】食指指腹对准此区,拇指掌侧置于耳背相应位置,并给予一定的压力,反复按摩 2~3 分钟,使局部产生热感。也可用按摩棒点压此区 1~2 分钟。

23. 胸反射区

【主 治】胸胁疼痛、胸闷、心悸、乳腺炎、产后缺乳、经前期紧张综合征、胸胁部带状疱疹。

【部 位】在对耳轮体前部中 2/5 处。

【手 法】食指指腹对准此区,拇指掌侧置于耳背相应位置,并给予一定的压力,反复按摩 2~3 分钟,使局部产生热感。也可用按摩棒点压此区 1~2 分钟。

24. 颈椎反射区

【主　治】颈项疼痛、落枕、颈椎病、头晕、耳鸣、鼻炎。

【部　位】在颈反射区（见本页）后方。

【手　法】用食指来回旋转擦揉此区，直至有发热感为止。也可用 0.5 厘米见方的医用胶布，将米粒压贴于此，捏压 30 秒左右。耳部有热痛感为止，保留压贴物。

25. 颈反射区

【主　治】颈项疼痛、落枕、颈椎病、头晕、耳鸣、甲状腺功能亢进。

【部　位】在对耳轮体前部下 1/5 处。

【手　法】用食指来回旋转擦揉此区，直至有发热感为止。也可用 0.5 厘米见方的医用胶布，将米粒压贴于此，捏压 30 秒左右。耳部有热痛感为止，保留压贴物。

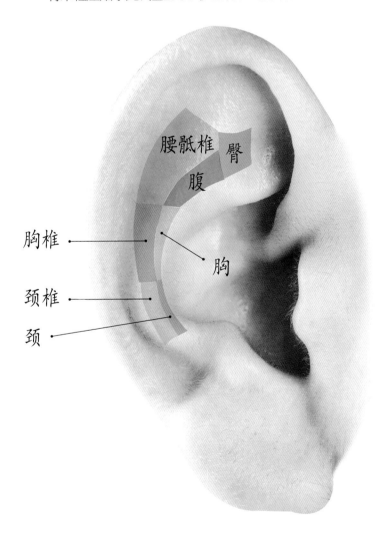

26. 颌反射区

【主　治】牙痛、颞下颌关节功能紊乱综合征、下颌淋巴结炎。

【部　位】在耳垂正面后上部。

【手　法】用拇、食两指捏揉，由轻到重按摩 1~2 分钟，以能忍受为度。按摩后耳垂发红并有热感最好。

27. 舌反射区

【主　治】舌炎、舌痛、口腔溃疡。

【部　位】在耳垂正面中上部。

【手　法】用拇、食两指捏揉，由轻到重按摩 1~2 分钟，以能忍受为度。按摩后耳垂发红并有热感最好。

28. 牙反射区

【主　治】牙痛、牙周炎、低血压。

【部　位】在耳垂正面前上部。

【手　法】用拇、食两指捏揉，由轻到重按摩 1~2 分钟，以能忍受为度。按摩后耳垂发红并有热感最好。

29. 垂前反射区

【主　治】牙痛、神经衰弱、周围性面瘫。

【部　位】在耳垂正面前中部。

【手　法】用拇、食两指捏揉，由轻到重按摩 1~2 分钟，以能忍受为度。按摩后耳垂发红并有热感最好。

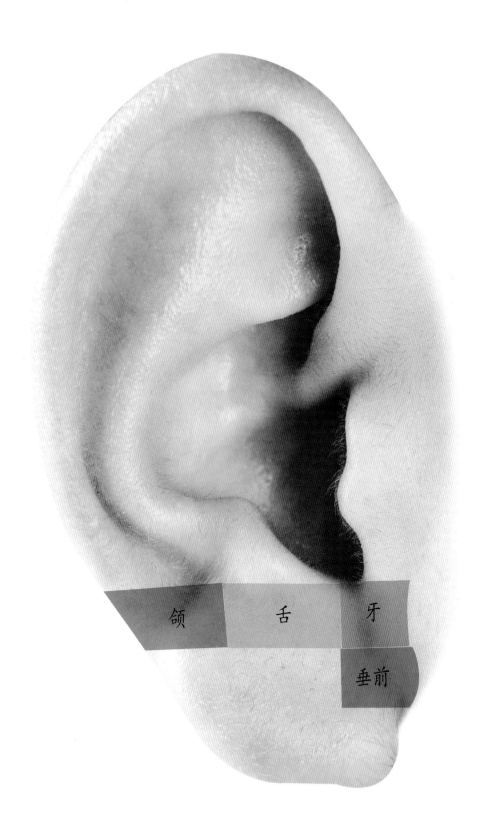

颌　　舌　　牙

垂前

30. 内耳反射区

【主　治】眩晕、耳鸣、听力减退、梅尼埃综合征。

【部　位】在耳垂正面后中部。

【手　法】用拇、食两指捏揉，由轻到重按摩 1~2 分钟，以能忍受为度。按摩后耳垂发红并有热感最好。

31. 面颊反射区

【主　治】周围性面瘫、三叉神经痛、痤疮、扁平疣、梅尼埃综合征。

【部　位】在耳垂正面眼区与内耳区之间的中点。

【手　法】用拇、食两指捏揉，由轻到重按摩 1~2 分钟，以能忍受为度。按摩后耳垂发红并有热感最好。

32. 眼反射区

【主　治】假性近视、电光性眼炎、急性结膜炎、麦粒肿、青光眼等各种眼病。

【部　位】在耳垂正面中央部。

【手　法】用拇、食两指捏揉，由轻到重按摩 1~2 分钟，以能忍受为度。按摩后耳垂发红并有热感最好。

33. 扁桃体反射区

【主　治】扁桃体炎、咽炎。

【部　位】在耳垂正面下部。

【手　法】用拇、食两指捏揉，由轻到重按摩 1~2 分钟，以能忍受为度。按摩后耳垂发红并有热感最好。

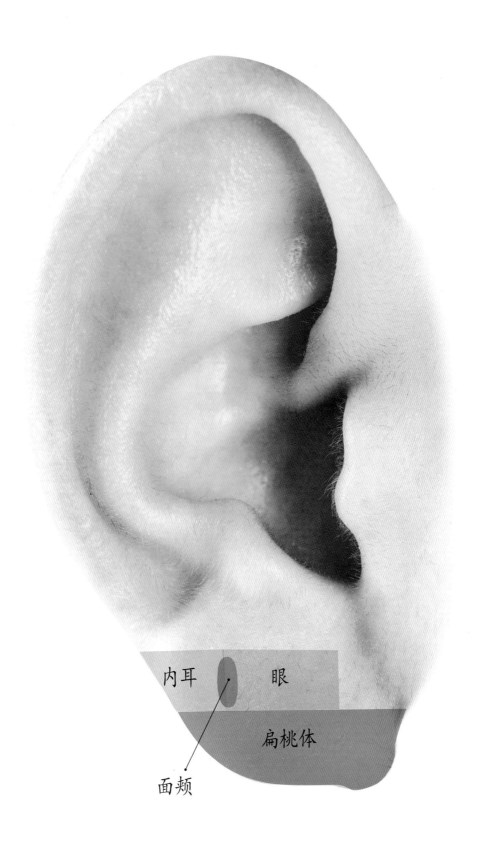

内耳　　　眼

扁桃体

面颊

三角窝反射区

34. 角窝中反射区

【主　治】喘息、便秘。

【部　位】在三角窝中 1/3 处。

【手　法】用食指来回旋转擦揉 1~2 分钟，直至有发热感为止。也可使用按摩棒按摩。

35. 角窝上反射区

【主　治】高血压。

【部　位】在三角窝前 1/3 的上部。

【手　法】用食指来回旋转擦揉 1~2 分钟，直至有发热感为止。也可使用按摩棒按摩。

36. 内生殖器反射区

【主　治】月经不调、痛经、白带过多、功能性子宫出血、遗精、阳痿。

【部　位】在三角窝前 1/3 的中下部。

【手　法】用食指来回旋转擦揉 1~2 分钟，直至有发热感为止。也可使用按摩棒按摩。

37. 神门反射区

【主　治】慢性胃炎、慢性胆囊炎、腹泻、鼻炎、高血压、心悸、中风后遗症、颈椎病、肩周炎、腰肌劳损、失眠、多梦、痛证、戒断综合征、妊娠呕吐、急性腰扭伤、小儿高热惊厥。

【部　位】在三角窝后 1/3 的上部。

【手　法】用食指来回旋转擦揉 1~2 分钟，直至有发热感为止。也可使用按摩棒按摩。

38. 盆腔反射区

【主　治】盆腔炎。

【部　位】在三角窝后 1/3 的下部。

【手　法】用食指来回旋转擦揉 1~2 分钟，直至有发热感为止。也可使用按摩棒按摩。

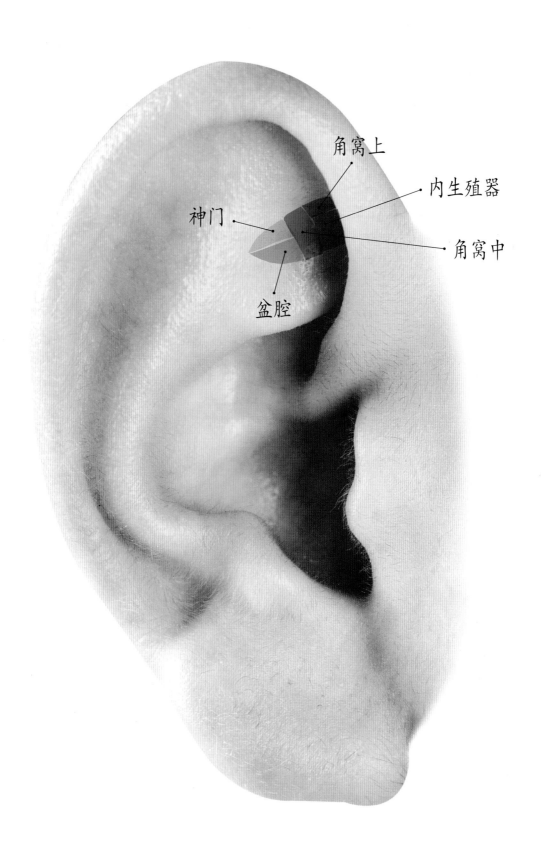

角窝上

内生殖器

神门

角窝中

盆腔

耳屏部反射区

39. 外耳反射区

【主　治】外耳道炎、中耳炎、耳鸣、眩晕、听力减退。

【部　位】在屏上切迹前方近耳轮部。

【手　法】用拇、食两指捏揉此区，由轻到重按摩 1~2 分钟，以能忍受为度。

40. 上屏反射区

【主　治】咽炎、单纯性肥胖。

【部　位】在耳屏外侧面上 1/2 处。

【手　法】用拇、食两指捏揉此区，由轻到重按摩 1~2 分钟，以能忍受为度。

41. 屏尖反射区

【主　治】发热、牙痛、斜视。

【部　位】在耳屏游离缘上部尖端。

【手　法】用拇、食两指捏揉此区，由轻到重按摩 1~2 分钟，以能忍受为度。

42. 外鼻反射区

【主　治】鼻前庭炎、鼻炎、单纯性肥胖。

【部　位】在耳屏外侧面中部。

【手　法】用拇、食两指捏揉此区，由轻到重按摩 1~2 分钟，以能忍受为度。

43. 下屏反射区

【主　治】鼻炎、单纯性肥胖、高血压。

【部　位】在耳屏外侧面下 1/2 处。

【手　法】用拇、食两指捏揉此区，由轻到重按摩 1~2 分钟，以能忍受为度。

44. 肾上腺反射区

【主　治】低血压、风湿性关节炎、腮腺炎、间日疟、链霉素中毒性眩晕、喘息。

【部　位】在耳屏游离缘下部尖端。

【手　法】用拇、食两指捏揉此区，由轻到重按摩 1~2 分钟，以能忍受为度。

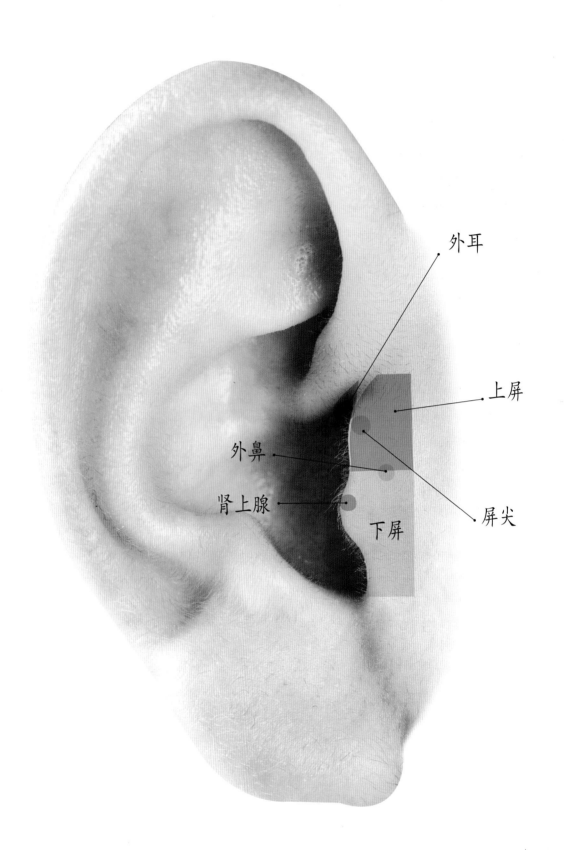

外耳

上屏

外鼻

屏尖

肾上腺

下屏

45. 屏间前反射区

【主　治】麦粒肿、假性近视、青光眼等各种眼病。

【部　位】在屏间切迹前方,耳屏最下部。

【手　法】用食指来回旋转擦揉此区,直至有发热感为止。也可用0.5厘米见方的医用胶布,将米粒压贴于此,捏压30秒左右。耳部有热痛感为止,保留压贴物。

46. 咽喉反射区

【主　治】声音嘶哑、咳嗽、急慢性咽炎、扁桃体炎、梅核气。

【部　位】在耳屏内侧面上1/2处。

【手　法】用拇、食两指捏揉此区,由轻到重按摩1~2分钟,以能忍受为度。

47. 内鼻反射区

【主　治】感冒、鼻炎、鼻窦炎、鼻息肉、鼻塞、鼻出血。

【部　位】在耳屏内侧面下1/2处。

【手　法】用拇、食两指捏揉此区,由轻到重按摩1~2分钟,以能忍受为度。

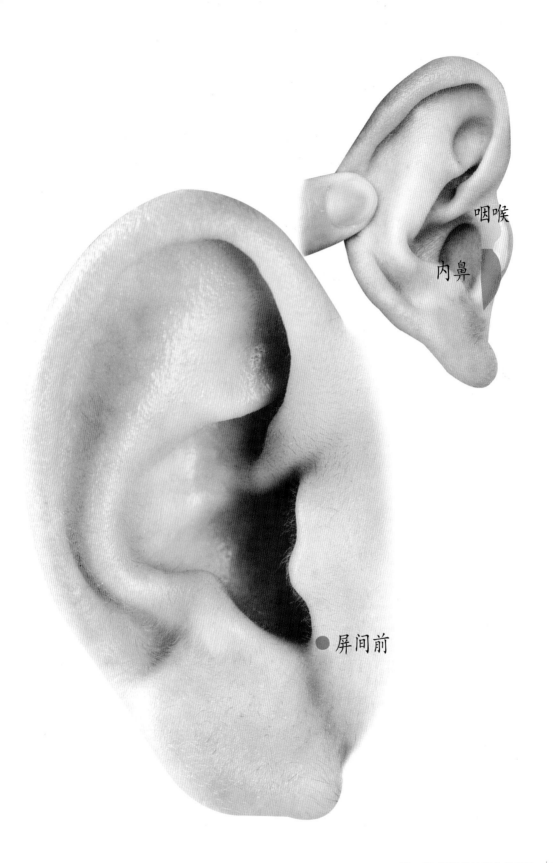

咽喉

内鼻

屏间前

对耳屏部反射区

48. 枕反射区

【主　治】头痛、头晕、晕动症、哮喘、癫痫、神经衰弱、颈椎病。

【部　位】在对耳屏外侧面的后部。

【手　法】食指指腹对准此区，拇指掌侧置于耳背相应位置，并给予一定的压力，反复按摩2~3分钟，使局部产生热感。

49. 颞反射区

【主　治】偏头痛、眩晕、耳鸣、听力减退。

【部　位】在对耳屏外侧面的中部。

【手　法】用拇、食两指捏揉此区，由轻到重按摩1~2分钟，以能忍受为度。

50. 额反射区

【主　治】感冒、头晕、头痛、失眠、多梦。

【部　位】在对耳屏外侧面的前部。

【手　法】用拇、食两指捏揉此区，由轻到重按摩1~2分钟，以能忍受为度。

51. 屏间后反射区

【主　治】麦粒肿、假性近视、青光眼等各种眼病。

【部　位】在屏间切迹后方，对耳屏前下部。

【手　法】用拇、食两指捏揉此区，由轻到重按摩1~2分钟，以能忍受为度。

52. 脑干反射区

【主　治】感冒、头痛、眩晕、失眠、智商低下、假性近视。

【部　位】在轮屏切迹处。

【手　法】用拇、食两指捏揉此区，由轻到重按摩1~2分钟，以能忍受为度。

53. 缘中反射区

【主　治】梅尼埃综合征、三叉神经痛、遗尿、偏头痛。

【部　位】在对耳屏的上缘，对屏尖与屏轮切迹的中点。

【手　法】用拇、食两指捏揉此区，由轻到重按摩1~2分钟，以能忍受为度。

54. 对屏尖反射区

【主　治】喘息、咳嗽、偏头痛、颞下颌关节功能紊乱、腮腺炎、皮肤瘙痒症、睾丸炎、附睾炎。

【部　位】在对耳屏的尖端。

【手　法】用拇、食两指捏揉此区，由轻到重按摩 1~2 分钟，以能忍受为度。

55. 皮质下反射区

【主　治】甲状腺功能亢进、高血压、心悸、痔疾、感冒、耳鸣、牙痛、间日疟、神经衰弱、假性近视、月经不调、糖尿病。

【部　位】在对耳屏内侧面。

【手　法】用拇、食两指捏揉此区，由轻到重按摩 1~2 分钟，以能忍受为度。

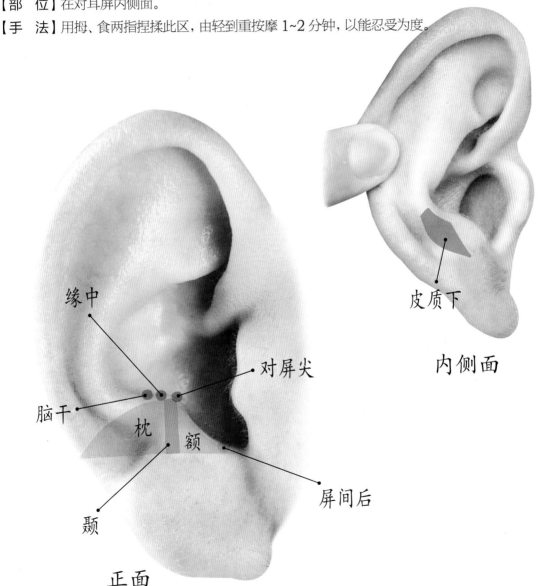

皮质下

内侧面

缘中

对屏尖

脑干

枕　额

屏间后

颞

正面

耳甲部反射区

56. 口反射区

【主　治】面瘫、口腔溃疡、口腔炎、戒断综合征、胆囊炎、胆石症。

【部　位】在耳轮脚下方前 1/3 处。

【手　法】用按摩棒对准此区，以适当的力度按摩 1~2 分钟。也可用 0.5 厘米见方的医用胶布，将米粒压贴于此，捏压 30 秒左右。耳部有热痛感为止，保留压贴物。

57. 食道反射区

【主　治】食道炎、食道痉挛、梅核气、吞咽困难。

【部　位】在耳轮脚下方中 1/3 处。

【手　法】用按摩棒对准此区，以适当的力度按摩 1~2 分钟。也可用 0.5 厘米见方的医用胶布，将米粒压贴于此，捏压 30 秒左右。耳部有热痛感为止，保留压贴物。

58. 贲门反射区

【主　治】食欲不振、贲门痉挛、神经性呕吐、胃痛。

【部　位】在耳轮脚下方后 1/3 处。

【手　法】用按摩棒对准此区，以适当的力度按摩 1~2 分钟。也可用 0.5 厘米见方的医用胶布，将米粒压贴于此，捏压 30 秒左右。耳部有热痛感为止，保留压贴物。

59. 胃反射区

【主　治】消化不良、胃痛、胃痉挛、胃炎、慢性胃炎、胃溃疡、牙痛、失眠、慢性胆囊炎、高脂血症。

【部　位】在耳轮脚消失处。

【手　法】用按摩棒对准此区，以适当的力度按摩 1~2 分钟。也可用 0.5 厘米见方的医用胶布，将米粒压贴于此，捏压 30 秒左右。耳部有热痛感为止，保留压贴物。

60. 艇角反射区

【主　治】前列腺炎、尿道炎、性功能减退。

【部　位】在对耳轮下脚下方前部。

【手　法】用食指来回旋转擦揉此区，直至有发热感为止。也可用按摩棒对准此区，以适当力度按摩 1~2 分钟。

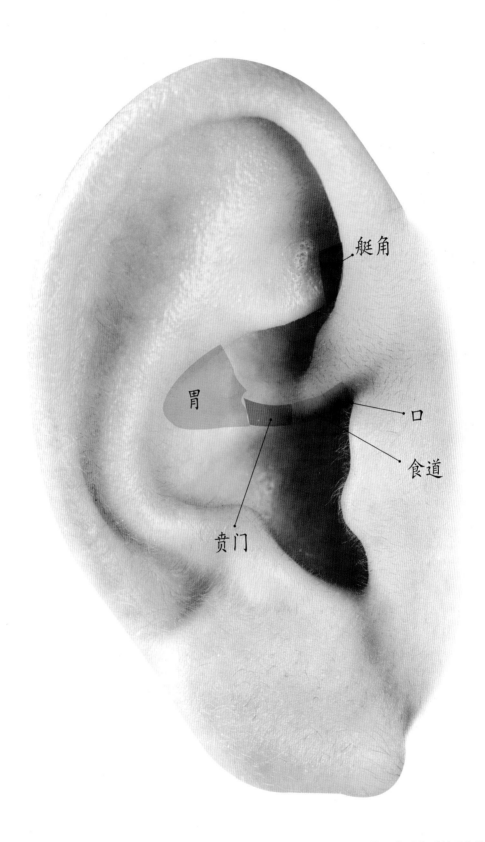

艇角

胃

口

食道

贲门

61. 大肠反射区

【主 治】腹泻、便秘、痢疾、咳嗽、痤疮、痔疾。

【部 位】在耳轮脚上方内 1/3 处。

【手 法】用食指来回旋转擦揉此区，直至有发热感为止。也可用按摩棒对准此区，以适当力度按摩 1~2 分钟。

62. 阑尾反射区

【主 治】单纯性阑尾炎、腹泻、腹痛。

【部 位】在小肠反射区（见本页）和大肠反射区（见本页）之间。

【手 法】用按摩棒对准此区，以适当的力度按摩 1~2 分钟。也可用 0.5 厘米见方的医用胶布，将米粒压贴于此，捏压 30 秒左右。耳部有热痛感为止，保留压贴物。

63. 小肠反射区

【主 治】消化不良、心动过速、心律失常、腹痛、腹泻。

【部 位】在耳轮脚上方中 1/3 处。

【手 法】用食指来回旋转擦揉此区，直至有发热感为止。也可用按摩棒对准此区，以适当力度按摩 1~2 分钟。

64. 十二指肠反射区

【主 治】十二指肠溃疡、胆囊炎、胆石症、幽门痉挛、上腹痛。

【部 位】在耳轮脚上方处 1/3 处。

【手 法】用按摩棒对准此区，以适当的力度按摩 1~2 分钟。也可用 0.5 厘米见方的医用胶布，将米粒压贴于此，捏压 30 秒左右。耳部有热痛感为止，保留压贴物。

65. 膀胱反射区

【主 治】腰痛、坐骨神经痛、后头痛、膀胱炎、遗尿症、尿潴留。

【部 位】在对耳轮下脚下方中部。

【手 法】用按摩棒对准此区，以适当的力度按摩 1~2 分钟。也可用 0.5 厘米见方的医用胶布，将米粒压贴于此，捏压 30 秒左右。耳部有热痛感为止，保留压贴物。

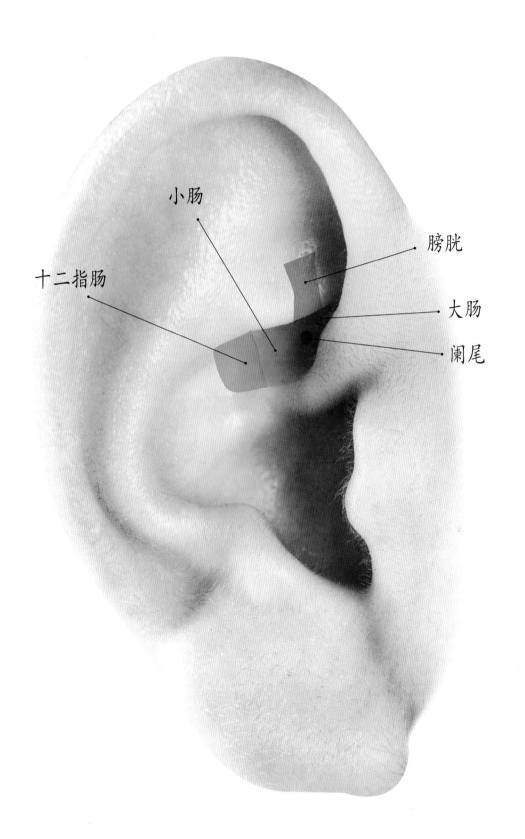

小肠

膀胱

十二指肠

大肠

阑尾

66. 输尿管反射区

【主　治】肾输尿管结石、肾绞痛、输尿管炎、糖尿病。

【部　位】在肾反射区（见本页）与膀胱反射区（见本页）之间。

【手　法】用按摩棒对准此区，以适当的力度按摩 1~2 分钟。也可用 0.5 厘米见方的医用胶布，将米粒压贴于此，捏压 30 秒左右。耳部有热痛感为止，保留压贴物。

67. 肾反射区

【主　治】甲状腺功能亢进、腹泻、腰痛、腰肌劳损、高脂血症、中风后遗症、糖尿病、耳鸣、神经衰弱、肾盂肾炎、哮喘、月经不调、遗尿、遗精、早泄。

【部　位】在对耳轮下脚下方后部，小肠反射区（见 380 页）直上方。

【手　法】用食指来回旋转擦揉此区，直至有发热感为止。也可用按摩棒对准此区，以适当力度按摩 1~2 分钟。

68. 胰胆反射区

【主　治】胁痛、胸胁部带状疱疹、胆囊炎、胆石症、胆道蛔虫症、耳鸣、听力减退、偏头痛、急性胰腺炎、糖尿病。

【部　位】在耳甲艇的后上部，肝、肾反射区（见本页）之间。左耳为胰，右耳为胆。

【手　法】食指指腹对准此区，拇指掌侧置于耳背相应位置，并给予一定的压力，反复按摩 2~3 分钟，使局部产生热感。也可用按摩棒点压此区 1~2 分钟。

69. 艇中反射区

【主　治】胆道蛔虫症、腹痛、腹胀、醉酒、腮腺炎。

【部　位】在小肠反射区（见 380 页）与肾反射区（见本页）之间的中点。

【手　法】食指指腹对准此区，拇指掌侧置于耳背相应位置，并给予一定的压力，反复按摩 2~3 分钟，使局部产生热感。也可用按摩棒点压此区 1~2 分钟。

70. 肝反射区

【主　治】高血压、高脂血症、心悸、中风后遗症、眩晕、慢性胆囊炎、经前期紧张综合征、更年期综合征、胁痛、月经不调、假性近视、单纯性青光眼、腰肌劳损、肩周炎。

【部　位】在耳甲艇的后下部。

【手　法】食指指腹对准此区，拇指掌侧置于耳背相应位置，并给予一定的压力，反复按摩 2~3 分钟，使局部产生热感。也可用按摩棒点压此区 1~2 分钟。

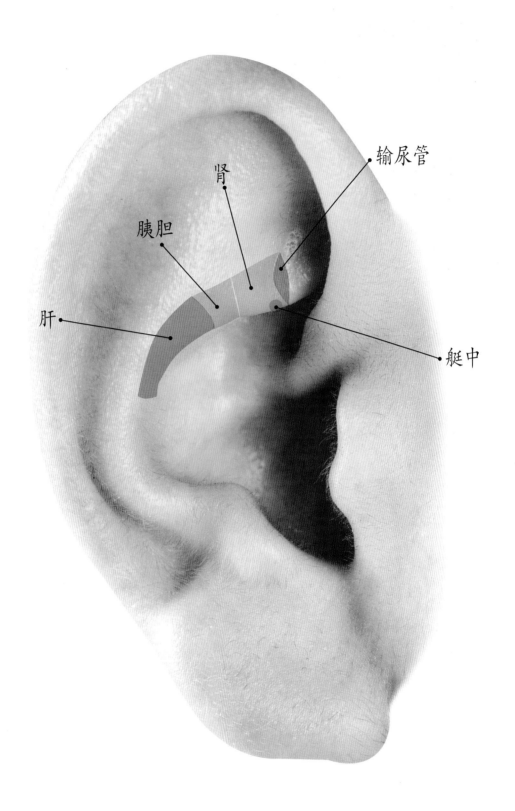

输尿管

肾

胰胆

肝

艇中

71. 脾反射区

【主　治】甲状腺功能亢进、高脂血症、中风后遗症、腹胀、腹泻、便秘、痔疾、食欲不振、功能性子宫出血、白带过多、内耳眩晕症、肩周炎。

【部　位】在耳甲腔的后上部。

【手　法】用食指来回旋转擦揉此区，直至有发热感为止。也可用0.5厘米见方的医用胶布，将米粒压贴于此，捏压30秒左右。耳部有热痛感为止，保留压贴物。

72. 肺反射区

【主　治】咳喘、胸闷、哮喘、咳嗽、感冒、声音嘶哑、痤疮、皮肤瘙痒症、荨麻疹、扁平疣、便秘、戒断综合征、单纯性肥胖。

【部　位】在心反射区（见本页）和气管反射区（见本页）周围处。

【手　法】用食指来回旋转擦揉此区，直至有发热感为止。也可用0.5厘米见方的医用胶布，将米粒压贴于此，捏压30秒左右。耳部有热痛感为止，保留压贴物。

73. 心反射区

【主　治】心动过速、心律失常、心绞痛、无脉症、心悸、神经衰弱、癔症、口舌生疮、声音嘶哑。

【部　位】在耳甲腔正中凹陷处。

【手　法】用按摩棒对准此区，以适当的力度按摩1~2分钟。也可用0.5厘米见方的医用胶布，将米粒压贴于此，捏压30秒左右。耳部有热痛感为止，保留压贴物。

74. 气管反射区

【主　治】咳喘、哮喘、咳嗽、面瘫。

【部　位】在心反射区（见本页）和外耳门之间。

【手　法】用食指来回旋转擦揉此区，直至有发热感为止。也可用0.5厘米见方的医用胶布，将米粒压贴于此，捏压30秒左右。耳部有热痛感为止，保留压贴物。

75. 三焦反射区

【主　治】便秘、腹胀、痔疾、耳鸣、上肢外侧疼痛、单纯性肥胖。

【部　位】在外耳门外下，肺与内分泌反射区之间。

【手　法】用食指来回旋转擦揉此区，直至有发热感为止。也可用0.5厘米见方的医用胶布，将米粒压贴于此，捏压30秒左右。耳部有热痛感为止，保留压贴物。

76. 内分泌反射区

【主 治】甲状腺功能亢进、哮喘、中风后遗症、糖尿病、痛经、月经不调、更年期综合征、经前期紧张综合征、痤疮、间日疟、肩周炎。

【部 位】在屏间切迹内，耳甲腔的前下部。

【手 法】用按摩棒对准此区，以适当的力度按摩 1~2 分钟。也可用 0.5 厘米见方的医用胶布，将米粒压贴于此，捏压 30 秒左右。耳部有热痛感为止，保留压贴物。

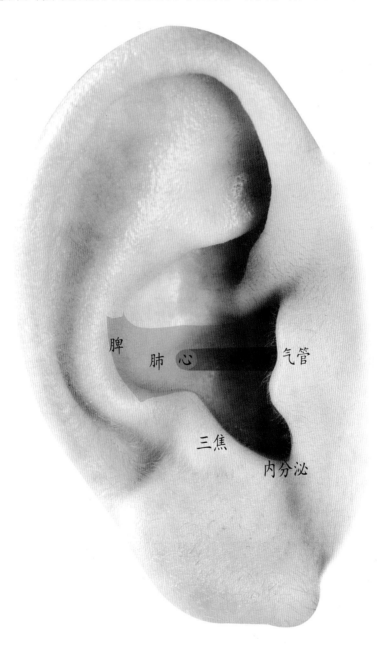

脾　肺　心　气管

三焦

内分泌

耳舟部反射区

77. 指反射区

【主　治】甲沟炎、手指疼痛和手指麻木。

【部　位】在耳舟最上 1/6 处。

【手　法】用食指来回旋转擦揉此区，直至有发热感为止。

78. 风溪反射区

【主　治】荨麻疹、皮肤瘙痒症、过敏性鼻炎、过敏性皮炎、哮喘和其他过敏性疾病。

【部　位】在耳轮结节前方指区与腕区之间。

【手　法】用按摩棒对准此区，以适当的力度按摩 1~2 分钟。

79. 腕反射区

【主　治】腕部扭伤、腕部疼痛、腕管综合征。

【部　位】在耳舟自上向下第二个 1/6 处。

【手　法】用食指来回旋转擦揉此区，直至有发热感为止。

80. 肘反射区

【主　治】肘部疼痛、肱骨外上髁炎（网球肘）、肱骨内上髁炎（学生肘）、尺骨鹰嘴滑囊炎（矿工肘）。

【部　位】在耳舟自上向下第三个 1/6 处。

【手　法】用食指来回旋转擦揉此区，直至有发热感为止。

81. 肩反射区

【主　治】肩关节疼痛、落枕、颈椎病、肩周炎、肩背部筋膜炎、胆石症。

【部　位】在耳舟自上向下第四、第五个 1/6 处。

【手　法】用按摩棒对准此区，以适当的力度按摩 1~2 分钟。

82. 锁骨反射区

【主　治】相应部位疼痛、无脉症、急性阑尾炎。

【部　位】在耳舟最下方的 1/6 处。

【手　法】用食指来回旋转擦揉此区，直至有发热感为止。

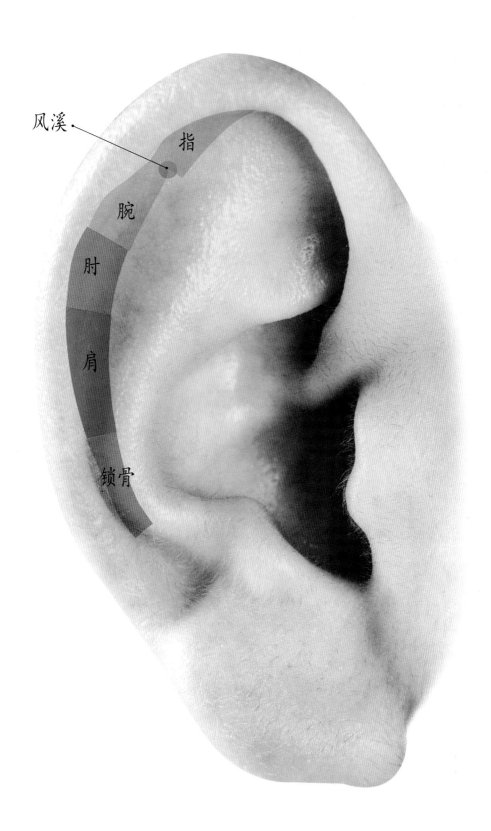

风溪

指

腕

肘

肩

锁骨

耳背部反射区

83. 耳背脾反射区

【主　治】胃痛、纳呆、消化不良、腹胀、腹泻。

【部　位】在耳背中央部。

【手　法】拇指指腹按摩此区，食指指腹置于耳屏相应位置，并给予一定的压力，反复按摩2~3分钟，使局部产生热感。

84. 耳背肺反射区

【主　治】胃痛、哮喘、皮肤瘙痒症、各种皮肤病。

【部　位】在耳背中部近乳突侧。

【手　法】拇指指腹按摩此区，食指指腹置于耳屏相应位置，并给予一定的压力，反复按摩2~3分钟，使局部产生热感。

85. 耳背心反射区

【主　治】失眠、心悸、多梦、高血压。

【部　位】在耳背上部。

【手　法】拇指指腹按摩此区，食指指腹置于耳屏相应位置，并给予一定的压力，反复按摩2~3分钟，使局部产生热感。

86. 耳背肝反射区

【主　治】肝炎、肝硬化、胆囊炎、胆石症、失眠。

【部　位】在耳背中部近耳轮侧。

【手　法】拇指指腹按摩此区，食指指腹置于耳屏相应位置，并给予一定的压力，反复按摩2~3分钟，使局部产生热感。

87. 耳背肾反射区

【主　治】头痛、头晕、神经衰弱、月经不调。

【部　位】在耳背下部。

【手　法】拇指指腹按摩此区，食指指腹置于耳屏相应位置，并给予一定的压力，反复按摩2~3分钟，使局部产生热感。

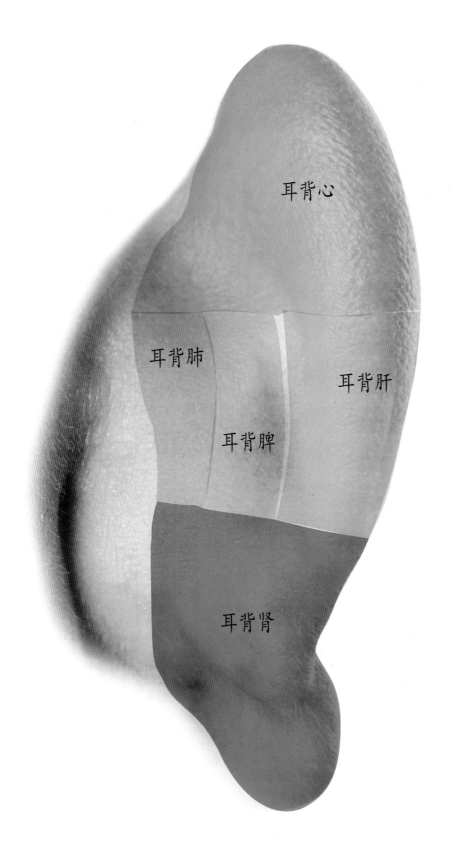

耳背心

耳背肺

耳背肝

耳背脾

耳背肾

88. 上耳根反射区

【主　治】哮喘、多种痛证、鼻出血。

【部　位】在耳根最上处。

【手　法】拇指尖点按此区,食指指腹置于耳屏相应位置,并给予一定的压力,按压1~2分钟,使局部产生热感。

89. 耳背沟反射区

【主　治】高血压、皮肤瘙痒症。

【部　位】在耳背对耳轮沟和对耳轮上下脚沟处。

【手　法】拇指指腹按摩此区,食指指腹置于耳屏相应位置,并给予一定的压力,反复按摩2~3分钟,使局部产生热感。

90. 耳迷根反射区

【主　治】胃痛、心动过速、腹痛、单纯性腹泻、原发性高血压、感冒引起的鼻塞耳鸣、胆囊炎、胆石症、胆道蛔虫症。

【部　位】在耳轮脚后沟起始的耳根处。

【手　法】拇指尖点按此区,食指指腹置于耳屏相应位置,并给予一定的压力,按压1~2分钟,使局部产生热感。

91. 下耳根反射区

【主　治】哮喘、多种疼痛、低血压。

【部　位】在耳根最下处。

【手　法】拇指尖点按此区,食指指腹置于耳屏相应位置,并给予一定的压力,按压1~2分钟,使局部产生热感。

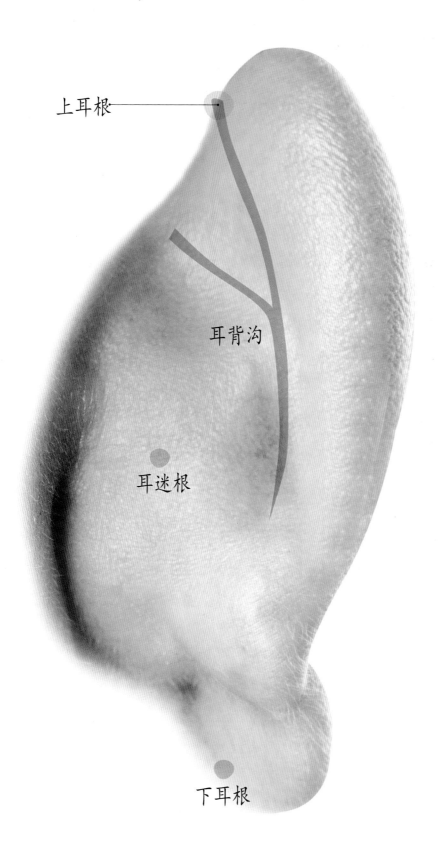

上耳根

耳背沟

耳迷根

下耳根

附录

全身经络穴位、反射区拼音索引

十二经络、任督二脉及经外奇穴拼音索引

B

八风 EX-LE10 / 300

八邪 EX-UE9 / 295

白环俞 BL30 / 148

百虫窝 EX-LE3 / 297

百会 GV20 / 273

膀胱俞 BL28 / 147

胞肓 BL53 / 160

本神 GB13 / 215

臂臑 LI14 / 53

髀关 ST31 / 75

秉风 SI12 / 119

不容 ST19 / 68

步廊 KI22 / 182

C

长强 GV1 / 262

承扶 BL36 / 151

承光 BL6 / 127

承浆 CV24 / 260

承筋 BL56 / 162

承灵 GB18 / 217

承满 ST20 / 68

承泣 ST1 / 59

承山 BL57 / 163

尺泽 LU5 / 37

冲门 SP12 / 96

冲阳 ST42 / 82

次髎 BL32 / 149

D

大包 SP21 / 102

大肠俞 BL25 / 144

大都 SP2 / 88

大敦 LR1 / 236

大骨空 EX-UE5 / 293

大赫 KI12 / 177

大横 SP15 / 98

大巨 ST27 / 72

大陵 PC7 / 190

大迎 ST5 / 61

大钟 KI4 / 173

大杼 BL11 / 130

大椎 GV14 / 270

带脉 GB26 / 222

胆囊 EX-LE6 / 298

胆俞 BL19 / 138

当阳 EX-HN2 / 279

地仓 ST4 / 60

地机 SP8 / 93

地五会 GB42 / 233

定喘 EX-B1 / 286

督俞 BL16 / 135

犊鼻 ST35 / 77

独阴 EX-LE11 / 301

兑端 GV27 / 277

膻中 CV17 / 256

E

耳和髎 TE22 / 207

耳尖 EX-HN6 / 281

耳门 TE21 / 206

二白 EX-UE2 / 291

二间 LI2 / 44

F

飞扬 BL58 / 164

肺俞 BL13 / 132

丰隆 ST40 / 81

风池 GB20 / 218

风府 GV16 / 271

风门 BL12 / 131

风市 GB31 / 226

跗阳 BL59 / 165

伏兔 ST32 / 76

扶突 LI18 / 56

浮白 GB10 / 213

浮郄 BL38 / 152

府舍 SP13 / 97

附分 BL41 / 154

复溜 KI7 / 174

腹哀 SP16 / 99

腹结 SP14 / 97

腹通谷 KI20 / 181

G

肝俞 BL18 ／ 137

膏肓 BL43 ／ 155

膈关 BL46 ／ 156

膈俞 BL17 ／ 136

公孙 SP4 ／ 89

关冲 TE1 ／ 194

关门 ST22 ／ 69

关元 CV4 ／ 247

关元俞 BL26 ／ 145

光明 GB37 ／ 230

归来 ST29 ／ 74

H

海泉 EX-HN11 ／ 283

颔厌 GB4 ／ 210

合谷 LI4 ／ 45

合阳 BL55 ／ 161

鹤顶 EX-LE2 ／ 297

横骨 KI11 ／ 176

后顶 GV19 ／ 273

后溪 SI3 ／ 112

华盖 CV20 ／ 258

滑肉门 ST24 ／ 70

环跳 GB30 ／ 225

肓门 BL51 ／ 159

肓俞 KI16 ／ 179

会阳 BL35 ／ 151

会阴 CV1 ／ 245

会宗 TE7 ／ 198

魂门 BL47 ／ 157

J

箕门 SP11 ／ 96

极泉 HT1 ／ 104

急脉 LR12 ／ 242

脊中 GV6 ／ 265

夹脊 EX-B2 ／ 287

颊车 ST6 ／ 61

间使 PC5 ／ 188

肩井 GB21 ／ 219

肩髎 TE14 ／ 202

肩外俞 SI14 ／ 120

肩髃 LI15 ／ 54

肩贞 SI9 ／ 117

肩中俞 SI15 ／ 121

建里 CV11 ／ 252

交信 KI8 ／ 175

角孙 TE20 ／ 206

解溪 ST41 ／ 82

金津 EX-HN12 ／ 284

金门 BL63 ／ 167

筋缩 GV8 ／ 267

京骨 BL64 ／ 167

京门 GB25 ／ 222

经渠 LU8 ／ 39

睛明 BL1 ／ 125

颈百劳 EX-HN15 ／ 285

鸠尾 CV15 ／ 255

居髎 GB29 ／ 224

巨骨 LI16 ／ 55

巨髎 ST3 ／ 60

巨阙 CV14 ／ 254

聚泉 EX-HN10 ／ 283

厥阴俞 BL14 ／ 133

K

孔最 LU6 ／ 38

口禾髎 LI19 ／ 57

库房 ST14 ／ 65

髋骨 EX-LE1 ／ 296

昆仑 BL60 ／ 165

L

阑尾 EX-LE7 ／ 299

劳宫 PC8 ／ 191

蠡沟 LR5 ／ 238

厉兑 ST45 ／ 85

廉泉 CV23 ／ 259

梁门 ST21 ／ 69

梁丘 ST34 ／ 77

列缺 LU7 ／ 39

灵道 HT4 ／ 105

灵台 GV10 ／ 268

灵墟 KI24 ／ 183

漏谷 SP7 ／ 92

颅息 TE19 ／ 205

率谷 GB8 ／ 212

络却 BL8 ／ 128

M

眉冲 BL3 ／ 126

命门 GV4 ／ 264

目窗 GB16 ／ 216

N

内关 PC6 ／ 189

内踝尖 EX-LE8 ／ 299

内庭 ST44 ／ 84

内膝眼 EX-LE4 ／ 298

内迎香 EX-HN9 ／ 282

脑户 GV17 ／ 272

脑空 GB19 ／ 218

臑会 TE13 ／ 201

臑俞 SI10 ／ 118

P

脾俞 BL20 ／ 139

痞根 EX-B4 ／ 288

偏历 LI6 ／ 46

魄户 BL42 ／ 154

仆参 BL61 ／ 166

Q

期门 LR14 ／ 243

气冲 ST30 ／ 75

气端 EX-LE12 ／ 301

气海 CV6 ／ 249

气海俞 BL24 ／ 143

气户 ST13 ／ 65

气舍 ST11 ／ 64

气穴 KI13 ／ 177

前顶 GV21 ／ 274

前谷 SI2 ／ 111

强间 GV18 ／ 272

青灵 HT2 ／ 104

清冷渊 TE11 ／ 200

丘墟 GB40 ／ 232

球后 EX-HN7 ／ 281

曲鬓 GB7 ／ 212

曲差 BL4 ／ 126

曲池 LI11 ／ 51

曲骨 CV2 ／ 245

曲泉 LR8 ／ 240

曲垣 SI13 ／ 119

曲泽 PC3 ／ 187

颧髎 SI18 ／ 123

缺盆 ST12 ／ 64

R

然谷 KI2 ／ 172

人迎 ST9 ／ 63

日月 GB24 ／ 221

乳根 ST18 ／ 67

乳中 ST17 ／ 67

S

三间 LI3 ／ 44

三焦俞 BL22 ／ 141

三阳络 TE8 ／ 199

三阴交 SP6 ／ 91

商丘 SP5 ／ 90

商曲 KI17 ／ 179

商阳 LI1 ／ 43

上关 GB3 ／ 210

上巨虚 ST37 ／ 79

上廉 LI9 ／ 49

上髎 BL31 ／ 149

上脘 CV13 ／ 254

上星 GV23 ／ 275

上迎香 EX-HN8 ／ 282

少冲 HT9 ／ 108

少府 HT8 ／ 107

少海 HT3 ／ 105

少商 LU11 ／ 41

少泽 SI1 ／ 110

申脉 BL62 ／ 166

身柱 GV12 ／ 269

神藏 KI25 ／ 183

神道 GV11 ／ 268

神封 KI23 ／ 182

神门 HT7 ／ 107

神阙 CV8 ／ 251

神堂 BL44 ／ 155

神庭 GV24 ／ 275

肾俞 BL23 ／ 142

十七椎 EX-B8 ／ 290

十宣 EX-UE11 ／ 296

石关 KI18 ／ 180

石门 CV5 ／ 248

食窦 SP17 ／ 100

手三里 LI10 ／ 50

手五里 LI13 ／ 52

束骨 BL65 ／ 168

水道 ST28 ／ 73

水分 CV9 ／ 251

水沟 GV26 ／ 276

水泉 KI5 ／ 173

水突 ST10 ／ 63

丝竹空 TE23 ／ 207

四白 ST2 ／ 59

四渎 TE9 ／ 199

四缝 EX-UE10 ／ 295

四满 KI14 ／ 178

四神聪 EX-HN1 ／ 279

素髎 GV25 ／ 276

T

太白 SP3 ／ 89

太冲 LR3 ／ 237

太溪 KI3 ／ 172

太阳 EX-HN5 / 280
太乙 ST23 / 70
太渊 LU9 / 40
陶道 GV13 / 269
天池 PC1 / 186
天冲 GB9 / 213
天窗 SI16 / 122
天鼎 LI17 / 56
天府 LU3 / 35
天井 TE10 / 200
天髎 TE15 / 203
天泉 PC2 / 186
天容 SI17 / 122
天枢 ST25 / 71
天突 CV22 / 259
天溪 SP18 / 100
天牖 TE16 / 204
天柱 BL10 / 129
天宗 SI11 / 118
条口 ST38 / 79
听宫 SI19 / 123
听会 GB2 / 209
通里 HT5 / 106
通天 BL7 / 128
瞳子髎 GB1 / 209
头临泣 GB15 / 216
头窍阴 GB11 / 214
头维 ST8 / 62

W

外关 TE5 / 196
外踝尖 EX-LE9 / 300
外劳宫 EX-UE8 / 294

外陵 ST26 / 72
外丘 GB36 / 229
完骨 GB12 / 214
腕骨 SI4 / 113
维道 GB28 / 223
委阳 BL39 / 153
委中 BL40 / 153
胃仓 BL50 / 158
胃脘下俞 EX-B3 / 287
胃俞 BL21 / 140
温溜 LI7 / 47
屋翳 ST15 / 66
五处 BL5 / 127
五枢 GB27 / 223

X

膝关 LR7 / 239
膝阳关 GB33 / 227
郄门 PC4 / 187
侠白 LU4 / 36
侠溪 GB43 / 234
下关 ST7 / 62
下极俞 EX-B5 / 288
下巨虚 ST39 / 80
下廉 LI8 / 48
下髎 BL34 / 150
下脘 CV10 / 252
陷谷 ST43 / 83
消泺 TE12 / 201
小肠俞 BL27 / 146
小骨空 EX-UE6 / 293
小海 SI8 / 116
心俞 BL15 / 134

囟会 GV22 / 274
行间 LR2 / 237
胸乡 SP19 / 101
悬厘 GB6 / 211
悬颅 GB5 / 211
悬枢 GV5 / 265
悬钟 GB39 / 232
璇玑 CV21 / 258
血海 SP10 / 95

Y

哑门 GV15 / 271
阳白 GB14 / 215
阳池 TE4 / 195
阳辅 GB38 / 231
阳纲 BL48 / 157
阳谷 SI5 / 114
阳交 GB35 / 229
阳陵泉 GB34 / 228
阳溪 LI5 / 45
养老 SI6 / 115
腰奇 EX-B9 / 290
腰痛点 EX-UE7 / 294
腰眼 EX-B7 / 289
腰阳关 GV3 / 263
腰宜 EX-B6 / 289
腰俞 GV2 / 262
液门 TE2 / 194
譩譆 BL45 / 156
意舍 BL49 / 158
翳风 TE17 / 204
翳明 EX-HN14 / 285
阴包 LR9 / 240

阴都 KI19 / 180

阴谷 KI10 / 176

阴交 CV7 / 250

阴廉 LR11 / 242

阴陵泉 SP9 / 94

阴市 ST33 / 76

阴郄 HT6 / 106

殷门 BL37 / 152

龈交 GV28 / 277

隐白 SP1 / 87

印堂 GV29 / 278

膺窗 ST16 / 66

迎香 LI2057

涌泉 KI1 / 171

幽门 KI21 / 181

鱼际 LU10 / 40

鱼腰 EX-HN4 / 280

俞府 KI27 / 184

玉堂 CV18 / 257

玉液 EX-HN13 / 284

玉枕 BL9 / 129

彧中 KI26 / 184

渊腋 GB22 / 220

云门 LU2 / 34

攒竹 BL2 / 125

Z

章门 LR13 / 243

照海 KI6 / 174

辄筋 GB23 / 220

正营 GB17 / 217

支沟 TE6 / 197

支正 SI7 / 115

至阳 GV9 / 267

至阴 BL67 / 169

志室 BL52 / 159

秩边 BL54 / 160

瘈脉 TE18 / 205

中冲 PC9 / 192

中都 LR6 / 239

中渎 GB32 / 227

中封 LR4 / 238

中府 LU1 / 33

中极 CV3 / 246

中魁 EX-UE4 / 292

中髎 BL33 / 150

中膂俞 BL29 / 147

中泉 EX-UE3 / 292

中枢 GV7 / 266

中庭 CV16 / 255

中脘 CV12 / 253

中渚 TE3 / 195

中注 KI15 / 178

周荣 SP20 / 101

肘尖 EX-UE1 / 291

肘髎 LI12 / 52

筑宾 KI9 / 175

子宫 EX-CA1 / 286

紫宫 CV19 / 257

足临泣 GB41 / 233

足窍阴 GB44 / 234

足三里 ST36 / 78

足通谷 BL66 / 168

足五里 LR10 / 241

足部反射区拼音索引

B

鼻反射区 / 308

扁桃体反射区 / 328

C

垂体反射区 / 306

D

大脑反射区 / 306

胆囊反射区 / 312

骶骨反射区 / 318

E

额窦反射区 / 306

耳反射区 / 308

F

肺和支气管反射区 / 312

腹股沟反射区 / 320

腹腔神经丛反射区 / 310

G

肝反射区 / 312

肛门反射区 / 316

H

横膈膜反射区 / 326

横结肠反射区 / 316

H

喉、气管反射区 / 328

回盲瓣反射区 / 314

J

甲状旁腺反射区 / 313

甲状腺反射区 / 312

肩关节反射区 / 322

肩胛骨反射区 / 324

降结肠反射区 / 316

颈部淋巴结反射区 / 328

颈项反射区 / 308

颈椎反射区 / 318

L

肋骨反射区 / 326

M

盲肠 (阑尾) 反射区 / 314

N

内耳迷路反射区 / 326

内尾骨反射区 / 320

尿道和阴道反射区 / 320

P

膀胱反射区 / 310

脾反射区 / 314

Q

前列腺或子宫反射区 / 320

S

三叉神经反射区 / 308

上颌和下颌反射区 / 326

上身淋巴结反射区 / 328

肾反射区 / 310

肾上腺反射区 / 310

升结肠反射区 / 314

生殖腺 (睾丸或卵巢) 反射区 / 316

生殖腺 (睾丸或卵巢) 反射区 / 322

失眠点反射区 / 316

十二指肠反射区 / 314

食管反射区 / 312

输尿管反射区 / 310

W

外尾骨反射区 / 322

腕关节反射区 / 326

胃反射区 / 313

X

膝关节反射区 / 324

下腹部反射区 / 324

下身淋巴结反射区 / 328

小肠反射区 / 316

小脑、脑干反射区 / 306

斜方肌反射区 / 310

心反射区 / 312

胸 (乳房) 反射区 / 326

胸部淋巴结反射区 / 328

胸椎反射区 / 318

Y

眼反射区 / 308

腰椎反射区 / 318

胰反射区 / 314

Z

直肠、肛门反射区 / 320

直肠及乙状结肠反射区 / 316

肘关节反射区 / 324

足内侧坐骨神经反射区 / 318

足外侧坐骨神经反射区 / 324

足内侧髋关节反射区 / 320

足外侧髋关节反射区 / 322

手部反射区拼音索引

B

鼻反射区 / 336

扁桃体反射区 / 338

C

垂体反射区 / 334

D

大脑反射区 / 334

胆囊反射区 / 342

骶骨反射区 / 354

E

额窦反射区 / 334

耳反射区 / 338

F

肺、支气管反射区 / 340

腹股沟反射区 / 344

腹腔神经丛反射区 / 348

G

肝反射区 / 340

肛管反射区 / 348

肛门反射区 / 348

H

横膈膜反射区 / 350

横结肠反射区 / 346

喉、气管反射区 / 336

回盲瓣反射区 / 346

J

甲状旁腺反射区 / 338

甲状腺反射区 / 340

肩关节反射区 / 350

降结肠反射区 / 346

颈肩区反射区 / 338

颈项反射区 / 336

颈椎反射区 / 352

K

髋关节反射区 / 352

L

肋骨反射区 / 354

M

盲肠、阑尾反射区 / 346

N

内耳迷路反射区 / 350

P

膀胱反射区 / 342

脾反射区 / 348

Q

前列腺、子宫、
阴道、尿道反射区 / 344

S

三叉神经反射区 / 336

上、下颌反射区 / 338

上身淋巴结反射区 / 354

舌反射区 / 336

肾反射区 / 342

肾上腺反射区 / 342

升结肠反射区 / 344

生殖腺（卵巢、睾丸）
反射区 / 342

十二指肠反射区 / 346

食管、气管反射区 / 338

输尿管反射区 / 342

T

头颈淋巴结反射区 / 352

W

尾骨反射区 / 354

胃反射区 / 344

胃脾大肠区反射区 / 348

X

膝关节反射区 / 352

下身淋巴结反射区 / 354

小肠反射区 / 344

小脑、脑干反射区 / 334

斜方肌反射区 / 340

心反射区 / 340

胸、乳房反射区 / 350

胸腔呼吸器官区反射区 / 348

胸腺淋巴结反射区 / 350

胸椎反射区 / 352

血压区反射区 / 352

Y

眼反射区 / 336

腰椎反射区 / 354

胰腺反射区 / 344

乙状结肠反射区 / 346

Z

肘关节反射区 / 350

耳部反射区拼音索引

B

扁桃体反射区 / 368

C

垂前反射区 / 366

D

大肠反射区 / 380

对屏尖反射区 / 377

E

额反射区 / 376

耳背肺反射区 / 388

耳背肝反射区 / 388

耳背沟反射区 / 390

耳背脾反射区 / 388

耳背肾反射区 / 388

耳背心反射区 / 388

耳尖反射区 / 360

耳迷根反射区 / 390

耳中反射区 / 358

F

贲门反射区 / 378

肺反射区 / 384

风溪反射区 / 386

腹反射区 / 364

G

肝反射区 / 382

肝阳反射区 / 360

肛门反射区 / 358

跟反射区 / 362

H

颌反射区 / 366

踝反射区 / 362

J

肩反射区 / 386

交感反射区 / 363

角窝上反射区 / 370

角窝中反射区 / 370

颈反射区 / 365

颈椎反射区 / 365

K

口反射区 / 378

髋反射区 / 362

L

阑尾反射区 / 380

轮 1 反射区 / 360

轮 2 反射区 / 360

轮 3 反射区 / 360

轮 4 反射区 / 360

M

面颊反射区 / 368

N

内鼻反射区 / 374

内耳反射区 / 368

内分泌反射区 / 385

内生殖器反射区 / 370

脑干反射区 / 376

尿道反射区 / 358

颞反射区 / 376

P

膀胱反射区 / 380

盆腔反射区 / 370

皮质下反射区 / 377

脾反射区 / 384

屏尖反射区 / 372

屏间后反射区 / 376

屏间前反射区 / 374

Q

气管反射区 / 384

S

三焦反射区 / 384

上耳根反射区 / 390

上屏反射区 / 372

舌反射区 / 366

神门反射区 / 370

肾反射区 / 382

肾上腺反射区 / 372

十二指肠反射区 / 380

食道反射区 / 378

输尿管反射区 / 382

锁骨反射区 / 386

T

艇角反射区 / 378

艇中反射区 / 382

臀反射区 / 364

W

外鼻反射区 / 372

外耳反射区 / 372

外生殖器反射区 / 358

腕反射区 / 386

胃反射区 / 378

X

膝反射区 / 362

下耳根反射区 / 390

下屏反射区 / 372

小肠反射区 / 380

心反射区 / 384

胸反射区 / 364

胸椎反射区 / 364

Y

牙反射区 / 366

咽喉反射区 / 374

眼反射区 / 368

腰骶椎反射区 / 364

胰胆反射区 / 382

缘中反射区 / 376

Z

枕反射区 / 376

直肠反射区 / 358

指反射区 / 386

趾反射区 / 362

肘反射区 / 386

坐骨神经反射区 / 363

图书在版编目（CIP）数据

经络穴位传统疗法全书 / 吴中朝主编 . —南京：江苏凤凰科学技术出版社，2013.7（2024.4重印）

（汉竹·健康爱家系列）

ISBN 978-7-5537-1040-2

Ⅰ.①经… Ⅱ.①吴… Ⅲ.①经络－穴位按压疗法 Ⅳ.① R224.1

中国版本图书馆 CIP 数据核字（2013）第 071225 号

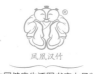

中国健康生活图书实力品牌

经络穴位传统疗法全书

主　　编	吴中朝
编　　著	汉竹
责任编辑	刘玉锋　姚远
特邀编辑	冀丽菲　徐金凤　段亚珍
责任校对	仲敏
责任监制	刘文洋

出版发行	江苏凤凰科学技术出版社
出版社地址	南京市湖南路1号A楼，邮编：210009
出版社网址	http://www.pspress.cn
印　　刷	合肥精艺印刷有限公司

开　　本	720mm×1 000mm　1/16
印　　张	25
字　　数	300 000
版　　次	2013年7月第1版
印　　次	2024年4月第21次印刷

标准书号	ISBN 978-7-5537-1040-2
定　　价	78.00元

图书如有印装质量问题，可向我社印务部调换。

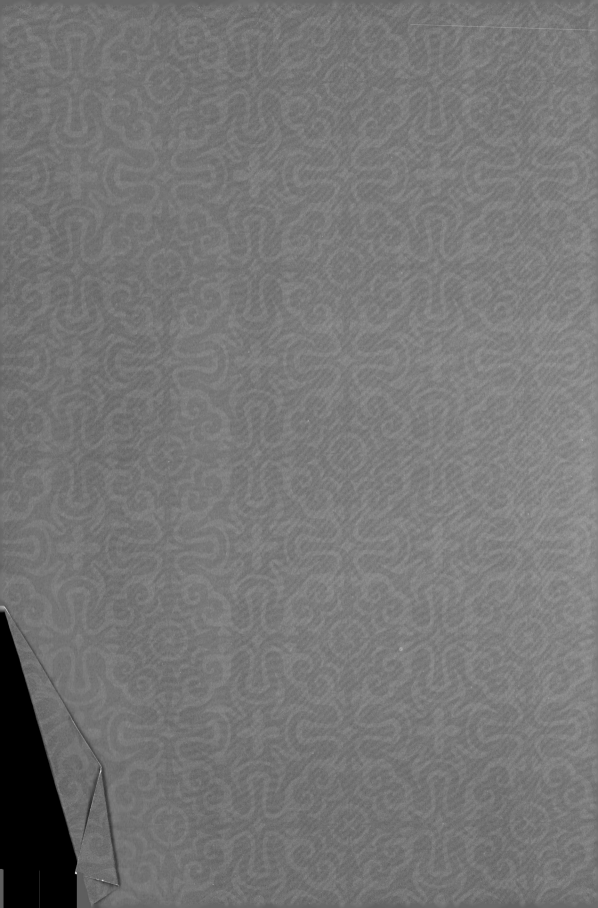